巴坤杰临床经验辑要

原著　巴坤杰
整理　章天寿　巴执中

上海科学技术出版社

内 容 提 要

本书记录了巴坤杰教授从事临床工作 60 余载的临床经验。全书分医家传略、治学之道、经验精华、验案选辑 4 个部分，总结典型临床验案 130 余例。医案记录翔实，诊疗思路清晰，选方用药精当，其中每条经验都是经过了整理者 20 余年的临床验证，可直接指导临床，启迪后学，学习价值较高。

本书可供中医临床医生和中医院校师生学习参考。

图书在版编目（ＣＩＰ）数据

巴坤杰临床经验辑要 / 巴坤杰原著 ; 章天寿, 巴执中整理. -- 上海 : 上海科学技术出版社, 2021.9
ISBN 978-7-5478-5459-4

Ⅰ. ①巴… Ⅱ. ①巴… ②章… ③巴… Ⅲ. ①肝病（中医）-中医临床-经验-中国-现代 Ⅳ. ①R256.4

中国版本图书馆CIP数据核字(2021)第160718号

巴坤杰临床经验辑要
原著　巴坤杰
整理　章天寿　巴执中

上海世纪出版(集团)有限公司
上海 科 学 技 术 出 版 社　出版、发行
(上海钦州南路 71 号　邮政编码 200235　www.sstp.cn)
上海盛通时代印刷有限公司印刷
开本 787×1092　1/16　印张 15
字数 300 千字
2021 年 9 月第 1 版　2021 年 9 月第 1 次印刷
ISBN 978-7-5478-5459-4/R·2363
定价：78.00 元

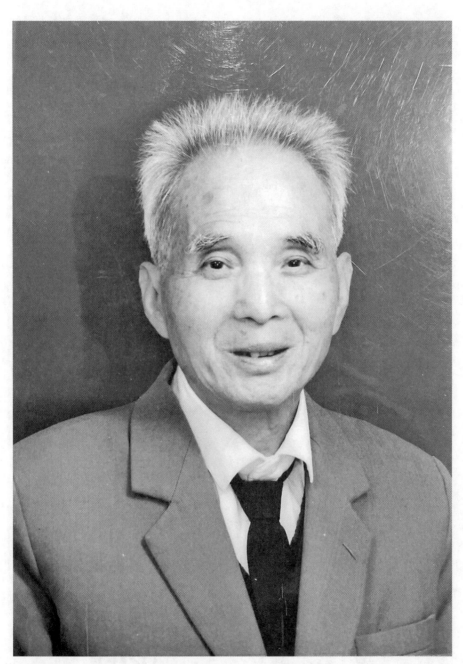

巴坤杰教授(1924—2005 年)

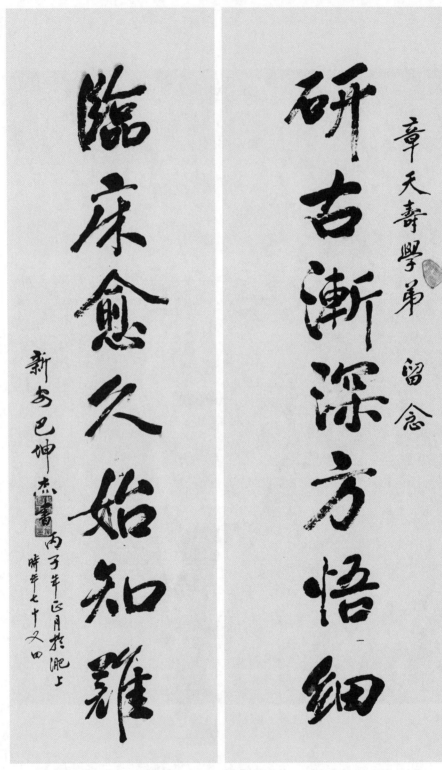

研古渐深方悟细

临床愈久始知难

章天寿学弟 留念

新安巳坤 杰书 丙子年正月于沱上

时年七十又四

鼓励学生要多读经典，多做临床：研古渐深方悟细，临床愈久始知难。（1996 年）

求学如逆水行舟不进则退如
猱猿附木松臂即随而闹
市求前稍懈必汰可不
奋勉乎

砗枫老人书

勉励学生学习要坚持不懈：求学如逆水行舟，不进则退。如猱猿附木，
松臂即堕。如闹市求前，稍懈必汰。可不奋勉乎？（1999 年）

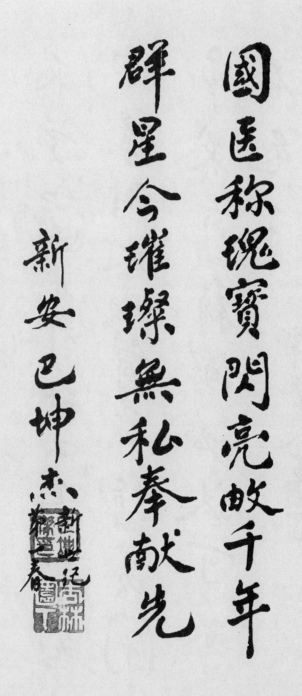

颂赞杏林同事：国医称瑰宝，闪亮数千年。群星今璀璨，无私奉献先。（2000 年）

前　言

——尽智竭力倾囊授　廿年一剑刃若霜

巴老先生,醉枫老人。他精研医典,博极医源,深得新安医学之精华,系近代杰出的新安医家。

先生勤于治学,孜孜不倦,从事方剂教研工作30余年。致力于中医治法治则与方药配伍的研究,心得颇丰,建树甚多。先生熟悉古今之名方,对"证"的适应,"药"的主从,"方"的配伍和临床引申活用有较深造诣。

先生医术精湛,医德高尚,涉足中医临床实践60余载。勤于实践,学验俱丰,擅长于肝胆脾胃及疑难杂症的治疗。先生潜心临床,善于总结,积累了丰富的临床经验,既不囿古,也不标新立异,而以简便灵验著称。

在长期的临床实践中,先生始终本着"实践—理论—再实践—再总结"的严谨治学态度,细读古今资料,结合病情实际,思考治疗方法。凡遇典型医案,必作详细记录,总结思路经验,改进用药,提高疗效,心有所悟。经60余载的经验沉淀,逐渐形成了自己独特的理论体系。

先生认为医之为道,乃活人之术,需慎之又慎!先生常告诫吾辈,个人经验乃一家之言,需要进一步临床验证升华,方可传承,切不可有半点虚假或马虎而成天下之毒!整理传承自己的经验和心得,是先生的最大心愿,然心愿未了,却驾鹤西去。每念及于此,吾辈心情沉郁难以言表!

先生一直教导说:学问之道,不掠人美,不炫己功,实事求是,不作虚假,遵循科学,方是风正、品正;学问之道,孜孜不倦,不求近功,滴水石穿,锲而不舍,循序渐进,方是路正、行正;学问之道,边干边学,践理合一,遇难即钻,受困不止,不向浮夸,方是意正、志正;学问之道,明确方向,确立目标,为人解悬,为世求益,不计名利,方是标正、目正;学问之道,博闻强记,细大不捐,聚沙成塔,集腋成裘,勤问多记,方是法正、方正。

吾辈多年来一直谨记着先生的教诲。巴执中主任,系先生学术思想首位继承人,国家中医药管理局第一批全国老中医药专家学术经验继承人,亦是一位德术双馨的名医。学生章天寿随先生学习期间,资历虽浅,但却是一位有心的继承之人,记下了先生的每句教诲。在随后的工作中,一直践行着先生的经验,对先生的每条经验都加以临床验证。历经 20 余年,近 10 万份病例,20 余万人次的验证。其经验和验方学生们每每用于临床都效如桴鼓,屡试不爽。

实践是检验真理的唯一标准!吾辈多年的临床实践,足以说明先生的经验是易教易学、可传可承的。吾辈不揣浅陋,始终心怀敬畏之心,不敢有半点虚假或马虎。努力回忆先生的教诲,一直以"保真本色,还原思路"为宗旨,潜心努力,反复实践,终将先生的经验整理成册,以期待先生的经验惠泽天下,期待中医进一步光大。是书由医家传略、治学之道、经验精华、验案选辑四部分组成,主要总结先生临床的经验和治疗疾病的思路。先生思路之清,辨证之精,让人柳暗花明;其选方之当,用药之妙,令人拍案叫绝!

章天寿　巴执中

2021 年元月 18 日

目 录

医 家 传 略
001

治 学 之 道
009

经 验 精 华
017

治疗胆囊炎经验……………… 019
治疗慢性胃炎经验……………… 021
治疗消化道溃疡经验…………… 024
治疗病毒性心肌炎经验………… 025
治疗冠心病心绞痛经验………… 027
治疗痹病经验…………………… 029

治疗慢性肾炎经验……………… 031
治疗功能性子宫出血经验……… 033
治疗慢性前列腺炎经验………… 034
治疗肝硬化（腹水）经验……… 036
治疗病毒性肝炎经验…………… 040

验 案 选 辑
045

呼吸系统疾病 ……………… 047

上呼吸道感染…………………… 047
慢性咽喉炎……………………… 049
支气管炎………………………… 052
慢性支气管炎…………………… 053
支气管感染、支气管扩张 …… 055
支气管哮喘……………………… 057
左颈鳞状上皮细胞癌转移肺癌 059

循环系统疾病 ……………… 061

急性风湿病，心肌炎 ………… 061
病毒性心肌炎，心肌损害，心律失常…… 062
病毒性心肌炎…………………… 063
病毒性心肌炎，慢性结肠炎 … 067
室性期前收缩…………………… 068
心房纤颤………………………… 070
高血压心脏病…………………… 071

冠心病 ···················· 073

浅表性静脉管炎 ············ 075

血栓性静脉管炎 ············ 076

消化系统疾病 ············ 078

复发性口腔溃疡 ············ 078

消化道溃疡病 ·············· 080

胃神经痛 ················· 082

神经性呕吐 ··············· 083

慢性浅表性胃炎 ············ 085

慢性萎缩性胃炎 ············ 088

慢性萎缩性胃窦炎 ·········· 090

胃下垂、慢性胃肠炎 ········· 091

急性胃肠炎 ··············· 092

慢性胃肠炎 ··············· 093

慢性肠炎 ················· 095

慢性结肠炎 ··············· 098

慢性过敏性结肠炎 ·········· 100

顽固性便秘 ··············· 101

慢性痢疾 ················· 102

急性胆囊炎 ··············· 108

慢性胆囊炎 ··············· 110

胆囊炎 ··················· 111

重症肝炎,肝昏迷 ··········· 112

产后急性黄疸性肝炎合并急性肾炎 ··· 114

重症急性黄疸性肝炎 ········ 115

急性黄疸性肝炎 ············ 117

慢性乙型肝炎 ·············· 119

迁延性肝炎 ··············· 127

毛细胆管性肝炎 ············ 130

肝炎后肝硬化,脾功能亢进 ····· 131

肝硬化伴随糖尿病 ·········· 133

晚期肝硬化腹水出血证 ······· 135

肝硬化早期,脾功能亢进 ······· 137

肝硬化腹水 ··············· 138

肝大囊肿 ················· 140

食管中下段癌 ·············· 141

胃窦癌广泛转移手术后中药配合化疗

··························· 143

泌尿生殖系统疾病 ········ 146

急性肾炎 ················· 146

急性肾小球肾炎 ············ 148

慢性肾炎 ················· 149

慢性弥漫性肾小球肾炎 ······· 152

慢性肾炎、子宫功能性出血 ····· 153

慢性肾小球肾炎 ············ 155

输尿管上段结石 ············ 158

慢性前列腺炎 ·············· 159

慢性睾丸炎 ··············· 163

性功能障碍 ··············· 165

乳糜尿 ··················· 166

神经与精神系统疾病 ······ 170

血管性头痛 ··············· 170

顽固性头痛 ··············· 172

外伤脑震荡 ··············· 174

三叉神经痛 ··············· 175

眩晕 ···················· 176

腓肠肌不自主颤抖症 ········· 178

全身肌肉抽搐跳动症 ········· 179

神经症 ··················· 180

神经衰弱失眠症 ············ 182

精神分裂症 ··············· 183

癔症 ···················· 185

高热神昏后遗症 ············ 189

小儿多动症 ··············· 190

结缔组织疾病 ················ 193

风湿性关节炎················ 193

类风湿关节炎················ 196

肋软骨炎,骨质增生 ········· 198

风湿性脊椎炎················ 199

风湿性腰肌劳损············ 200

腰椎骨质增生,骶肌劳损 ········· 201

白塞综合征················ 203

新陈代谢与内分泌系统疾病 ·········· 205

糖尿病················ 205

内分泌失调浮肿············ 208

更年期综合征············ 209

血液系统疾病 ················ 211

脾功能亢进症················ 211

慢性血小板减少症············ 212

皮肤科疾病 ················ 213

播散性神经性皮炎············ 213

过敏性皮炎················ 214

皮肤顽固性痒疹············ 215

妇科疾病 ················ 217

子宫功能性出血············ 217

月经延期················ 218

诊断不明疾病及其他 ·········· 220

面热鼻衄················ 220

低热待查················ 221

寒湿痹病················ 222

寒痹················ 223

健身强体················ 226

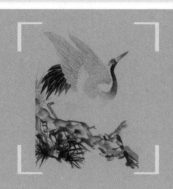

医家传略

巴坤杰(1924—2005年),号醉枫老人,近代杰出的新安医家之一。1924年1月18日出生于新安医学发祥地安徽省歙县渔梁古镇枫树山庄。渔梁古镇,人杰地灵,风景秀丽,有水有山,江水清澈见底,山上林木葱郁。悠久的徽商文化,给宁静的古镇增添了一份神秘和灵气。巴氏先祖定居以后,世以盐业和行医为主,传承着商儒家风。巴氏祖上名医辈出,祖父巴菊仙、叔父巴觉春都曾名噪当时,为一代名医。

褓襁丧母,体弱多病,幸遇名医而治愈。 巴氏儿时患有鼻衄头痛,多医不效。在抗日战争全面爆发后,适逢歙县名中医王仲奇先生返居歙之富堨。于1937年9月24日,家人携其登门求治,一次九剂而愈。而后,身体亦渐渐康复健壮起来,自此他便对中医怀有了敬仰之情,并暗暗地立下学医济世的志尚。他一直铭记着王仲奇先生的恩情,并将王老诊治的处方视若珍宝,一直珍藏。

天资聪慧,记忆超群,博得戚族的喜爱。 在读私塾期间,巴氏酷爱古文、诗词和书法。由于他记忆力非常好,很快将《三字经》《百家姓》《千字文》《论语》《孟子》等经典读物背诵如流。他最喜欢家乡的枫树林,常常依枫而读,陶醉其中。故晚年自号醉枫老人。他生性好学,天资聪慧,博得了家族中长辈的偏爱。

勤奋好学,研读医典,深得恩师之真传。 在15岁时,巴氏由戚族中资深望重者,推荐给新安学派名医方乾九先生收为弟子,开始了学医生涯。方乾九先生(1876—1961年)系近代享有盛誉的新安医家之一,行医乡梓,活人无数,诊室设在其家所在的忠堂村,人称为忠堂先生。忠堂村位于歙县西南隅,当时只有10余户农居山庄,山抱水萦。然先生名噪四方,慕名求医者络绎于途,或搀扶,或肩抬,或拄杖,或船,或车,门庭若市,日诊患者常多达百例。山村僻壤,有如闹市。老师诊务繁忙,但要求甚严。由于巴氏古文基础较好,字体隽秀,博得老师的偏爱。自1938年至1941年的三年中,他日伴恩师诊脉抄方,夜读医书。由于他勤奋好学,记忆力尤佳,他将许多中医经典通读并强记于心,并通过老师医案加以领会。他精研医典,勤学好问,深得新安医学之精华。

廉洁行医,诊病悉心,弱冠便享誉四乡。 巴氏18岁便悬壶乡里,20岁被聘为歙县中学生理教师和兼职校医。1945年参加中医考核,取得考核合格证书。他询诊问病颇有新安名医的遗风。邻里乡亲随请随到,从不计较路途远近,也不谈诊费。在歙县中学任校医时曾有一贫苦山区农民小孩患重病,前来求治,他便步行二十余里上门诊治,原来是一麻疹肺热患儿,共诊两次,患儿痊愈。因患儿家境贫苦,欲不收其诊费,然患儿家人再三请求,定要予以两升米以表谢意。他廉洁行医,诊病悉心,弱冠便载誉乡里,盛有医名。

一颗红心,一个背包,传播着仁心仁术。 中华人民共和国成立后,他成为新中国医疗队伍中的一员,积极响应党的号召,投身于新中国的建设,积极参加基层群众的医防教育等工作。由于工作认真,成绩出色,人民政府将他推荐到芜湖卫生干校学习。1952 年分配回歙县医院任医。1953 年调至宁国县医院从事医疗防疫和地方病防治工作。1955 年在宁国县参与血吸虫病防治工作,那时物质条件极差,病房是借用的民房,病床是在地上铺上一层木板和稻草,加上垫絮,因人手少,对患者的护理、打针、喂药,巴氏都是亲自动手,为了观察患者方便,他常常和患者同吃同住在一起,工作条件极为艰苦。他曾赋诗道:"一个背包,几百里路,翻山越岭,执行任务。"1956 年在 13 省市开展防治血吸虫病运动中,他带领的治疗小组运用民间单验方乌桕根皮治疗晚期血吸虫病腹水症。在半年中先后收治晚期血吸虫病患者 500 余例。他先用中药治疗,在达到西医治疗标准时,转用锑剂治疗,并同时又对锑剂治疗的患者,予以中药配合辅助治疗,减轻缓解锑剂治疗的副作用,取得了良好的治疗效果。当时的卫生部徐运北副部长曾前来视察指导,对他的工作予以了充分的肯定和表扬。由于血吸虫病防治工作出色,《健康报》还报道了他的事迹。看到患者的康复,受到组织的表扬,巴氏的心情就像喝了蜜一样甜。

1958 年巴氏被选派至安徽省中医研究班学习,尔后留在安徽中医学院(现安徽中医药大学)工作。在安徽中医学院工作初期,他经常上山下乡接受再教育,进行巡回医疗。在巡回医疗中,组织规定须每日步行数十里巡诊,一次不可少,且规定天热自带开水,尽量不喝贫下中农家的茶水,以避多吃多占之嫌。巴氏曾赋诗写道:"春来处处风光好,无边麦浪迎风啸。人群万点积肥忙,地角田头农意闹。巡村串户任医疗,晓出归来天已暮。双足沾满土泥香,一轮新月林间照。"(《玉楼春·巡回医疗》,1965 年寿县农村)在巡诊中他曾遇一重病垂危的陈姓患者,由于病情较重,只能在家卧床,巴氏就天天上门为其诊治,亲自为患者熬药喂药,经过两个多月的精心调治,患者日见康复起来。后医疗队期满撤回,临别时患者全家及亲邻步行十多里路赶来送行。由于不许送锦旗,引得村民不满。回来后,巴氏还受到了批评,原因是下乡是为了接受再教育,哪能接受锦旗?1965 年巴氏参加了农村巡回医疗,其医德医术受到了组织的表扬,《安徽日报》《合肥晚报》都曾报道了他的事迹。

十余年间,他的足迹踏遍江淮的山山水水,吃咸菜,啃红薯,住茅屋。经受的磨炼,学术道路的坎坷,可谓不可胜数。巴氏生活条件十分艰苦,思想压力更大。而他始终牢记着一个普通共产党员的使命,一颗红心向着党,传播着仁心仁术,坚持不懈地为广大人民群众服务。

医术精湛,医德高尚,仁心爱人如亲友。巴氏耕耘医林六十余年,受到了社会群众高度赞誉,在同道中亦有很高盛誉。多年的基层临床工作,令他积累了丰富的临床经验,对一些重症急症,屡起沉疴。在医疗界,他治疗肝病声誉很高,经验丰富,治愈率高。有一年参加巡回医疗,在寿县遇到一农民患晚期肝硬化腹水,生命垂危,当地医生怕治不好有损声誉,拒绝收治,他决定上门为该患者诊治,经数月施治,果然妙手回春,患者奇迹般地康复了,这一杏林佳话在寿县乡间传颂很久。1970 年,一位患者急性肝坏死肝昏迷,医院束手无策,通知家属准备后事。因为此患者是烈士的后代,孩子才一岁多,单位领导非常重视,辗转多次才找到他,为其治疗,在他的精心治疗下,该患者转危为安,又生活了二十余年。从此他们两家结缘,似亲戚一样来往多年。

六十余载的行医生涯中,他始终将先哲"视诊之际,不论贫富贵贱,咸细心处治,审证必详,用药必当"的高尚医德和敬业精神铭记在心。曾赋诗写道:"一纸方书春意浓,二竖遁无形。中西结合彩缤纷,尽瘁效工农。争四化,效愚忱。鬓白尚心红。祈愿人人登寿域,技术日求精。"(《阮郎归·从医述志》,1969 年春)他询问病史,细致入微,用隽秀的楷书书写病历,处方用药少而精,从不开大处方,力争让患者花最少的钱,而治好病。他心地善良,仁心爱人。有很多农民、工人以及贫苦的人,到家里来找他看病。家人担心会影响巴氏休息,都劝患者去医院看,而巴氏每次都是不厌其烦,有求必应。有的患者从农村带来一些土特产送给他,他每次都是要回礼。曾有位同乡患者,家庭困难,他经常给予接济,赠医送药是常事,每次来找巴氏看病,都在他家里吃饭。有些重病患者行动不便,他常常上门去帮患者看病,从不嫌弃患者。偶有贫病交加无力支付诊费者,就送医赠药,从不计利,常以看好病而自慰。凡求医者,有求必应,视患者如亲人,从不以名医自居。

记得在 1997 年 2 月 28 日,那是一个周五的下午,学生章天寿随他在安徽中医学院药浴中心门诊坐诊,到快下班之际,章天寿在收拾白大褂,正准备和巴氏去洗澡。这时突然闯进两个人,进门就说:"老人家,我可找到您了,求求你救救我家老婆吧。"说着竟然哭了。原来他老婆患有肾病,现病情危重,卧床在家,多方求医不效,经人介绍说巴氏擅长治疗这类重病,几经周折,方才找到,心里激动又焦急。听完叙述后,他对学生说:"小章,我们今晚就不去洗澡了,我们走。"便和患者家属一起上了一辆出租车。患者家住在合肥市南郊的小西村,1997 年的小西村还是个农村,离市区很远,交通甚是不便,车行了半个多小时。在村口停下,离患者家还有一段距离,下车后,学生搀扶着他,走在乡间泥泞的田埂路上,雨后天晴的路很不好走,步行了 10 多分钟,才来到患者家。患者家是原始的泥瓦房,进屋后,学生看见屋里一角堆放一堆寿衣。患者家属说,这是给患者准备后事用的。来到患者的床边,高度浮肿的患者,已经面目全非,其眼睛肿成一条线,已无法睁眼,意识迷糊,无法正常问答。家属说以前患者体重只有 45 kg,现在重达 100 kg。他俯下身,仔细地检查患者,反复翻阅患者的病历,仔细斟酌处方用药。结束后患者家属要送我们回去。他却说:"你去按方配药去吧,患者需要你们照顾,我们自己回去即可。"回到市里,已经是晚上 9 点多了。到家后,他对家人说,有点累,不想吃饭了,先睡一会。看着他瘦弱的背影,却显得如此高大……就这样他每周出诊一次,连续 20 余次。每次患者家属仅提供来回的车费,在他的精心治疗下,经历 10 个月,患者慢慢康复了。随后便由家人陪伴或独自来门诊找他继续治疗。患者至今仍然存活。其门诊病历收录在验案选辑中。

在他晚年的门诊中,慕名而来求诊的患者特别多,巴氏每一次都要诊治 30 余人,一坐就是一上午,不看完最后一个患者,他绝不下班。门诊部领导多次让他提高挂号费和限号就诊,都被他婉言谢绝了。即便是在自己生病住院期间,他都强忍自己的病痛,为前去求医的患者诊治,从不让患者失望,其完全忘我的精神,让前去就诊的患者流下了感激的泪水。他总是教导学生们说,人得了病已经就够痛苦了,如果能帮助他们减轻经济负担和精神负担,也是为医者的责任。有诗写道:"扑面迎来药味香,扶残问病到医家。不求大士瓶中露,愿乞先生肘后方。三指可驱二竖去,一剂真能百疾康。解囊赠授长春草,携我徜徉步寿乡。"(《就诊者言·七律》,2002 年)

他谦虚谨慎,医德高尚,是我们的楷模;他医术精湛,精益求精,是我们一生追求的目标;他用一颗仁慈的心谱写了一曲动人的"爱的奉献"。

教书育人,诲人不倦,犹如春风化细雨。在努力实践"救死扶伤"这一崇高职责的同时,他又默默献身于中医学教育事业。1958 年于安徽省中医研究班学习毕业后留校任教,从此为安徽中医学院中医方剂学科的创建,竭尽了毕生精力,历任安徽中医学院方剂教研室主任至 70 岁退休。教学工作从 1959 年学院初创至 1993 年退休,历时 35 年。1964 年他发表了论文《关于方剂课的讲授》,提出以法为纲、如何拆方、比较异同等论点和方法,在当时的医林、教苑颇有影响。60 余年的工作历程,业医执教,一条纽带,两个层面。他始终认为:假始老师要给学生一杯水,那就自己必备一桶水,而且是一桶不断更新的水。执教之始,自我加压,订出计划,充实自己,不断耕耘,争做一个好园丁。

巴氏执教近 40 年,为国家培养了大批中医药专业人才,可谓桃李芬芳。他曾写下这样的诗句:"鹤首穷书思补阙,青囊用世不求名。培花爱赏花枝俏,载杏欣看杏满林。"即便是在退休之后,对前来求学的学生,从不拒绝,亦不收取任何费用。他总认为作为一名人民教师,教书育人是他的职责,只要有人学,他就愿意教。学生章天寿和他家无任何亲戚关系,也没有别人介绍。章氏母亲年轻一直患有晨起干呕头痛一疾,经多方求医不效。1995 年暑假回家,章氏欲为母亲代药治疗,遂来到安徽中医学院附属医院,碰巧正赶上巴氏坐诊。章氏口述了母亲的病症后,他就开了张处方,谦和谨慎地说,未见到患者,先吃 7 剂观察一下吧。其母服后,多年的顽疾,竟 7 剂而愈,药费共计 49 元。章氏遂对巴氏产生了无比的敬仰之情,便主动地找到他,想随其抄方学习。巴氏没嫌其家境贫寒,资历浅薄,欣然接受他的请求,不厌其烦地向他讲解每个病例,分析其中的理、法、方、药,并且还将自己多年的临床心得笔记,毫无保留地传授予他。为了让学生接触更多的临床病例,进一步提高临床技能,他不顾年高体弱,毅然将每周 3 次的门诊,增加到每周 6 次。并让学生先试诊,他再修改。看到学生的困惑,他总是耐心讲解分析;看到学生的懈怠,他会给予积极的鼓励;看到学生的进步,他会露出孩童般笑容。

他甘于奉献,诲人不倦,为培养中医后人,鞠躬尽瘁,而他自己却认为,教书育人,犹如春雨润新苗,何等舒泰!

博极医源,精勤不倦,著书立说传千秋。酷爱学习,青灯展卷,是他一生中最大的爱好。即便在动乱年代,学习环境非常恶劣,他都不受干扰,坚持学习。晚年他退休以后,还坚持每晚看书,学习新的知识,沉浸在书海之中。夜深人静,灯光映衬,他专注的神情,忘我的神态,成为中医学院宿舍一道亮丽的风景线,也是邻居们茶余饭后的谈资和教育子女的范本。他读书甚多,对历代医家的代表性著作,基本都要看一遍,对有些医著他反复研读,并归纳其内容,总结其要点。

在理论研究、教学探讨、临床实践中,他勤于总结经验。基础、临床、教学、食疗、诗词等方面,均有著作问世。有专著、合著、主编、参编等各种形式。出版论著有:独著《方剂学问难》;主编《安徽民间单验方》和《中医临床手册》;担任《中医学多选题》和《安徽中药志》编委;第一作者合著《常见病食物疗法》。《中国名医名方》《古今食疗精华》《当代名老中医临床荟萃》《名老中医肿瘤验案辑》《中国中医名方》《名医名方录》《中国民族民间秘方大全》《古今儿科临床应用效方》《临证备要·中国当代名中医秘方》及《游览诗选》《安徽吟坛》等书都收录了他的文章、经验方、诗词等。科研成果"药物鞋"、《安徽中药志》荣获安徽省星火成果二等奖。中成药"慢咽宁"已获国家鉴定并生产,获安徽省科技奖。

巴氏业医之余,酷爱文史,尤善吟哦,余暇以吟诗、填词自娱。其独特之处是用诗词这一形式记录,表述其任职中教学、医疗、交友、旅游、述志和歌颂中国共产党、国家、全社会的进步、发展的感受。常用诗词形式记录人生感悟。《十八书志》(1941年春五言绝句):前程方启步,勿忧时运乖。大匠不示朴,成材惧晚哉。《五十书吟》(1973年春七言律诗):年逾半百质椎愚,生性由来好读书。马列光辉昭四册,医笈箴言富五车。白日临床施草木,夜阑伏案独吟哦。晓色初开欣起舞,旭日相迎授课途。《六十初度》(1983年春七言律诗):眼明身健未龙钟,饭软茶甘乐晚晴。皓首穷书思补阙,青囊用世不求名。培花爱赏花枝俏,栽杏欣看杏满林。老马蹄欢奔四化,不因衰朽废征程。《七十书怀》(1993年春七言律诗):岁月相催又报春,迎来樗栎古稀龄。眉须衰老心犹壮,学识更新业益勤。闲步大街观大厦,疾书心得录心声。朝觅昌阳引世寿,夕攻癌肿研豨莶。《八十记趣》(2003年春七言律诗):绕日星球八十圈,物换星移照眼迷。祖国有天皆丽日,中华无地不鲜姿。撷草拈花为识药,开方把脉愿疴离。心旷神怡身体健,寿人寿世寿期颐。

辛勤的耕耘,结出了累累硕果,他却在医学笔记上写道:"医书汗牛充栋,所读仅沧海之一粟;病症变幻不一,治愈不过幸中而已,贡献甚微,有负党和人民的培育。如今岁月相催又报春,如能假我数年,我将力求补过焉。"

淡泊名利,高风亮节,学者风范永长存。巴氏一生淡泊名利,从不计较个人得失。其长子巴执中随其学习多年,系巴氏学术思想的首位继承人,也是国家中医药管理局第一批全国老中医药专家学术经验继承人,亦是一位医德高尚、医术精湛的名医。按照规定且根据他的临床工作能力,巴执中学业完成后完全可以留在省城大医院工作,可以拥有更好的工作环境和发展平台,巴执中却认为中医的生命力在基层,且基层的人民群众更需要他,坚持要求回宁国中医院工作,从此扎根基层,兢兢业业,勤勤恳恳,一干就是一辈子,为宁国中医院的建设和发展,做出了很大成绩。巴氏对长子巴执中的意愿给予了很大的支持,数年来,他不顾年高体弱,路途遥远,多次去宁国中医院进行传帮带教工作。

在请巴氏诊治的患者中,有贫苦的百姓,也有省市的领导,他都一视同仁,从不对患者提出任何要求,无数次拒绝患者赠送的礼品和红包。爱国爱党、淡泊名利、高风亮节是他的行为准则,他曾赋诗写道:"辉煌建国十三年,处处红旗节日妍。更喜今秋农事好,歌声浩荡鼓声喧。科技界,百花鲜。这番风景好无边。党群六亿同欢乐,携手齐心共向前。"(《鹧鸪天·祝十三周年国庆》,1962年秋)他时刻也没有忘记作为一名共产党员应尽的义务,每有重大灾情,他总是主动捐款送物。在得知家乡要集资修桥时,他便慷慨解囊。在他的遗嘱里,他又将自己的部分遗产,分发给家乡需要帮助的贫苦人们。

他曾任安徽省政协第三届委员及第四、五、六届常务委员会委员;曾任国家中医药管理局第一批全国老中医药专家学术经验继承工作指导老师;中华中医药学会方剂学专业委员会顾问;享受国务院政府特殊津贴;曾受聘为安徽省高级职称评审委员,安徽省中医学会、中药学会、血吸虫病研究会理事、顾问。

他医德高尚,医术精湛,成为新安医学承前启后一代;

他高风亮节,爱国爱党,无不体现出一位学者的风范。

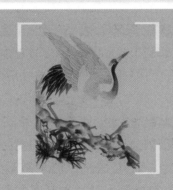

治 学 之 道

不管学习哪一门学科,正确的学习方法和学习途径是非常重要的。中医学也不例外,中医是一门实践性很强的经验医学,其直观性不强,学习方法独特。研读经典是学习中医的基础;师承教育是学习中医的途径;跟师抄方是学习中医的捷径。同时还要在临床实践中不断探索、总结,方能形成独具特色的诊疗思路和学术思想体系。

一、背诵理解,抄录病案

巴氏曾赋诗写道:"研习岐黄术,细读古今书。年华莫轻负,勤学补才疏。"巴氏认为学习中医必须从背诵经典开始,经典的研读是学习中医的入门和基础。基础的学习,是从事任何行业的开端,良好的开端则是成功的基石,中医同样也不例外。而现时教育强调理解教学,不提倡死记硬背,这对有一定基础、学习数理化学科的人来说是正确的,但对中医来说,巴氏认为"死记硬背"是非常必要的。习医之初,巴氏虽有一定的古文基础,但因无医学基础,硬性地随师侍诊抄方,早晚抄誊医案。抄方的同时老师还安排他熟读《内经》《难经》《伤寒论》《金匮要略》等经典医书,以及崔嘉彦《四言脉诀》,雷公《药性赋》,汪昂《汤头歌诀》《内经类纂》,柯琴《伤寒来苏集》,周扬俊《金匮玉函经二注》等书。初接触时实难理解,老师诊务又繁忙,无暇讲解,有时问及,解释亦简,无法及时理解,只好先背熟再说。因年轻记性好,其中歌诀辞赋条文与内容,都背诵得滚瓜烂熟。这些中医条文读熟了,对后来的学习提高大有好处。牢记忆,善理解,多运用,这才是真正做学问。尤其必须牢记忆在前,这可以说是学习中医最基本的基本功。巴氏认为有许多基本的知识,还是要以硬记为好,应该说理解与背诵,两者不可偏废,就学中医而言,背诵应该是理解的基础。俗话说:"读书百遍,其义自见",大概就是这个道理吧。

巴氏认为中医这门学科,直观性不强,师承教育是至关重要的。师承教育是学习中医的最佳捷径,老师对学生的影响是深远的、巨大的。在老师的指引带领下,登堂入室则指日可待。巴氏祖居安徽歙县渔梁镇枫树山庄,祖上名医辈出,祖父巴菊仙曾名噪当时,为一代名医,巴氏耳濡目染,幼承家学。十五岁时由戚族中资深望重者,推荐给新安学派名医方乾九老师收为弟子。由于巴氏曾读过私塾,具有古文基础,又较喜爱书法,博得老师喜爱。但老师要求甚严,那时老师诊务繁忙,就诊患者络绎于途,门庭若市,日诊常多达百例。由于患者多,老师的医案书写不能都很完善。而巴氏却努力详细地记录每个就诊患者的情况,同时还记录着老师的诊治过程,对不同的患者问诊的内容、问诊的顺序等都一一认真记录,甚至连老师的一个眼神都不放过。抄录医案后,他还进行整理分析。一有空闲就回忆着老师诊治的过程,思考着老师问诊的内容与老师用药之间的联系,揣摩着老师的思路。凡是不同病种或同一病种不同证型的不同治法,他必用小楷在早晚时间再抄一遍,三年间他手抄老师的病案,以及老师好友名医王仲奇医案,累积数十本,堆垒起来近有身高。空余时间还常常重新翻阅,细读领会,悟其思路。同时他还养成了良好的学习习惯,凡遇有效医案,必作记录,总结经验。巴氏认为数千年经验积攒下来的实践医学,是稀世国宝,其间玄奥神妙,深层次的获取,实非浅尝可得,尤其是中医中坚分子,还应奋起自强,发愤振兴。

二、兼收并蓄,独立思考

中医理论是我国在古代朴素唯物辩证哲学思想的指导下,通过长期的医疗实践逐步形成的独特理论体系。掌握了古文知识和古代哲学思想,再学习中医经典就获益匪浅。俗话说:"医书一担,儒书一头。"数千年来,中医医籍浩如烟海,各派哲学以及儒、佛、道、巫各种思想,相杂其间。作为一名好的中医,应该使自己具有较广的知识面。要了解各种思想渊源,就需要在闲暇之余还应博览群书。传承了数千年的中医典籍,其中难免有错误,注家也较多,诠释者亦多,对条文的解释亦众说纷纭,难免有见仁见智之别。前人的成就,要学习,要继承,也要分析思考,不能瑕瑜不分。只有经过独立思考,才能做到选精去粗,才能更好地继承古人的经验,并以发扬光大。要能站在一定的历史角度来评述它,经过一番思考,吸其精华,去其糟粕,是学习中医应取的态度。《论语·为政》曰:"学而不思则罔,思而不学则殆。"独立思考是做学问、研究科学最不可缺少的一个重要环节。从纷繁复杂的中医典籍中整理出自己的思路,对学习中医而言尤其重要。同时,还要学会用"绳子穿珠"的办法,把历代中医学说、流派等串联起来,学习时才能融会贯通,应用时才会得心应手。比如说:中医退热的治法很多,有《伤寒论》《金匮要略》的辛温法,有金元四大家寒凉、攻下、甘温、滋阴等法,有温病学派的辛凉法,有王清任的活血化瘀法等。应融会贯通,把古今各派的方法有机联系起来,针对病情实际,因人、因地、因时而加以施治,常常能起到意想不到的效果。在兼收并蓄的基础上,下一番苦功,经过独立思考后才能形成自己的理论体系。

西医学的发展让人们对疾病的本质有了更进一步的认识,借助仪器,有的对病因、病理可以更精确、更具体。巴氏认为辨证论治是认识病症邪正综合态势的具体现状,而辨病论治可以更清楚地认识到疾病的发展与转归。在努力学习中医的同时,巴氏积极自学了西医学的生理学、病理学、生物化学、诊断学、药理学等。他认为,辨证论治是其精华。西医学借助仪器,有的对病因、病理可精确到电子显微镜下观察。学习中医则不能与西医学对比其精确度。巴氏认为,认识疾病的精、粗都很重要,但辨证论治是认识病症邪正综合态势和人体现状,所以辨治能取得疗效。精粗的认识不是唯一的,临床中有些病症运用中医的辨证论治的方法常可收到意外的效果。但治疗又要尽可能多掌握些西医学知识,做到识病、辨证、心中有数,以辨证论治为手段,则不失为中医精神。如果西医诊断什么病,我们就找什么药去治疗,为病而寻药,丢掉辨证论治,将会失去中医精髓的特色。但是在不同条件下会出现一些不同病种、证型和难题,我们应勇于开拓创新,寻找新的中医治法和新药,为谋求医学发展突破探索求新之路。

三、博采众长,分类归纳

安徽省歙县、休宁县是新安医学的发源地,新安医学崛起于宋末,盛于明清,延续及民国期间。因受师承的影响,巴氏在治疗内科杂病时非常注重脾胃的调理和肾阴肾阳的平衡补益。巴氏读书甚多,对历代医家的代表性著作基本都要看一遍,对有些医著他反复研读,并归纳其内容,总结其要点,尤其对李东垣、张景岳、陈修园诸家著作研读较多。治疗外感时病多崇叶天士、吴鞠通的治疗方法。叶天士用药精灵,吴鞠通三焦论治有序,在临证中用药贴切,实用价值很大。张子和的《儒门事亲》对汗、吐、下三法的运用尤有特色;他认为张景岳学识渊博,有独立见解,其《景岳全书》,无论在理论和临床方面,都较全面地阐发和总结了前人的学术经验,尤其对阴阳偏颇、水火失济的病因病机和治疗原则,提出了自己的观点,值得研读;徐大椿《医学源流论》是很好的临床基础专著,给人启迪很多,而《洄溪医案》有很好的临床指导意义,值得常读、细读;《伤寒论》《金匮要略》是必读之书,通过实践,巴氏认为掌握仲景的配方规律是最为重要的,张仲景的有些方剂配伍药物虽多,但其理均同。

学习各家之长,要向古代医家学习,同时还要积极学习现代医家的经验。由于社会的进步,人们生活水平的改善,疾病谱亦有很大变化。由于西医学的发展,人们对疾病有了更深刻、更精确的认识。如何运用传统的中医中药治疗现代疾病,对中医来说是一个全新的课题。因此积极向当代的名医大家学习是非常必要的,也是充实提高自己的一个重要途径。巴氏按照病种的不同,将现代一些医家的经验进行摘抄、分类、归纳,以吸其所长。如对于痹病(风湿、类风湿)的论治,他将焦树德、刘志明、朱良春等医家的经验整理摘抄。认为焦老对痹病治疗自成体系,论治全面,临床上有提纲挈领之用。刘老治疗痹病以李东垣当归拈痛汤与吴氏宣痹汤为基本方随证加减,重在湿热为痹,又是一家经验之法。朱老治疗痹病提出慢性久痹,入络、入肾、必虚之说,为治则提供根据,温肾健督是治疗背腰脊柱风湿病的总原则,其活血化瘀法以及虫类药物的应用,其经验十分可贵。

四、勤于实践,善于总结

在学术"海洋"里,学会"游泳",通过实践,培养技能。中医是一门实践性很强的学科,只有通过不断地临床实践,方能体会中医的奥秘,锻炼自己的技能。历代医家认为"熟读王叔和,不如临证多"。巴氏15岁研习岐黄之术,18岁悬壶乡里。20岁被聘为歙县中学兼职校医和生理教师,参加过基层群众的医防教育工作。1952年回歙县医院任医,1953年调至宁国县医院从事医疗防疫和地方病防治工作,1958年被选派到安徽省中医研究班学习,尔后留任于安徽中医学院工作,一直坚持临床工作。多年的基层临床工作使他积累了丰富的临床经验,临床擅长治疗各类疑难杂症,疗效卓著,深受广大患者的好评,在同道中亦有很高的威望。在长期的临床实践中,他本着"实践—理论—再实践—再总结"的严谨治学态度,逐渐形成了自己独特的理论体系。例如在临床诊治慢性病中,常碰到慢性肾病这一难治病种,慢性肾病的浮肿、蛋白尿、血尿等系列难题,往往十分棘手。巴氏从中医理论的整体观角度思考,探索调整气、水、血、阴的依存关系,用药收到较好效果。通过临床实践他不断悟出其中的奥秘。临床曾碰到这样一个情节:巴氏治疗一位肾病浮肿村民,初诊时处方用药,消肿非常理想。但因乡间路远,求医不便,患者自觉原方效佳,便按原来处方在当地镇上自购药服,但药缺木香一味,服后排尿明显减少,浮肿出现反复,药效不佳。后来复诊,巴氏分析原因,着意仍守原方,嘱咐不可缺药,患者继服,又显现尿增肿退,疗效甚好。此后临床上他在诊治慢性肾病浮肿患者时,就非常重视运用行气药来推动水行,鼓舞气化,比单纯使用利水药物疗效要好得多。在消除尿蛋白时,他依据《内经》中的"清阳出上窍,浊阴出下窍"经文和李东垣认为脾胃在精气升降运动中的枢纽作用的论述,认为尿蛋白是谷气的精华,它不升而下泄,是由于脾阳上升不力而致,曾试用大剂量黄芪、山药、山茱萸与清热利尿药配合,使清升浊降,以达到气、水、阴的平衡协调,取得了良好的临床疗效。对血尿的治疗,认为不仅须用止血药,更应注意益气、滋阴的配合,使气摄、阴固而血宁。通过临床实践他对中医的理论又有了深刻的认识,通过总结他又将经验加以升华。

巴氏在学术道路的经历非常坎坷,但经历磨炼也锻炼了人的意志。巴氏致力于中医方剂教研工作30余年,勤于治学,孜孜不倦于中医方剂治法的研究,熟悉古今名方,对"证"的适应,"药"的主从,"方"的配伍和临床引申活用有较深造诣。认为方的关键在于君臣药对,重在药理协同,可借以扩大治疗面,增进疗效。如黄连一味,配吴茱萸为左金丸主呕吐;配木香为香连丸主泻痢;配肉桂为交泰丸主不眠;配阿胶为黄连丸主肠血;以及上清丸治上焦热甚,火眼舌疮;解毒汤治三焦大热斑狂逆乱;黄连汤治上热中邪腹中痛等。药随方转,千变万化,不一而足,皆医之奥,方之秘也。

巴氏涉足于中医临床实践工作60余载,富于实践,晚年专攻肝胆脾胃及疑难杂症疾患,曾撰写肝病系列论文,总结经验发表。他认为肝炎外因皆邪毒入扰,属性湿热,急性肝炎治疗首重祛邪排毒,清泄湿热。然肝、脾、心三脏生化制约紧密,为预后与辨治之关键。如湿热借脾胃运降之机枢而外泄则病情转轻,如湿热上熏心膈,则昏迷危殆而转重。主张肝病治重脾胃,维护心包。治慢性肝炎主张功能调整,肝以气为用,血为体,调理气血为治疗慢性肝炎首义。因病程长,邪久羁,势必肝之体用两损,气血乖乱,生理常态失调,出现气滞血瘀之病理。调治之要在于肝与脾,气和血。主张疏肝理气之功能须与健理脾运相促进,则行中有补,疏中有和;活血祛瘀调治血循应着重气为导,养而活,柔以润,使瘀去而新生,气行而血行,血充自循常,体柔而用健。保持气血平衡,肝脾相协,不失偏颇,方可促进肝经气血体用复健而获稳定病情之效。巴氏治疗胃病,亦具特色,认为治疗胃病,亦应重视双调气血,虽病位在胃,病机在气,但胃病多宿恙,久必入络,热必及血,不可忽视气血互为依存之理。且脾与肝对人体气血调节及与胃之生理病理间联系较突出,脾胃同为后天之本,肝乃生发之脏,故治胃气之升降,离不开肝之达,脾之升,胃之降。治法之寒热并调,离不开疏肝郁热,温养胃气。用药之补泻同施亦须围绕肝脾气血,或补气行气,或养血活血,以求获效。

总结巴氏 60 余年来的临床历程,大约可分为三个阶段:第一阶段为中华人民共和国成立前以及 20 世纪 50 年代到 60 年代初,那时农村患者多,病种以急性传染病较为多见,以麻疹、流行性脑脊髓膜炎、流行性乙型脑炎、小儿肺炎、肺结核、伤寒、痢疾和血吸虫病、肝硬化腹水等为常见病。治疗上巴氏常效法老师方乾九的经验,并结合对叶桂、吴又可、吴鞠通、王士雄、喻嘉言等医家著作的学习加以施治,这个阶段是实践结合理论夯实基础阶段。那时候很多急病和传染病都是使用中医中药治疗,故他悟出了很多用中医中药治疗的经验。第二阶段为 20 世纪 60 年代至 80 年代,那时人们的生活艰苦,卫生条件较差,尤其是农村。临床上以脾胃病、肝病、风湿病、精神疾病和妇科病以及呼吸系统疾病为常见病,多发病,这时期巴氏正处壮年时期,精力好,加之勤奋,因此学术上有了长足的进步,在继承前人经验基础上,有所体会,形成自己的风格。如在方药配伍的具体方式中,药剂的分量上,不同药物的配伍功能,同一性能药物在配伍上不同的作用等,都有所心得。总结并创制了多个有效验方,如治疗肝胆系统的急、慢性肝炎病的急肝汤、重肝汤、迁肝汤、慢肝汤、软肝汤、三金溶石汤以及治疗呼吸系统的百花汤等。第三阶段为 20 世纪 80 年代末,巴氏虽然从教育工作岗位上退了下来,但从事临床工作更加专心致志了。在这个阶段中,巴氏治疗的患者主要是城市人口群体,及远道慕名而来的患者为多,这类患者多以患有慢性病、老年病、疑难杂病等为主,疗程较长,有的患者连续诊治 3 个月是经常的,这样更便于观察、总结。巴氏在 60 余年的临床工作当中,凡遇到有效医案,必作详细记录,总结思路经验;如遇到疗效不佳的案例,必寻找失败之因,总结思考,以避免重蹈覆辙。这一习惯巴氏在学医之初即已养成。巴氏通过长年累月的医疗实践,对临床所接触到的繁纷病象,细读古今资料,结合病情实际,思考治疗思路。改进用药,提高疗效,心中有所领会。巴氏曾主编、独著、合编、参编 10 余部医籍。临证之余,撰写刊登医学论文 20 余篇。临床体会收获颇丰,发明了 3 个品种的 3 类新中成药,应约发表医学科普文章 10 余篇。本书所收录验案均为巴氏长期临床实践记录的医案。医案记录翔实,诊疗思路清晰,选方用药精当,学习价值较高。

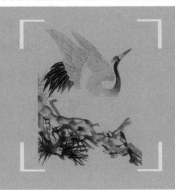

经 验 精 华

治疗胆囊炎经验

胆囊炎属于中医"胁痛""黄疸"等范畴。根据其临床表现和发病过程,又可分为急性胆囊炎和慢性胆囊炎两种类型。急性胆囊炎以右上腹剧痛或绞痛、畏寒发热、呕吐、白细胞增多等为主要临床表现。慢性胆囊炎多表现为持续性右上腹钝痛或不适感,或伴有右肩胛区疼痛,伴有恶心、腹胀和胃脘灼热等消化不良症状。

【病因病机】

急性胆囊炎多系湿热之邪蕴滞肝胆而然。肝胆实火或湿热之邪,壅阻肝胆,致使肝脏疏泄和胆腑通降功能失权。肝胆疏泄失常,则气血阻滞不畅,故而不通则痛,出现右胁部剧烈绞痛;肝胆经脉循胁肋,肝胆气滞,疼痛可先在右胁下,并可放射至右肩胛部和背部;湿热蕴结不解,可出现寒战、发热、小便色黄、舌红、苔黄腻等;湿热留恋胆腑,热结阳明,则发热、恶心、呕吐、大便秘结及黄疸等。急性发作期一般临床表现为邪实。急性发作期缓解后多表现为虚实夹杂的证候。总括急性胆囊炎的病机,乃为湿热内蕴,肝胆失疏,热结阳明,不通则痛。急性胆囊炎,因有寒热往来,属于伤寒少阳经辨治范畴,如无并发症,疗效一般均较理想。

慢性胆囊炎病因病机与气、血、湿、热、痰、食、瘀阻有关。临床表现常见上腹部疼痛、痞胀、口干或口苦等症状,需与消化系统其他疾病如慢性胃炎、胃及十二指肠溃疡、慢性肝炎等疾病相鉴别。当同中辨异,此为辨病。

胀多属于气与湿滞;痛多属于血和瘀阻;口干或口苦多属热。初病邪实多属不通之痛;久病正虚多有不荣之痛。

【治则治法】

胆囊炎的治疗原则当以求通、求和为本。通即通调气机,和指调和少阳之枢纽。通、和两法,配合默契,是遣方投药的关键。胆为中清之府,以通为用。其精汁以通泄为常,不通则痛胀随之,无论其不通之因何属,皆离不开气血之畅达失常。故需疏利肝胆气机,令其条达;滋益肝胆阴血,浚其郁阻。则可热清湿去,积滞均行,此乃广义之通法,非唯专指泻下法为通。

急性胆囊炎或慢性胆囊炎急性发作期,以大柴胡汤加减为正治法。苦寒药对肝胆实火或肝胆湿热者可选用,以疏肝利胆、清热导滞为主法。急性期可用泻热通下控制症状,但须药效辄止,不可久用或过大量使用,免伤胃气。

慢性胆囊炎症状不严重患者,或急性胆囊炎缓解后有残余症状者,以疏肝利胆为主法。急性胆囊炎轻症亦可用此法,但需配合清热消导,止痛活血。宜选用逍遥散、柴胡疏肝散为主方。常选用当归、白芍养肝血,有助于康复。

【选方用药】

1. 常用方剂

(1)急性胆囊炎:宜选用大柴胡汤,大陷胸汤,调胃承气汤等。

(2)慢性胆囊炎或伴有胆结石:宜选用逍遥散,柴胡疏肝散,四逆散,金铃子散,枳术丸,保和丸,平胃散等。

2. 常用药物

(1)攻泻为主:生大黄、玄明粉等。

(2)清热泻火:首选黄芩、蒲公英,酌用栀子、黄连。

(3)疏肝利胆:柴胡、郁金、姜黄、佛手、青皮、香附等。

(4)利胆排黄:茵陈、栀子、赤茯苓等。

(5)利气:枳壳、枳实、川厚朴、青皮等。

(6)理气导滞:鸡内金、谷芽、麦芽、神曲、木香、苍术、枳壳、陈皮、川厚朴等。

(7)排石:黄郁金、金钱草、茵陈、威灵仙、海金沙、鸡内金等。

(8)抗炎:蒲公英、连翘等。

(9)镇痛:延胡索、川楝子、赤芍、白芍等。

(10)消导:鸡内金、谷芽、麦芽、神曲等。

(11)化湿:茯苓、苍术、川厚朴、半夏、陈皮等。

(12)柔肝:白芍、当归等。

(13)益气:太子参、白术等。

【几点要领】

(1)疏肝利胆:辛香勿过,柔肝佐助,可免耗损肝阴,助长郁热。

(2)清泄通腑:急性必用,便通减量,溏泄慎投,量不可大,时不可久,宜中病即止。

(3)化湿导滞:有助泄热达热,排石化石,乃配伍之法,撰证而从。

(4)辛香利气破气药:急性期可配合用,可速疗效;慢性期使用最好与柔肝药协同,肝为刚脏,易耗肝阴,助火耗气。

(5)延胡索有镇痛之功,止痛活血佳良,有助消除疼痛。胃脘胀满为长期存在之症,枳壳、川朴花、广木香等药为常用之药。大黄为急性胆囊炎必用之药,金钱草为排石之须,蒲公英为消炎而备,枳壳有蠕胆功能,郁金有行气活瘀之效,柴胡有疏肝之妙,白芍、甘草均具有缓急之效。此数药皆为胆病之常用且具良效之药,临床屡次验证疗效可靠。

(6)排石以金钱草为首选,以大叶(四川产)为最好;消导以鸡内金为优;清热解毒以蒲公英(可控制炎症,胆胃均宜)为最佳;镇痛以金铃子散加白芍为良方,清肝活血柔肝缓急;排黄以茵陈为首选;胁胀不适以柴胡、广木香、枳壳为优良;黄郁金对排石、利胆、排黄、胁痛均有良效,为治疗胆囊炎、胆结石不可缺之配伍。

(7)胆囊炎和胆石症的治疗有几个禁忌需注意:一是忌用补益壅气,只有在虚证明显、久病不愈、攻下过量或脾胃久虚,有慢性胃炎或慢性肠炎等胃肠病者,可以配合选用;二是忌大辛大热之药,如肉桂、附子、细辛等;三是忌食油腻刺激性食物、情绪抑郁或激怒以及劳累等。

【巴氏经验方】

慢性胆囊炎伴胆结石基础方:

春柴胡 6 g	黄郁金 12 g	金钱草 30 g
炒枳壳 10 g	鸡内金 12 g	蒲公英 15 g

加减运用:胁痛加延胡索、川楝子;胁脘胀满加八月札、川朴花、广木香、谷芽、麦芽;郁火重加黄芩、栀子;血虚加当归、白芍;便秘重症者用生大黄、玄明粉,轻者用郁李仁等;恶心口苦加姜竹茹、姜半夏、焦栀子、广木香等。

治疗慢性胃炎经验

慢性胃炎系指不同病因引起的各种胃黏膜炎性病变,是临床常见病之一。自纤维胃镜应用于临床以来,对本病的认识有明显提高。一般根据形态学变化分为浅表性与萎缩性两型。慢性胃炎以上腹部(胃脘)疼痛、痞满饱胀、食欲不振、乏力等为主要临床表现,类似中医学的"胃痛""痞满"等病证。

【病因病机】

慢性胃炎分浅表性胃炎和萎缩性胃炎,临床表现以浅表性胃炎为多见,萎缩性胃炎症情较严重,病理活检可出现肠化现象,可能会胃癌恶变,应警惕,混合十二指肠球炎与溃疡存在者亦不少。慢性胃炎病因与饮食辛辣、饮酒、生冷或暴饮暴食有关,所谓"饮食自倍,肠胃乃伤"。其次,由情志忧思恼怒、气郁伤肝、横逆犯胃、胃失和降而成,所谓"肝木侵土"也。此病多是本虚标实的病理状态。标实是指寒凝、气滞、湿热、郁火、血瘀。本虚是指脾胃气虚、阳虚或阴虚。气滞不畅,痰湿中阻影响脾胃的纳化升降功能,导致清浊相干而产生痞满、饱胀、嗳气、纳呆、便溏等消化不良症状;气郁化火,灼伤胃阴,或久病气阴两虚而胃络失养,易见口干舌红,灼热似痛等阴虚火郁之症;若偏气虚不运,阳虚不温,或气滞不畅者易伴见胃痛之症。本病初起在气分,病久由气及血,渐致气滞血瘀,胃络阻痹,则由功能性病变演变成器质性损害,造成胃络瘀阻,甚至产生癥结("肠化"异型增生),导致胃络失养、萎弱,是本病的主要病机。概括其病理为"虚、滞、湿、火、瘀",而标和本又可互为因果;其虚为本,滞、湿、火、瘀为标,而最终仍可转化为以虚为主、虚实夹杂的病理状态。

【治则治法】

慢性胃炎的治疗,亦应重视双调气血,虽病位在胃,病机在气,但胃病多宿恙,久必入络,热必及血,不可忽视气血互为依存之理。胃为后天之本,主升降,喜甘温。从整体观出发,脾与肝对人体气血调节及与胃之生理病理间联系非常密切。脾胃同为后天之本,肝乃生发之脏,故治胃气之升降,离不开肝之达,脾之升,胃之降。治法应寒热并调,离不开疏肝郁热,温养胃气。宜益气温行为正法,香砂六君丸加减为常用之方剂。养血柔肝不可忽略,故多用当归、白芍配伍。用药之补泻同施,亦须围绕肝脾气血,或补气行气,或养血活血。须注意用药通灵,重视升降。萎缩性胃炎以胃阴亏虚、液少胃枯为主证,但证型较少见,而中气虚弱气滞为多见证型。

常以益气、温中、行滞、化湿为主要治疗方法。配伍消导、解郁、和血为正法。辅佐以降逆和中,如二陈汤、旋覆代赭汤等;降气利气,如枳壳、川朴花等。

【选方用药】

1. 常用方剂 慢性胃炎基础方:归芍香砂六君子汤(巴氏经验方)。当归、白芍、木香、砂仁、党参、白术、茯苓、甘草、陈皮、半夏。具有柔肝、益气、行滞、化湿之效,以期和胃止痛。

另外还常选用的方剂有香砂六君丸,枳实消痞丸,人参健脾丸,半夏泻心汤,乌贝散,越鞠丸,桂附理中丸,良附丸,芍药甘草汤,黄芪建中汤,叶氏养胃汤,一贯煎,左金丸,吴茱萸汤等。

(1)因升降失调:多见中脘痞胀、嗳气。选用枳实消痞丸,即四君子汤(党参、白术、茯苓、甘草)加枳实、厚朴、黄连、麦芽、半夏曲、干姜诸药。枳实应用枳壳为好,宽中下气,厚朴以川朴花为妙,辛香通畅中焦。

(2)因寒热失调:多见郁热之证,口苦,苔黄腻,脉弦数。常用半夏泻心法(黄连、黄芩、干姜、半夏、甘草、人参)。临床上以黄连清中焦湿热胃火,健胃进食为好。黄芩凝气碍中,一般用量少。

(3)因运化失调:多见饮食不化、腹痛便溏、不思饮食、体弱倦怠等。常选用人参健脾丸(人参、白术、茯苓、山药、陈皮、木香、砂仁等)。配用谷芽、麦芽消导药以助消谷。二芽同用,有升脾降胃之功。

(4)因气机阻滞:常用理气芳香药为佐助。常选用佛手、绿萼梅、香橼皮、陈皮、乌药、代代花、玫瑰花、香附等。解郁顺气,尤以佛手不可缺少。

(5)因寒邪客胃、中阳郁遏:常用良附丸、吴茱萸汤、厚朴温中汤之类,配用甘松、荜茇、嫩桂枝、丁香等。

（6）因肝郁化火犯胃：常用左金丸、化肝煎之类。

（7）因胃火湿热：常用半夏泻心汤，黄芩、黄连之类或三黄汤等。

（8）因肝邪犯胃：腹中嘈杂、胃酸过多，用乌贝散或牡蛎、煅瓦楞子等；胃酸过少，用乌梅、木瓜、生白芍、山楂等药。

（9）因久痛入络，血瘀：选用失笑散，配用延胡索、红花、乳香、丹参、莪术等。

（10）因久病胃阴伤耗：选用养胃汤或一贯煎等，常用生地黄、麦冬、沙参、石斛、白芍、当归等。

2. 常用药物

（1）止痛：延胡索、木香、砂仁、川楝子、乳香、九香虫、娑罗子、吴茱萸、甘松、荜茇、白芍、甘草等。

（2）消胀：川朴花、枳壳、八月札、乌药、木香、降香等。

（3）解郁：柴胡、香附、神曲、佛手、青皮、陈皮、紫苏梗等。

（4）活瘀：莪术、丹参、延胡索、蒲黄、红花、乳香、没药、肉桂等。

（5）温中：沉香、肉桂、丁香、吴茱萸、乌药等。

（6）清热：蒲公英、黄连、栀子等。

【几点要领】

（1）补中有行，以行为主。体实气滞则痛，通则不痛，以通灵为法。

（2）补中有温，温不可过燥。胃喜温而恶寒，健益中阳，温则行气，温不伤中耗液，但又须以温为主。

（3）益气须佐养血。养血可以柔肝，柔肝可以制木亢，柔药可制香燥太过，柔肝养血可助血行。

（4）养阴清热佐行气。养阴以阴液滋润胃燥，清热以缓肝火相乘，但应佐以行气或苦辛相合，防伤中阳之气。

（5）行气勿忘活血。活血有助于血行，改善充血，无论有无瘀血都应考虑，无瘀当养而行，有瘀可养而破。

（6）慎饮食（辛辣、香燥、生冷、坚硬都须禁忌）；适寒温（避受凉，寒衣冷食皆不适宜）；怡情绪（肝郁气滞皆由情绪而然）；节劳累（劳则伤气，中焦为气血生化之源）。

【巴氏经验方】

（1）胃炎1号：党参15 g、白术12 g、炙甘草3 g、陈皮15、制半夏10 g、广木香6 g、砂仁5 g、川朴花3 g、炒枳壳12 g、炒麦芽12 g、炒稻芽12 g、当归15 g、白芍15 g。适用于中虚气滞、中脘痛胀之中虚证。

（2）胃炎2号：蒲公英15 g、炒黄连4 g、当归12 g、白芍15 g、制香附10 g、娑罗子15 g、吴茱萸3 g、佛手片15 g、绿萼梅12 g、八月札12 g。适用于肝郁胃热、中脘痛胀之虚热证。

（3）胃炎 3 号：党参 15 g、白术 12 g、吴茱萸 3 g、高良姜 10 g、香附 10 g、乌药 10 g、沉香 5 g、肉桂 3 g、炙甘草 4 g、陈皮 15 g、木香 6 g。适用于中寒气滞、中脘剧痛之虚寒证。

（4）胃炎 4 号：木瓜 15 g、乌梅 12 g、山楂 15 g、白芍 15 g、生地黄 10 g、石斛 12 g、沙参 15 g、生甘草 5 g、炒麦芽 15 g、炒稻芽 15 g、陈皮 12 g。适用于胃阴亏虚、脘胀柔痛之胃阴虚证。

慢性胃炎一病多以虚为主，因滞致病。在胃炎 1 号方基础上用药，因热去益气药加苦寒伍辛温，因寒加辛热止痛。胃阴虚则以萎缩性胃炎为典型正法方药，酸甘化阴。

治疗消化道溃疡经验

消化性溃疡主要指发生于胃和十二指肠的慢性溃疡，是一种多发病、常见病。主要是由酸性胃液及蛋白酶对黏膜的自身消化作用所致。

【病因病机】

消化性溃疡一病，初病多寒，久病郁热。初病多寒实或实中见虚，久病多虚，又因续发郁热，肝邪相乘，或久病入络，气滞血瘀，或久而肝阴亏欠，阴亏热郁。但总之临床以中焦虚寒型、肝郁虚热型，二型多见，血瘀、气滞或有兼夹。气滞贯串于全病程，血瘀见久病后期，胃阴虚型很少见。

【治则治法】

中焦以中和为贵。

药虽宜温，但不可燥甚。吴茱萸、荜茇、高良姜等非寒甚不用。一般需配以甘温益气或温润养血药，可以防止过燥，故吴茱萸止痛配党参，荜茇配当归，高良姜配香附。

药虽宜补，但不可壅滞。须佐以通，如木香、砂仁等配之。

药用辛香，可利气和胃，但过则耗气。须配白芍、甘草，行中有守，免伤正气。

药用苦寒，清泄中焦湿热或郁火。但须配陈皮、制半夏、生姜、吴茱萸等，苦辛合用不致损害中阳。

【选方用药】

1. 常用方剂　黄芪建中汤，香砂六君汤，乌贝散，白芍甘草汤，乌药汤，海浮散，良附丸，柴胡疏肝散，香苏散，旋覆代赭汤等。

2.常用药物

(1)溃疡者多胃酸分泌过多,乌贝散首选,海螵蛸制酸价值很高,其他如鸡蛋壳、白螺蛳、煅瓦楞子等功效皆相似。

(2)胃脘嘈杂泛酸多为胃酸分泌过多表现。因寒者用吴茱萸,因热者用乌贝散。

(3)溃疡病若痉痛,选用白芍、甘草能酸甘缓急。

(4)痛为神经受刺激,用乌药散,乌药、百合二药对情志刺激致痛效果最佳。

(5)溃疡痛久,必须活瘀,活瘀止痛药:九香虫(有强壮性,温肾,虚而瘀,痛而日久者,可为用药标准);乳香、没药,久痛而较实者,止痛效速。

(6)三七有止痛止血之效,宜有黑便者最佳。

(7)海螵蛸具有活瘀而制酸之效,肝胃不和者良。

(8)肉桂与沉香配合使用,温通助阳止痛又活血,中下焦寒者可用。

(9)代赭石不但止哕止吐,还可以止血定痛,且能补血。

【几点要领】

(1)消化道溃疡一病为胃及十二指肠有破损,功能受耗,用黄芪建中汤疗效极好。黄芪一药对溃疡生肌收口有促使作用,桂枝促血行,白芍、甘草缓痉挛,虚证常用之。

(2)溃疡应用收口生肌法,可促愈合,故海浮散、锡类散亦常用,前者活瘀镇痛,后者清热解毒。

(3)溃疡病致炎症表现,常有湿热中阻,口苦口干,灼痛,脉弦数,用黄芩、黄连、栀子,配伍温中药。

(4)溃疡病一般不可用酸味药物,但白芍除外。

治疗病毒性心肌炎经验

病毒性心肌炎一般起病急,由感冒诱发,儿童及青少年多发。初起感冒症状,微恶风寒发热,多具有胸闷、气短、心悸等主症。

【病因病机】

病毒性心肌炎多是由于外感温热毒邪,侵袭心脏,引起心肌损伤,并由实致虚。临床上多以虚为主,虚中见实,以气虚为主。虚有阳虚和阴虚,但多见气虚,故有气阴两虚,气阳两虚见证。实有外邪未净(风热多见,风寒偶见)或夹痰热,或夹瘀阻。而痰和瘀是疾病过程中的病理产物,又是致病因素,是病情发展变化的重要因素,不能忽视。临床上外邪(风热或风寒)多见于早期,痰热多见于早中期,后期以血瘀为多。

【治则治法】

病毒性心肌炎总的治则是扶正祛邪,标本兼治。扶正是指以益气养阴为中心,或滋阴或助阳。滋阴以肺心为主,重在生津;助阳以心肾为主,重在温养;益气以心脾为主,重在甘凉养液或甘温养气。祛邪初期祛风热,甚则清热解毒,中期多祛痰热,末期多活血祛瘀。所谓兼治即两者结合,以益为主,以祛为助,辨证而灵活运用之。因中医门诊患者以气阴两虚病例为最常见,故治则以气阴两补为主治,处方以生脉饮为主方。

【选方用药】

1. 常用方剂　① 以炙甘草汤为基础方加减。气阳两虚者,以炙甘草、桂枝温心阳为主干;气虚者以炙甘草、大枣、茯苓为主干;气阴两虚者,以炙甘草、麦冬、生地黄为主干;心阳虚、心悸动者,炙甘草、桂枝加龙骨、牡蛎;心气虚、心悸动者,炙甘草、茯苓加龙骨、牡蛎;心阴虚、心悸动者,炙甘草、生地黄加龙骨、牡蛎。② 气阴两虚者,还可用生脉饮(人参、麦冬、五味子)。③ 心慌、心悸、期前收缩者,可选用张锡纯《医学衷中参西录》定心汤(龙眼肉、酸枣仁、山茱萸、柏子仁、生龙骨、生牡蛎等)。此三方为主方。

① 伴有胸闷、心痹、胸痛者,常配用瓜蒌薤白白酒汤(瓜蒌实、薤白以通阳散结,行气祛痰);② 兼夹痰热者,则配温胆汤(半夏、竹茹、枳实、陈皮、甘草、茯苓以理气清热化痰);③ 偏心阴虚者,可加配二至丸(女贞子、墨旱莲以滋阴养心);④ 属血瘀、胸痹者,配用失笑散(五灵脂、生蒲黄以活血祛瘀,散结止痛)。此四方为从方。

2. 常用药物

(1) 人参为主药,小红参用于心阳虚,可配伍桂枝、制附子;白干参、尾参多用于心气虚,可配伍黄芪、黄精、甘草;西洋参、太子参可用于心阴虚或偏虚热,可配伍麦冬、生地黄、沙参、五味子。

(2) 龙骨和牡蛎为重镇安神之品,主治心慌、心悸、易汗、期前收缩等症。汗多可配伍人参、黄芪;心悸甚可配伍琥珀、代赭石、紫石英;血瘀则配伍乳香、没药;胸痹则配伍干薤白、全瓜蒌;阴虚则配伍生地黄;一般配伍茯苓即可定悸。

(3) 丹参一药不可缺少,中后期无论何型均可配用,有活血宁神、清心定悸作用。

(4) 炙甘草、茯苓、大枣,为甘平微温之品,有润养心气、宁心定慌之用,为常用药。

(5) 苦参有定心律、治疗期前收缩的作用,但剂量不可过大。

(6) 生地、玉竹能强心,可改善心肌缺血。

(7) 陈皮、砂仁在甘温壅气、甘寒碍胃的情况下作为配伍,以减少滞气。

(8) 酸枣仁、柏子仁、石菖蒲、远志、朱茯神等药为安神定志之品,对心动悸、心慌、期前收缩、失眠均有效。可考虑配伍。

(9) 枳壳、郁金为理气活血药,可作为配伍之用。其他辛香药少用,因有耗气伤阴之虞。

【几点要领】

（1）食疗可用莲子羹、人参粥、苓枣汤、猪心党参汤，有一定疗养作用。

（2）补益药、滋阴药应注意胃肠运化功能，可少佐芳香醒脾药。

（3）温阳药除抢救外，可少量入甘温剂中，以提高心律与心脏功能，但不可过量。干姜、制附子，非心阳极虚者作回阳救逆用，一般不常用。

（4）应与风湿性心脏病、高血压心脏病等相鉴别。

（5）应医嘱禁烟酒，忌辛辣；宜高蛋白质、易消化饮食，多休息，勿劳累。

（6）原服用激素、盐酸维拉帕米等西药，只可渐渐减量，不可骤停。

（7）可练太极、气功或散步，禁剧烈运动。

治疗冠心病心绞痛经验

冠心病是冠状动脉粥样硬化性心脏病的简称，以心绞痛症状最为多见，与中医文献中的"胸痹""心痛"等病证相近似。

【病因病机】

《素问·举痛论》曰："寒气入经而稽迟，泣而不行，客于脉外则血少，客于脉中则气不通，故卒然而痛。"朱丹溪认为"死血作痛"。《灵枢·经脉》曰："手少阴气绝则脉不通，脉不通则血不流。"冠心病的病机乃血脉瘀滞不通。故本病以气虚或阳虚为本，血瘀（或气滞，或痰浊）为标。

【治则治法】

冠心病心绞痛的治疗以益气养阴、活血化瘀为总的治疗原则，病在心经或别络，常涉及多脏腑病变，应标本兼治。心以血为体，以阳为用，气血须兼顾，温阳须温通，通可治痹，宣通痹络。活血化瘀为治血。此外气滞、痰浊亦为病标，兼治肝脾；回阳救逆以治厥，心肾并治。都需兼顾。

冠心病心绞痛者若为老年人，肾气（阳）亏虚，不能温煦心阳，宜温通心阳，温养肾阳。若为情志诱发，而致脉络不畅，宜以疏肝解郁为常法。疏理肝气，气行则血行，为辅佐治法之一；消导疏中，为辅佐治法之二；镇静宁心，为辅佐治法之三。

【选方用药】

1. 常用方剂

（1）炙甘草汤为治疗心绞痛的基本方，可随证加减运用于全病各型（参见《治疗病毒性心肌炎经验》)。

（2）瓜蒌薤白汤和枳实薤白桂枝汤均为温通心阳、宣痹通络常用方。

（3）失笑散为活瘀止痛常用方,通窍活血汤也适用。

（4）四逆汤、参附汤、参附龙牡汤为心绞痛、厥逆濒危之用,力能救脱。参附汤运用时,若痛甚寒甚者,附子剂量应大,并先煎;若汗多心悸虚甚者,人参剂量应大。

（5）保元汤(《博爱心鉴》保元汤:人参、黄芪、甘草、肉桂)可补益温运心肾阳气,为治本之方。

（6）苏合香丸、冠心苏合丸、苏冰丸、救心丸等为急救解痛方剂。

2. 常用药物

（1）全瓜蒌、薤白通阳降浊,宽胸理气,为常用之药。

（2）丹参活血化瘀,养心安神,为不可缺少之药。

（3）葛根对心绞痛出现肩背上肢内侧放射疼痛时,为有效之药。

（4）龙骨、牡蛎具有定心悸、调心律、止纤颤、敛心神、止自汗之效,为最常用,也很有效之药。

（5）化痰祛浊药,常选用贝母、橘红、桔梗、半夏、天南星等,可依据痰浊性质选择配伍。

（6）开窍醒神药,常用石菖蒲、远志、郁金等及苏合类丸剂成药,有解痛急救之药,绞痛时服之,但不宜长服久服,有耗气伤阴之弊。

（7）活血化瘀药,常用有川芎、赤芍、丹参、桃仁、红花、泽兰、延胡索等,在慢性期缓解期小量常服能起到改善循环,改善供血不足之效果。

（8）益气助阳药,常用人参、桂枝、黄芪、制附子、白术、炙甘草、茯苓等。

（9）滋养阴精药,常选用生地黄、熟地黄、玉竹、山茱萸、制黄精等。

【几点要领】

（1）益气温阳为治本之法,使用时应加强注意。一般益气药药量应大于温阳药。寒重时例外,用益气药应注意补中有通。温阳药应以温通心阳为主,一般应与甘味药相辅,防止耗阳走散导致虚脱。使用温阳药的指征以肢凉、脉弱、汗多、神衰为临床表现。

（2）滋阴药物多在少数患者出现阴虚证时选用,或者在心绞痛缓解后作为培本调理。但均须有脉细、舌红、少苔为临床依据。

（3）破瘀辛窜药如水蛭粉、参三七粉、血竭粉、琥珀末、延胡索末、冰片末、沉香末等,可为止痛措施之用。

（4）化痰浊与降血脂有同义,体胖脂高、阴浊痰凝为心肌梗死致病因素之一。

（5）戒恼怒、刺激,保持情绪稳定,七情不可过极。

（6）忌烟酒茶,忌油腻,以清淡适口易消化食品为佳。

【巴氏经验方】

黄芪 15 g	党参 12 g	葛根 20 g	丹参 20 g
赤芍 12 g	瓜蒌 20 g	薤白 10 g	枳实 15 g
茯苓 15 g	石菖蒲 12 g	郁金 10 g	贝母 15 g

加减运用：寒甚者加桂枝、附子、甘草；瘀痛者加参三七、桃仁；气郁者加香附。

立意方解：全方温阳益气，寓通于补为主，化瘀开痹为辅，或先补后通，或先通后补，用药温而不辛散，补而不腻滞，为施治原则。

治疗痹病经验

痹病是由于风、寒、湿、热等外邪侵袭人体，闭阻经络，气血运行不畅所导致的，以肌肉、筋骨、关节发生酸痛、麻木、重着、屈伸不利；甚或关节肿大、灼热等为主要临床表现的病证。涵盖了西医学的风湿病、类风湿关节炎、痛风、坐骨神经痛、强直性脊柱炎等。

【病因病机】

痹病的发生主要是由于正气不足，感受风、寒、湿、热之邪所致。内因是痹病发生的基础。素体虚弱，正气不足，卫外不固，是引起痹病的内在因素。因其易受外邪侵袭，且在感受风、寒、湿、热之邪后，易使肌肉、关节、经络痹阻而形成痹病。正如《灵枢·五变》篇说："粗理而肉不坚者，善病痹。"从病型分有：行痹、痛痹、着痹、热痹、尪痹。从证型病因分有：风胜、寒胜、湿胜、热胜、虚有兼夹（瘀与痰）。中医认为"肝主筋，肾主骨，脾主肌肉"，《素问·痹论》言"诸痹不已，复益于其内"，故内以肝、脾、肾为主，外则辨风、寒、湿、热、痰、瘀之邪。

【治则治法】

痹病的全病程的治疗应以祛邪为重点。急性期在清热，初期在散风，后期在温肾。上肢宜用健脾益气养血；下肢宜温益肝肾。总则以通为主，和血通络。以补为辅，益肾强筋。久病兼化痰祛瘀。治法着重分为：散风，祛寒，除湿，清热，四法为祛邪；健脾，温肾，养肝，三法为扶正；化痰，活血，二法治兼夹证；养血活血，通经络，为通用治法。

【选方用药】

1. 常用方剂

(1) 防风汤：防风、甘草、当归、赤茯苓、杏仁、肉桂、黄芩、秦艽、葛根、麻黄。常用于上肢,风胜。

（2）独活寄生汤：独活、桑寄生、杜仲、牛膝、细辛、秦艽、茯苓、肉桂、防风、川芎、人参、甘草、当归、芍药、干地黄。常用于下肢,风胜。

（3）乌头汤：麻黄、芍药、黄芪、甘草、川乌。常用于寒胜。

（4）薏苡仁汤（《类证治裁》）：薏苡仁、当归、川芎、麻黄、桂枝、羌活、独活、防风、川乌、苍术、生姜、甘草。常用于湿胜。

（5）白虎加桂枝汤：知母、石膏、炙甘草、粳米、桂枝。常用于急性热痹。

（6）三妙丸：黄柏、苍术、川牛膝。常用于下肢热痹。

（7）身痛逐瘀汤：秦艽、川芎、桃仁、红花、甘草、羌活、没药、当归、五灵脂、香附、牛膝、地龙。常用于瘀血痹阻。

2. 常用药物

（1）脊椎疼痛,应以温养督脉之阳为治,选用鹿角片、淫羊藿、千年健、桂枝、黄芪、制附片、海马、杜仲、狗脊、巴戟天、补骨脂之类。

（2）气虚阳虚,黄芪不可少,多配伍桂枝、当归、赤芍等。

（3）肾虚,鹿角霜、桑寄生不可少,多配伍巴戟天、胡芦巴、补骨脂、狗脊、牛膝等。

（4）阴虚宜选用生地黄、熟地黄、当归、白芍、制何首乌、山药等。

（5）温通祛寒,草乌最好,其次川乌、附片。

（6）止痛宜选用威灵仙、乳香、没药等。

（7）止麻木宜选用白花蛇、乌梢蛇、蜈蚣之类。

（8）治热宜选用忍冬藤、豨莶草、桑枝、海风藤、臭梧桐、防己等。

（9）虫类药物多用于镇痛,治尪痹肢节变形。

【几点要领】

（1）用药不可伤胃,清热须佐温通,祛湿必须健脾,补益应予温肾,通络各型不可缺少。

（2）祛风辛散须佐养血以防燥伤津,祛湿须健脾和络以顾本,温肾可以辛热川草乌配合为主药,量可以适当大一点,但须先煎和配伍以甘缓。注意温不助火。

（3）藤类药多为通经活络,有偏寒偏热之分。温肾药应以强腰壮筋健骨药。活血药应以养血兼行。总以有兼祛风湿、祛邪中有扶正功效之药为首选。

（4）辨证分阴阳寒热四类,因通中含有散意。寒痹须温散、温阳、活血、通络。热痹须辛寒、凉血、护阴、通络。热痹须注意有无鼻咽等病灶,风热邪伏因素。

（5）大法以补肾祛寒为重点,随证结合祛湿、散风、活血、壮筋骨、利关节等,标本兼顾外还须注意调护脾胃,以固后天之本,以生化气血。

（6）服用激素治疗可以缓解病情,一般建议应适量并渐停。

治疗慢性肾炎经验

慢性肾炎属于中医"水肿""虚劳"等范畴,中医对本病巩固疗效,防止复发有一定作用。

【病因病机】

急性肾炎多由风邪外袭,肺气不宣,而致肺的通调水道功能失调;或疮毒感染,湿热内侵,而致肺肾二脏功能失调;或冒雨涉水,水湿浸渍,饮食不节,劳倦伤脾,致脾气亏损;或精神过劳,肾气内伤。

慢性肾炎多由急性肾炎转变而来,又每受风邪外袭而再发病,或由劳倦而伤脾与肾之气,内伤所致。慢性肾炎,多为正虚邪实夹杂之证。虚指脾肾气阴两虚为常见,实指湿热内蕴为常见,亦有风寒、风热和热毒壅盛等外因,与水壅、血瘀为病机,皆为标。

水肿主要是肺、脾、肾三脏功能失调,同时与三焦、膀胱有密切关系。由于肺气不宣,不能通调水道;脾失健运,不能升清降浊;肾虚不足,则水气泛滥。又影响三焦决渎作用与膀胱气化作用,故而水肿。

血尿多由于热结下焦所致,《金匮要略·五脏风寒积聚病脉证并治》曰:"热在下焦者,则尿血。"急性肾炎因热蓄下焦肾与膀胱,损伤脉络致营血妄行,血从尿出,而成血尿。

蛋白尿属"尿浊"范畴。《素问·阴阳应象大论》曰"清阳出上窍,浊阴出下窍",李东垣认为脾胃在精气升降运动中具有枢纽作用。蛋白是谷气的精华,它不升而下泄,是脾阳的上升不力,由于脾虚气陷,精微下注,或肾虚不能制约浊液下流,故多属脾肾亏损所致。

高血压多由肾阴亏损,水不涵木,肝阴不足,肝阳偏亢。辨证多是阴虚阳亢或肝肾阴虚。

【治则治法】

治疗原则以治本为主,根据脾肾阳虚,或肝肾阴虚,气阴两虚,采用温补脾肾,或益肾固精等治则,并应重视益气健脾的后天调益;治标,根据兼夹,并以利水渗湿为主要辅治。上半身肿,据寒热用温散或辛凉,宣肺散水为法。久病血瘀,应重视血与水之关系。祛痰利湿,排除病理产物之蕴滞,但湿热蕴郁临床较为多见。

应标本同治,按不同临床表现,注意补与泄的主次与比重用药。采用温阳利水、益气行水、宣肺散水以治水肿,为水肿期常用治法。慢性肾炎血尿多为虚火,治疗以凉血止血为主,兼清利湿热。蛋白尿,为肾精不固,脾气不摄为内因,亦有兼夹湿热而致者,配合清热利湿。有咽喉疼痛等感染病灶者用清热化湿或祛散风热药。血瘀者用益气化瘀药,兼肾性高血压者,配合养阴潜阳药。有过敏变态反应者用祛风胜湿药。

【选方用药】

1. 常用方剂　慢性肾炎的主要临床症状主要有水肿、血尿、蛋白尿、高血压等。临床上宜根据主要症状选择方剂。

(1) 水肿临床上多以阳水和阴水分类。急性期全身浮肿，用越婢汤；慢性期用《伤寒论》真武汤等化裁，或五苓散、五皮饮等健脾利水；易感冒者，玉屏风散加味，用散水，或温阳，或益气之法，酌加利水退肿。

阳水：急性多系阳水，证见：发症急，发热，浮肿腰以上为甚，脉浮。选用越婢加术汤 (麻黄、石膏、甘草、大枣、白术、生姜) 以祛风清热，宣肺行水；水肿严重，无表热，兼有气虚出汗，用防己黄芪汤 (防己、黄芪、白术、甘草) 加四苓散 (白术、茯苓、泽泻、猪苓)。

阴水：慢性多为阴水，病久体虚，证见遍身浮肿，脉沉。选用真武汤 (茯苓、芍药、生姜、附子、白术) 合五苓散 (猪苓、茯苓、白术、泽泻、桂枝) 以温阳利水。

慢性肾炎的阳虚水肿，应用利水药同时，加用温肾药能收到较好效果。温肾药有温通经络血脉，促肾阳气化，增强利尿的作用。

(2) 血尿常选用方剂。小蓟饮子加减：小蓟、生地黄、滑石、通草、藕节、炒蒲黄、当归、栀子、淡竹叶、甘草等。

(3) 蛋白尿常选用方剂。金锁固精丸：沙苑蒺藜、芡实、莲须、莲子、龙骨、牡蛎。参苓白术散：人参、茯苓、炒白术、山药、炒白扁豆、莲子、炒薏苡仁、砂仁、桔梗、甘草。六味地黄丸：熟地黄、山茱萸、山药、泽泻、茯苓、牡丹皮。金匮肾气丸：地黄、山药、山茱萸、茯苓、牡丹皮、泽泻、桂枝、附子、牛膝、车前子。

(4) 高血压常选用方剂。杞菊地黄丸：菊花、枸杞子、熟地黄、山茱萸、山药、泽泻、茯苓、牡丹皮。

2. 常用药物

(1) 风寒束外，风邪袭肾：首面浮肿、恶寒热，用辛温开腠，如麻黄、桂枝、细辛等。恶风寒或有轻微感冒现象，用蝉蜕、苏叶、地肤子、鱼腥草等配合渗利药。

(2) 感染病灶：用清热解毒药，连翘、金银花、蒲公英、苦参、生栀子等可选用。

(3) 红细胞、白细胞与管型：红细胞出现用养阴止血药，常选用白茅根、小蓟、仙鹤草、蒲黄、阿胶、血余炭或生熟地、白芍等。白细胞出现用清热解毒药，常选用蒲公英、连翘、金银花、黄柏、知母等。管型出现可配合益肾活瘀药，常选用白茅根、赤芍、益母草、地黄、牛膝等。白茅根有较强利尿作用，利水不伤阴，对急性肾炎较好。

(4) 蛋白尿：多用益气健脾益肾固摄药，常用菟丝子、芡实、山药、金樱子、山茱萸、莲须、莲肉、白术、黄芪等。有湿蕴热郁者，用清热利水药，常用生薏苡仁、茯苓、白茅根、玉米须、半边莲等。燥湿化湿利湿药：茯苓皮、生薏苡仁、冬瓜皮、泽泻、车前草、制苍术、大腹皮、广木香、赤小豆、半边莲等。

(5) 高血压症：益肾滋阴应选用不呆腻有舒筋活血补肾功效的药，常选用牛膝、桑寄生、赤芍、栀子、牡蛎、钩藤、女贞子、玄参、生地黄等。

(6) 腰痛：用强腰活血强筋类药，常选用桑寄生、狗脊、川断、五加皮、牛膝、萆薢等。

(7) 尿毒症：由于湿热壅阻上逆，选用生大黄、六月雪、黄芩、黄连、半夏等。

【几点要领】

(1) 低盐饮食，防水钠潴留加重水肿。

(2) 蛋白质的摄入应适当，以防尿素氮增高。

(3) 忌辛辣刺激物，以防生湿助热而加重炎症。

(4) 用药一般慎用苦寒伤阳损脾（尿毒症例外）、攻下泄利耗气药以及温燥伤阴药。

(5) 血尿的治疗，不仅须用止血，更注意益气、滋阴，使气摄、阴固而血宁。

(6) 尿蛋白的治疗常用大剂量黄芪、山药、山茱萸与利水清热药配合，使清升浊降，达到气、水、阴的平衡协调，可以取得良好的临床疗效。

治疗功能性子宫出血经验

功能性子宫出血病属于"崩漏"范畴。崩漏与月经过多区别在于月经周期的有无，周期紊乱而出血如崩或延续不断者为崩漏。

【病因病机】

月经的定期蓄溢，需要肾、肝、脾相互协同，才能使气血调和，冲任充盛以建立正常的月经周期。因肾主天癸，女以血为主，气为血帅，血为气母，肝藏血而调节血量，脾统血而主生化。《素问·阴阳别论》曰："阴虚阳搏谓之崩。"《东垣十书·兰室秘藏》言："血崩是肾水阴虚，不能镇守胞络相火，故血走而崩也。""阴虚阳搏"是肾阴虚损，阴不维阳，从而导致肝火、心火偏亢的阴阳不平衡，矛盾主要在于阴虚，阳亢是其表面现象。《沈氏女科辑要笺证·血崩》曰："崩中一证，因火者多，因寒者少，然即使是火，亦是虚火，非实火可比。"因此，虚是病变的本质，热或瘀是病变的现象。

【治则治法】

治法应以补虚为主，《医宗金鉴·妇科心法要诀》云："若出血过多，则热随血去，当以补为主。"《傅青主女科》云："必须于补阴之中，行止崩之法。"这是基本原则。古人提出"塞流，澄源，复旧"分阶后的几种治法。"塞流"即针对病因予以止血，"澄源"即根据辨证原则从病理上控制其继续出血，"复旧"即从根本上调整月经周期以恢复其按月来潮的生活常态。

肾为冲任之本,月经正常与否,取决于肾气盛衰。本病治法,补脾必须补肾,在出血期间,可先以补气健脾为主,以期固气摄血之效。出血缓止后,则应着重补肾,兼疏理肝脾气血,以巩固疗效,调整周期是治本之法。

【选方用药】

1. 常用方剂

(1) 偏于气虚选用补中益气汤加减:黄芪、白术、陈皮、升麻、柴胡、人参、甘草、当归。

(2) 偏于气血两虚选用归脾丸加减。

(3) 偏于脾肾阳虚选用右归饮合举元煎加减。

2. 常用药物

(1) 血块多加用益母草。

(2) 血色鲜红加墨旱莲炭、紫珠草。

(3) 血色淡红加艾叶、炮姜炭。

(4) 血量特多加五倍子、阿胶,并加人参。

(5) 固涩品为海螵蛸、鹿角霜、赤石脂。

(6) 排卵期推后,加温补肾阳药,如淫羊藿、锁阳、肉苁蓉、巴戟天等。

(7) 腰酸痛用续断、狗脊、杜仲、乌药。

(8) 月经逾期 1 周以上者加川牛膝、当归。

【几点要领】

(1) 本病虽有瘀,却常是虚中之实,瘀去之后,必须补虚,或寓攻于补,以求虚实兼顾。

(2) 清热止血,适用于有炎症的月经过多,本病虽有热,往往属于虚热,凉血清热应慎重,或寓清热于养阴之中为妥。

(3) 出血期一般不宜用当归、川芎。《沈氏女科辑要笺正·血崩》中指出:"当归一药,富有脂液,气味俱厚,向来视为补血要剂,固亦未可厚非,在阳气不足之体,血行不及,得此温和之品,助其道行,未尝非活血益血之良药,惟其气最雄,走而不守,苟其阴不涵阳而为失血,则辛温助动,实为大禁。"《景岳全书·本草正》认为当归其气辛而动,故欲其静者当避之。芎归俱属血药,而芎之散动尤甚于归。均为忌用之药。

治疗慢性前列腺炎经验

慢性前列腺炎的典型症状有会阴、腹股沟、精索、睾丸等部不适,腰痛,轻度尿频,尿后点滴,尿道刺痛或尿道口有分泌物渗出,常伴有性欲减退及遗精等,前列腺液检查有脓细胞等。

【病因病机】

《诸病源候论》曰："诸淋者,由肾虚而膀胱热故也。"张景岳认为,淋如白浊者,此惟中气下陷及命门不固之证也。《类证治裁》曰："浊在便者,色白如泔,乃湿热内蕴。"故此病的发生多由湿热蕴结于膀胱,脾气下陷,肾气不固而然。

【治则治法】

叶天士认为:"大凡秘结宜通,滑脱当补,若因心阳亢而下注者,利其火府,湿热甚而不宣者,彻其泉源,气陷用升阳之法,血瘀进化结之方。"本病一般分虚实论治,实证多为湿热下注,蕴结膀胱,治宜清热化湿,利尿通淋。虚证多为脾肾之虚,湿浊内阻,治宜固脾肾,化湿浊。若兼肾阴不足者宜滋肾阴,兼瘀滞郁结者宜活血散结。

【选方用药】

1. 常用方剂　萆薢分清饮,龙胆泻肝丸,知柏地黄丸,补中益气汤,金匮肾气丸,济生肾气丸,茯菟丹。

若属脾肾气虚,膀胱气化不行,下焦湿热内蕴,脉沉细弦,舌边有齿印,苔白厚,治法:固脾肾,利膀胱,化湿热。处方:黄芪、党参、桑螵蛸、丹参、女贞子、菟丝子、台乌药、泽泻、车前子、炒黄柏、茯苓、泽泻等。

若属湿热下注膀胱,肾阴不足,舌胖质红、苔白,脉弦细,治法:清利湿热,理气通淋,兼养肾阴。处方:墨旱莲、女贞子、干地黄、怀牛膝、黄柏、蒲公英、川楝子、泽泻、王不留行、车前子。

2. 常用药物

(1) 利水通淋常选用瞿麦、车前子、飞滑石、萹蓄。

(2) 小便浑浊常选用石韦、灯心草、萆薢。

(3) 活血化瘀常选用丹参、泽兰、赤芍、王不留行。

(4) 睾丸胀痛常选用川楝子、延胡索、青皮、荔枝核。

【几点要领】

(1) 此病临床上往往虚实并见,或虚多实少,或虚少实多,必须审治。

(2) 实证的治疗多以清热化湿、利尿通淋为主,其药物多属苦寒之品,不宜久服,否则脾胃气伤,生化乏源,则病情缠绵难愈。

(3) 活血祛瘀可以流通气血,推陈出新,改善局部循环,促进新陈代谢,加速炎症吸收,对慢性前列腺炎兼明显前列腺肥大的患者缓解症状,提高疗效,有一定作用。

(4) 软坚散结之品也可配伍使用。

治疗肝硬化(腹水)经验

根据肝硬化不同程度的病变和临床表现,本病和中医"鼓胀""积聚""蛊胀""蜘蛛蛊""水胀"等证类似。中医学文献早有类似记载。如《灵枢·胀论》云:"肝胀者,胁下满而痛引小腹。"《灵枢·水胀》云:"鼓胀何如?岐伯曰:腹胀身皆大,大与肤胀等也,色苍黄,腹筋起,此其候也。"喻嘉言《医门法律·胀病门》记载:"凡有癥瘕积块痞块,即是胀病之根,日积月累,腹大如箕,如瓮,是名单腹胀。"李中梓《医宗必读·水肿胀满》说:"在病名有鼓胀与蛊胀之殊。鼓胀者,中空无物,腹皮绷急,多属于气也。蛊胀者,中实有物,腹形充大,非虫即血也。"

【病因病机】

临床慢性病、疑难病中,肝硬化亦为常见,自古认为风、劳、鼓、膈为四大疑难重病。朱丹溪曰"其病胶固,难以治疗",张景岳言"病成单鼓,终非吉兆"。肝硬化是指肝脏慢性进行性实质性病变,腹水标志着已至晚期。

肝硬化(腹水)是由于酒食不节、情志所伤、疫毒虫毒之邪感染,湿浊虫毒之邪侵入肝脏,肝失疏泄,肝气横逆犯脾,脾失健运,累及肾脏,则肝、脾、肾俱虚,导致气虚、气滞、血瘀、水聚而成。由肝脾内伤,肝失疏泄,致气机郁结,横逆犯脾,使脾失健运,形成肝郁脾虚,又气滞则血行不畅,脉络瘀阻形成癥积。脾不布津,则水湿内停,腹渐大而成鼓胀。久累及肾,气化无权,水益聚而胀并重;或肝肾阴虚,虚火上炎而耗血动血,而致出血。故有脾肾阳虚和肝肾阴亏之分别,或二者兼有之。总之,肝硬化病因之根本在脾胃。病理不外水裹、气结、血瘀、虫蚀。症状特征多有面色萎黄,或晦滞黧黑,或颧际鼻准两颊有血缕、血痣,或有黄疸及腹中癥块。

【治则治法】

鼓胀一病的治疗,古代中医大体分为三派。主攻:张子和曰"病水之人,其势如长川泛溢,欲以杯勺取之,难矣"。主补:朱丹溪言"医又不察病起于虚实,急于药效,病家苦于胀急,喜行利药,以求通快,不知宽得一日半日,其肿愈甚。病邪甚矣,真气伤矣"。攻补兼施:李梴认为"凡胀初起是气,久则成水,治比水肿更难,治胀必补中行湿,兼以消积,不责速效,乃可万全"。张璐认为"用半补半泄之法,健脾顺气宽中为主"。

对于肝硬化出现的肝缩脾大,广泛出血、腹胀、腹水的治疗,巴氏主要从肝、脾、肾功能的失调和气滞、血瘀、水聚等本虚标实的病因病机入手,可以归纳三大治法:① 行滞消胀,调理肝脾;② 活瘀软坚,软化肝脾;③ 行气利水,同治脾肾。本病多属本虚标实,因虚致实,实者水也,虚则有阴虚阳虚之分,以脾为主,牵联四脏,肝肾尤密切。治疗过程中既要突现重点,又要相互结合。强调攻补兼施,切忌纯补纯攻。

【选方用药】

基本处方:木香槟榔丸,舟车丸。

基础药物:青皮6g、黑郁金10g、大腹皮12g、广木香6g、鸡内金12g、泽泻12g。

加减法:胀甚者加川厚朴6g、炒枳实6g、槟榔6g、砂仁6g。水甚者加马鞭草15g、川椒目6g、舟车丸、控涎丹。血瘀者甚加炙鳖甲15g、三棱10g、莪术10g、当归12g、赤芍10g。出血者加白及12g、三七3g。另:生明矾水漱口。

歌诀:肝硬化主气水血,主药青腹郁木泽鸡金,气胀枳朴槟砂破,蓄水马鞭椒目充,病急控涎舟车下,瘀血棱术归芍鳖甲增,另有出血郁热证,及七生矾水口嚼。

1. 辨证选方

(1)脾虚气滞型:面色萎黄,精神食欲尚可,腹部膨隆,食后脘腹觉胀,得矢则舒,便调或次多量少。苔白腻或淡黄腻,舌质正常或暗紫,脉弦细或细滑。宜通阳利水,分消水湿,复脾升降。常选用平胃散合五苓散化裁,脾虚加党参。

(2)脾肾阳虚型:面色㿠白,神倦怕冷,纳少脘痞,腹胀大,下肢亦肿,便溏次多,尿少或清长。苔薄或白腻,质淡或暗紫,脉多沉细。宜温阳利水。常选用实脾饮或附桂理中汤(一治脾阳亏虚,一治肾阳亏虚)。

(3)湿热阴虚型:面色晦滞,或似蒙尘,睛黄鼻颧多血缕,可见齿鼻衄,唇褐,腹大有水,下肢浮肿,或阴囊水肿,易感冒发热,尿少味秽,大便正常。苔黄腻或灰腻而垢,底白,舌质红或紫,脉多弦数。常选用茵陈蒿汤合甘露消毒丹。湿邪较甚者,可先暂投胃苓汤,佐行气利水,清热化瘀药,如马鞭草、半边莲、泽兰等。

(4)肝肾阴虚型:面颊及鼻颧多血缕血痣,时鼻齿衄或低热,口干肤燥,腹胀如鼓,便干或溏,小便少而赤。舌光或花剥,舌质多红绛,脉细数或弦大而空。常选用兰豆枫楮汤(泽兰、黑豆、路路通、楮实子)、一贯煎、六味地黄汤。初起也可投兰豆枫楮汤加芦根、玉米须。阴虚明显,用一贯煎或六味地黄汤加少量桂枝。

2. 治法选方

(1)木香丸:木香、青皮、姜黄、草豆蔻、白术、阿魏、荜澄茄、牡丹皮、桃仁、茯苓、泽泻、椒目、水红花子、砂仁。

功用:行气化瘀,健脾泄水。

方解:本方牡丹皮、桃仁、姜黄通血分瘀滞,青皮、草豆蔻、木香、砂仁疏气分郁结,又均能消散胁下癥块,阿魏为消积良品,荜澄茄消心腹气胀。水红花子咸寒软坚消癥,椒目行水助茯苓、泽泻共奏泄水之效,但有泄无补,则伤脾气,故佐白术。

服法:共研末水泛为丸,绿豆大,每日服2～3次。

(2)《医学衷中参西录》鸡胵茅根汤先煎代水下五香丸。鸡胵茅根汤:生鸡金、生白术、白茅根。五香丸:香附、丁香、木香、五灵脂、黑白二丑、醋糊为丸。

功用:泄下逐水。

(3) 宽中达郁汤:沉香、莱菔子、砂仁、生鸡内金、川朴、香橼皮、柴胡、当归尾、白芍、蚕沙、白茅根、葱白。或《局方》聚宝丹:沉香、木香、砂仁、血竭、乳香、没药、延胡索、麝香、糯米粉,为丸。

功用:消胀利水,或行气活瘀。

(4) 参术健脾汤:党参、白术、陈皮、半夏、茯苓、川朴、砂仁、麦芽、山楂。

功用:健脾调气。

(5) 龙荟绛覆汤:新绛、旋覆花、延胡索、川楝子、青皮、白芍、葱白。另用海蜇、荸荠、竹茹,煎汤代水饮以清肝泄热,活血通络。

功用:通络泄肝。

(6) 苓术朴附汤:白术、附片、川椒、川朴、陈皮、茯苓、木瓜。

功用:温中泄满。

3. 常用药物

(1) 柔肝补肝以当归、白芍、黄精、阿胶等。

(2) 补脾运脾以苍术、白术、党参等。

(3) 滋补肾阴以龟甲胶、生地黄、山茱萸。

(4) 滋补肾阳以鹿角胶、锁阳、肉苁蓉等。

(5) 消胀行滞,用青皮、大腹皮、槟榔、木香、枳实、厚朴等药。大腹皮能消气、消胀除满,为首选药。

(6) 活血软坚,则常选用鳖甲、牡蛎、穿山甲、牡丹皮、赤芍、干生地、白茅根等药。

(7) 利水常用车前子、滑石、泽泻、茯苓、猪苓等。

(8) 转氨酶升高者常用垂盆草、金钱草、五味子等。

【几点要领】

(1) 病情演变,症随变化,药随证变,不可刻板。

(2) 脾肾阳虚型的患者,有时可以配合禹余粮丸吞服,为崇本制水,泄浊缓下。病久真阴真阳衰竭者,可佐血肉有情之品,如紫河车粉、鹿茸粉。

(3) 脾虚气滞证的患者,若体虚不甚,可攻下逐水,以缩短疗程。方药:大戟粉或甘遂粉 0.3~0.5 g,沉香粉、琥珀粉各 0.3 g,用红枣 10 个煎汤。早晨空腹服,连服 3 日或间日,如有腹痛、呕吐、便泻为正常反应,1~2 h 可恢复,泻不止可吃糯米粥或红枣汤缓解。

(4) 肝肾阴虚型的患者,易火旺致出血,不宜攻逐,佐食饵疗法。方:乌鱼或鲤鱼约 250 g,去肚杂加大蒜 1 或 2 瓣清水煮喝汤,利小便。鼻衄者用栀子粉搐鼻。齿衄者用地骨皮每日 30 g 泡汤含漱。

(5) 腹胀方:莱菔子粉、鸡内金粉、沉香粉各 1.5 g 和匀,一日分 2~3 次吞服;或芒硝

60 g、肉桂粉 6 g 和匀扎脐部。胸水配泻肺葶苈子、桑白皮等或甘遂半夏汤。消化道出血服白及粉、白芍粉、三七粉各等分,和匀温开水分调。

(6) 生牡蛎软坚还护阴,鳖甲滋阴可散结,干地黄凉阴可止血,白茅根活络可止血,体现了柔护肝脾、软化肝脾、消散肝脾瘀血、改善调血功能等治法。推荐为活瘀软坚首选之药。

(7) 滋阴利水对肝硬化腹水是一种常用的、良好的且不可忽视的治法,常用阿胶配合利水药,可柔肝养血,胶质能降低血浆渗透压,但须配伍白术培土,利水利尿,腹水去而不会或减少伤耗正气。

【巴氏经验方】 （此两则经验方选自《名医名方录》第三辑）

1. 活瘀消积汤

荆三棱 10 g	炒蓬莪术 10 g	炒青皮 10 g	炒枳壳 10 g
柴胡 8 g	郁金 10 g	当归 10 g	赤芍 12 g
鳖甲^{醋制}15 g	牡蛎^{生用、先煎}20 g		

功效:养血活瘀,疏肝止痛,软化肝脾。

主治:痞积癥块,肝脾肿大或肝缩脾大,多种病因引起的肝硬变。症见:脘腹胀满,两胁胀痛,腹大青筋,或有少量腹水,面色黧黑,或见蜘蛛痣、肝掌,唇青舌瘀或舌质暗红,脉细涩。及肝经气滞血瘀诸症候。

方解:肝硬化一症,因肝细胞受损,门脉压增高,血循不畅致肝缩脾大,腹胀腹水。肝具疏泄、调血等生理功能,由于肝病,疏泄失调,血运功能障碍,导致气滞血瘀形成癥积,终至水聚。喻嘉言曾提出"痞为胀之根",活瘀消积汤疏气活瘀,软化肝脾,系为调本之治法。方中三棱、莪术破血祛瘀,行气止痛,历代视其为治疗癥瘕积聚的主药;当归祛瘀血,养新血,赤芍药泻火降气,行血散瘀,合为养血泻肝,以辅主药治瘀之效。青皮、郁金、枳壳、柴胡皆肝经气血调治药,青皮疏理肝气,散结消滞;柴胡疏解肝郁,条达气机;郁金入胸膈,活血行气;枳壳走脘腹,宽中舒胀。四药为佐,体现气血相依、气行血循的理论。鳖甲以柴胡引之,去胁下硬结;牡蛎主心腹癥瘕坚积,二药取其咸能软坚散结,佐助软化肝脾。其中,柴胡、青皮、鳖甲、当归、赤芍诸药皆直达肝经,均兼使药之用。

加减运用:腹水甚者加四苓汤(白术、泽泻、猪苓、茯苓);腹胀甚者加广木香、槟榔各10 g;衄血者加白茅根 15 g、茜草 10 g,或阿胶、蒲黄炭各 10 g;胁痛甚者加金铃子散。

方歌:巴氏活瘀消积汤,棱莪青枳郁金香。鳖芍柴归生牡蛎,肝脾肿大俱堪尝。合入四苓疗腹水,胀甚木香与槟榔。胁痛金铃子散好,衄血胶蒲茅茜良。

【按语】 活瘀消积汤是巴氏运用活瘀法施治肝病的经验代表方,对肝硬化患者用之能缓解症状,稳定病情,延长寿命。

2. 温阳利水汤

熟附子^{先煎}10 g	紫油桂^{后下}6 g	潞党参 15 g	生白术 15 g
大腹皮 12 g	广木香 10 g	上沉香^{后下}6 g	泽泻 15 g
猪苓 15 g	茯苓 15 g		

功效：温运肾阳，健益脾气，化气利水。

主治：晚期肝硬化，慢性肾炎（肾病型）鼓胀、水肿，肝、脾、肾受损，气滞水聚。症见：腹胀腹水，尿清短少，足肿便溏，畏寒肢冷，舌质淡紫，脉沉细虚弦或微。

方解：鼓胀水肿多本虚标实，虚为肝、脾、肾功能受损，实属气滞水聚。肾阳虚，脾气弱，不能温化水湿，气化不行则小便不利，形成水肿，脾弱肝虚，疏泄不用，则气滞鼓胀，故气水运行障碍求本之治在于温阳。温阳利水汤以温运肾阳、健益脾气为主法，配伍疏利调节水气运行以达肿退胀消。主药熟附子、肉桂均辛热，善于补火助阳，益火之源以消阴翳。现已知二药具有强心、增进血液循环、消退细胞水肿、提高体温、促进排尿等功效，为阳虚水肿历用有效之品。辅药党参、白术健脾燥湿，增强主药助阳化气之力。佐药两组：一组辛香行气通利三焦，使气行水行。其中木香芳香辛散温通，对脘腹气滞有特效；沉香行气而温寒暖肾，大腹皮以下气宽中利水见长。一组淡渗分利退肿利水，使蓄贮水液下排。其中茯苓利水健脾可宁心，泽泻利水性寒能泄浊，猪苓利水作用较强。本方温阳利水取意于真武汤，温化水湿取意于五苓散。

加减运用：心悸怔忡者，以红参6 g代换党参，加白芍12 g；畏寒肢冷不著者，去熟附子，肉桂剂量可酌减；胀满甚者，去熟附子、潞党参，加槟榔、郁李仁各10 g。

方歌：退肿温阳利水汤，桂附参术配沉香；腹皮木香猪苓泽，阳虚肿胀用该方；心悸怔忡人参芍，胀满槟榔郁李尝。

【按语】 温阳利水汤治肿胀，以舌淡脉沉微、畏冷便溏为标准，可不论其因属肝、肾、心。对晚期肝硬化、肾病综合征、心衰性水肿等均可加减应用，能起消胀退肿的临床疗效。

治疗病毒性肝炎经验

病毒性肝炎，西医学认为是由肝炎病毒所致的急性消化道传染病，中医文献中没有肝炎的病名记载，但有类似本病的描述。《素问·平人气象论》云："溺黄赤，安卧者，黄疸……目黄者曰黄疸。"《肘后方》"时行发黄"等，已经指出其主症及其传染性，本病一般属于"黄疸""胁痛""急黄"等范畴中。

【病因病机】

外邪因素，主要为感受湿热、饮食不节、疫疠等。湿与热是两种不同性质的病因，可以同时入侵，也可以互为续发，又可以互为影响。湿性重着，不能发泄，可导致阳气被郁，郁蒸的结果，可持续发热，可加深热象。另一方面，热性宣发，不能宣达，热郁蕴的结果，可产生湿，加深湿象。其互为影响，形成湿热胶固，这是湿热外邪的内在联系。饮食不节，主要指酒食过度，能使脾胃中和之气受伤，使湿热自内而生，虽然属外因，但又侧重于内脏功能失调的内在因素。疫疠之邪，认为是具有时行传染的一种热毒，由于毒性强烈，内攻脏腑，败坏肝胆，损伤脾胃，内陷心营，这是侧重强调外因的一面。

内在因素是脾胃肝胆受病失调而致，尤其在于脾与肝，外邪入侵，发病与否及其轻重，取决于脾胃肝胆的功能状态，内外因是极其紧密联系、不可分割的统一体。脾性恶湿，脾运则湿化，脾病则湿生，湿之入侵，首先犯脾。胃为阳府，多气多血，邪犯胃最易化热，是湿热入侵的首损脏腑，脾胃正盛，邪入则随即宣化，不致发病。当脾胃受病，中焦气机升降受阻，影响肝胆疏泄功能，则肝郁不疏，胆热不泄，从而临床上产生① 运化失调：出现明显的消化系统症状，如临床常见的恶心呕吐，腹胀纳差等。② 疏泄失调：出现明显的肝郁症状，如临床常见的胸胁苦满疼痛，口苦咽干，嗳气乏力等。胆热不泄，胆汁外溢，则出现身目俱黄。在体征与生化上则表现为肝(或脾)肿大、压痛，肝功能受损等。

【治法治则】

脾胃气机升降障碍，运化失调，由湿热胶固，邪气郁闭而成，因此治疗方法在于通达气机，分消湿热，选用药物应具有辛苦芳香特性，治则应以疏中利气，使中焦气机通达为目的，脾胃功能运化正常，消化系统的症状就会相应改善。

肝郁所出现的症状是肝本身实体与功用受损的一种信息，肝疏泄失调，是功用障碍，肝营血耗滞，是实体受损，治疗时应疏肝之用，还需养肝之体，使肝得血养，体充用调，是临床上常用的治肝病大法。

黄疸是湿热郁结，病在肝胆，源于脾胃，因于湿热。退黄是治疗急性黄疸型肝炎的关键，退黄的治疗原则主要是通泄，通泄是为了让湿热之邪开导一条外排的出路，因此通泄的方法通常有三，即：① 微汗；② 利小便；③ 通大便。

急性肝炎的治疗首先应重视祛邪排毒，清泄湿热。治重在脾胃，维护心包。慢性肝炎的治疗主张功能调整，肝以气为用，血为体，调理气血为治疗慢性肝炎首义。因病程长，邪久羁，势必肝之体用两损，气血逆乱，出现气滞血瘀之病理。调治之要在于肝与脾，气和血。主张疏肝理气与健脾助运相促进，则行中有补，疏中有和；活血祛瘀调治血循应着重行气为导，养而活，柔以润，使瘀去而新生，气行而血行，血充自循常，体柔而用健。保持气血平衡，肝脾相协，方可促进肝经气血体用复健而获稳定病情之效。

【选方用药】

1. **按治则选方用药**　以疏肝理气、和营化瘀、健脾疏中为总治则。临床上常选用逍遥散为基础方：柴胡、当归、白芍、白术、茯苓、薄荷，去甘草加当归，结合证型加减。

肝郁气滞，逍遥散配合柴胡疏肝散：香附、川芎、枳壳、陈皮、柴胡、芍药。

肝郁化火，用丹栀逍遥散：逍遥散加牡丹皮、栀子。

伤阴耗血，逍遥散去白术、甘草、薄荷，配合一贯煎：沙参、麦冬、枸杞子、川楝子、生地黄。

血瘀：逍遥散配合丹参、金铃子散：延胡索、川楝子。

脾困湿重,逍遥散去当归,配合枳术丸合平胃散：川朴、苍术、陈皮、甘草、枳实、白术。

脾虚气弱,逍遥散去当归,配合五味异功散：党参、白术、茯苓、甘草、陈皮。

2. 按疾病选方用药

（1）急性黄疸性肝炎

基础处方：① 茵陈蒿汤。② 传肝冲剂。

基础药物：茵陈 30 g、炒栀子 9 g、板蓝根 15 g、垂盆草 15 g、败酱草 15 g、海金沙 12 g、黄郁金 9 g。

加减运用：大便秘结加大黄 6～9 g。高热加金银花、连翘各 9～12 g。便溏纳呆加川朴 6 g、大腹皮 12 g、泽泻 10 g、谷芽 12 g、麦芽 12 g。伴胆囊炎、胆石症加金钱草 30 g、炒枳壳 10 g,或炒枳实 5 g、鸡内金 10～12 g。痛甚加金铃子散 10～12 g、广木香 6～9 g。

（2）慢性肝炎

基础处方：逍遥散,失笑散,柴胡疏肝散,金铃子散,一贯煎,枳术丸,八珍丸,小柴胡汤。

基础药物：当归 12 g、白芍 12 g、柴胡 6 g、白术 12 g、茯苓 12 g、炒枳壳 6 g、陈皮 6 g。

加减运用如下。

肝火甚：口苦、心烦,加牡丹皮 6 g、栀子 6 g、黄芩 6 g。

肝气郁：嗳气、胀痛、脘闷、多虑,加香附 12 g、黄郁金 10 g、佛手柑 10 g。

脾虚：脘腹胀、便溏、乏力、食减,加党参 12 g、广木香 6 g、谷芽 12 g、麦芽 12 g,去当归。

血郁：肝脾肿大、胁痛、肝掌,加鳖甲 15 g、五灵脂 6 g、生蒲黄 6 g、白茅根 15 g、丹参 15 g。

气血不足：疲乏、消瘦、虚胀、食少,加八珍丸。

阴虚：口干、牙衄、眩昏、失眠,加太子参 12 g、北条参 12 g、枸杞子 12 g、牡丹皮 10 g、夜交藤 15 g、白茅根 15 g。

【几点要领】

（1）疏肝与柔肝：疏肝法是舒展肝用,调整功能,用辛香升发药物理气解郁,调其横逆。柔肝法是补益肝体,充实肝质,用酸甘养血药物,以充实肝体营血。通过两法结合的治疗作用,可达到调肝保肝的目的。但使用不当,可能会互相干扰,适得其反。如疏肝法使用过量过久,由于辛散太过,必致伤气耗血,使肝阴不足,气津伤耗,由实转虚,则功能可以从障碍而转向衰竭,病情加剧。如柔肝使用不当,阴柔药物转致伤阳滞气,肝的功用更为障碍,难于调整。所以用之得当则病转轻,用之失当则病可转重,须不使过偏,恰为其分。

（2）益气健脾与利气疏中：益气健脾法可增强因久病而导致的正气衰虚,加强机体的抵抗力,促进康复功能,但不过或不当,又可造成气机壅塞,腹胀转甚,病情加剧。疏中利气法能使中焦气机通畅,升降转输好转,但疏利太过则有伤正气,使体力下降,嘈杂加重,乏力显著。因此在运用两法时需根据病情,既有侧重面,又有统一观,要权衡轻重,不能比例失调。

(3)治肝与治脾:肝以血为体,脾以气为用,肝喜柔,脾喜燥,肝需养血或活瘀,脾需益气或疏利。气药与血药,是对立的,濡养肝血,易致妨碍脾的运化,益气或疏中又易滞气和伤血。但两者又是统一的,配合适当,则气可生血,血供气化,气导血行,血行气利,起到相辅相成的作用,临床需根据不同病情,不同重点,谨守病机,各司其属。

(4)微汗、通大便与利小便的运用

1)微汗法只适用于黄疸肝炎初起,具有表证,前人有麻黄连翘赤小豆汤以解太阳经郁热发黄。目前临床用药多选用宣解少阳阳明之表,药物如秦艽、豆卷、青蒿一类作为配伍药,但黄疸是热郁阳明,阳明胃气须通,临床以通大便与利小便治法较为常用。

2)通大便,多用于急性黄疸肝炎,邪盛体实者,出现大便不解、腹部胀满、热盛之症,利用急通方法,排导湿热,解其蕴结,效果较好。通便主药是大黄,古方中茵陈蒿汤用大黄即是此意,但临床上常见重用大黄,每每因苦寒过剂,伤耗脾胃中和之气,有出现脾气受抑,黄疸渐至由阳转阴,延长病期的现象,不宜久用长用。

3)利小便,是较以上二法为常用的一种较理想的退黄疗法,利用通利小便以达排除湿热为目的,前人有茵陈四苓散,也是一张示范方剂,临床选用利水药物,应以苦甘寒者较为理想,只利水而无清热解毒作用,或分利伤阴的药物,一般不选用。如海金沙、凤尾草之类,均具解毒清热作用,泽泻咸寒而润,利不伤阴等。若猪苓则燥伤阴津,虽有利水作用,仍以慎用为好。

(5)肝区疼痛的治疗:肝区疼痛是慢性肝炎的常见的临床症状。气滞肝痛,特征呈胀痛感,药物以疏肝理气,但要求在选药时以不燥烈为上乘,避免伤及气阴,常选药为柴胡、青陈皮、香附、佛手、绿萼梅、橘叶、郁金之类。

血郁肝痛,特征是刺痛样感,药物以活血止痛,但要活瘀不破者为上选,多选用血中气药,如延胡索、丹参、泽兰、五灵脂、全当归之类。

阴血虚肝痛,特征多隐痛,或伴钝痛,药物以养血滋阴柔肝,但要求滋而不腻,凉而不凝,为上选,多选用白芍、生地黄、枸杞子、当归之类。

气虚肝痛,特征为多隐痛感伴坠痛感,药物以益气生津,但要甘寒益气生津者为上乘,多选用北条参、太子参、西洋参等。

(6)肝功能转氨酶的病理性升高,是肝病在生化上的检查标记,是中医中药治疗上的一个新课题。若肝郁血瘀为主证者,加用枸杞子、丹参、五味子等药,是依据《内经》甘缓酸收的治疗法则。近人有不少实践报道,认为五味子性具收酸,有酸味入肝,以酸补之的含义,是从补益肝体,收敛久病耗伤的肝气,从而增强肝的抗病能力的一种方法,较为适用于虚证的迁、慢性肝病。急性亦往往有显效,但发现转氨酶有反跳现象,按中医理论是否与实性湿热忌收敛有关。属脾虚邪困为主证的,可用苍术、山药、人参叶等健脾扶正法降转氨酶。其中人参叶苦寒,有泄邪热助正气的功效,有补有泄,益气生津,对急慢性肝炎均可用,尤适于慢性迁延性肝炎的活动期,性质和平,但疗效较慢是其不足之处。属实热证候者,可用败酱草、垂盆草、酸浆草、大青叶、板蓝根、半枝莲等均具有一定清热利湿解毒作用的中药,可以治疗肝内病邪,促进肝功能恢复,是临床上急性湿热性体实肝炎患者常用的降酶药物,具有驱邪护正之意。

(7) 对有脾功能亢进,血小板减少且贫血的患者,可选用鸡血藤胶 10 g、阿胶 10 g、仙鹤草 10 g、黄芪 12 g、党参 12 g、当归 10 g、熟地黄 10 g 等补血养肝之品。

(8) 转归与预后,急性肝炎起病急,病情重,变化快,应密切注意病情的变化与发展。若湿热借脾胃运化而外泄则病情转轻;若湿热上熏心膈,则昏迷危殆则病情转重。

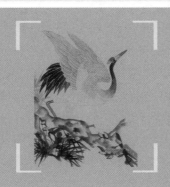

验 案 选 辑

呼吸系统疾病

上呼吸道感染

▶ **病案一**

陈某,女,6岁。未记录年12月24日初诊。

【**主症**】 发热,咳嗽,口渴,咽干,喉痒微痛,小便黄短。

【**病史**】 起病3日,初起鼻塞、流涕、喷嚏、头痛、恶风。开始在家服用生姜红糖汤。第二日引起发热、咳嗽、咽干、喉痒微痛,小便黄短。

【**检查**】 视诊扁桃体Ⅱ度肿胀,咽周黏膜红肿充血。舌苔薄黄,脉来浮数。

【**西医诊断**】 上呼吸道感染。

【**中医诊断**】 感冒。

【**辨证**】 风热伤于肺卫,咽喉不利,肺气失宣。

【**治则**】 用辛凉平剂。

【**方药**】 银翘散合桑菊饮加减投之。

金银花10 g	净连翘6 g	炒荆芥5 g	炒牛蒡子6 g
生甘草3 g	甘桔梗3 g	芦根5 g	霜桑叶6 g
甘菊花3 g	信前胡5 g	甜杏仁6 g	款冬花5 g

3剂,水煎服,日2次。

二诊(未记录年12月27日):药后似有微汗,热渐转退,至第二日基本退净,咽痛已轻,苔黄已退。脉转平缓。唯咳嗽少痰。拟去解表清热药,增加宣肺治咳药。上方去荆芥、金银花、连翘、芦根、菊花,加蒸百部10 g、旋覆梗5 g、紫菀6 g、炙枇杷叶10 g、茯苓10 g。3剂,水煎服,日2次。

【**按**】 感冒是风邪侵袭人体而引起的一种常见外感疾病。以冬、春季节为多见。感冒一词,最早见于北宋《仁斋直指方·诸风》篇。治法以解表散邪为主。西医学中上呼吸道感染属于本病范围。

外邪感冒,有风寒风温之不同。严冬之令应以风寒居多。然今冬旱干久晴,童年稚阳之体,寒易化热,风热亦易感。加之生姜辛辣温散,为化热具备条件,风热上受,肺为华盖,咽喉属肺系,故咳嗽,咽喉红痛不利。此时若再延治或误治,易致急性喉蛾,或肺热咳喘,所谓咽炎、肺炎继踪而至。故以辛凉清热解毒为主,全方剂量较轻,即吴鞠通所云"治上焦如羽,非轻不举"。

二诊:热退炎清,邪已外解,表气得通,微似有汗。此时解表任务已毕,唯剩下肺逆不宣,咳嗽未愈。转方加减,转为止嗽散宣润止咳之方。正由于时在寒冬,风热一退,随即撤去清凉,转用平润,有不使过之之意。

► **病案二**

陈某,女,32 岁。1984 年 12 月 28 日初诊。

【**主症**】 咳嗽少痰,咳甚胸痛,咽喉隐痛不利,头微痛。微感风寒,低热不退,有微汗,口渴,尿黄。

【**病史**】 患者以往有慢性咳嗽病史,仅早晚微咳不甚,今咳呛无痰而频剧。自述于 11 月中旬起病,微恶风寒,咳嗽痰少,咽喉发痒疼痛,口渴,尿黄。自认为感冒风寒,即去医院诊治服西药,诊为感冒性气管炎,上呼吸道感染。药后汗出热轻,继而复热,咳嗽依然。又转就中医治疗,咳嗽气闭微喘,夜不能平卧,头痛口渴,咳甚胸痛,曾经用麻黄平喘、苏子降气汤之类,病情无稍缓解,因来我处就治。

【**检查**】 苔黄,诊脉弦数。

【**西医诊断**】 上呼吸道感染。

【**中医诊断**】 咳嗽(冬温)。

【**辨证**】 温邪上受,肺络不宣,邪稽于肺卫之分,失于宣解。此乃邪恋失宣。

【**治则**】 清宣肺卫。拟辛凉平剂,并肃肺热以治咳。

【**方药**】

霜桑叶 12 g	甘菊花 10 g	信前胡 10 g	苦杏仁 12 g
炒牛蒡子 12 g	马兜铃 9 g	蜜款冬花 12 g	净连翘 12 g
金银花 12 g	化橘红 10 g	云茯苓 12 g	芦根 15 g

6 剂,水煎服,日 2 次。

二诊(1985 年 1 月 15 日):药后寒热已止,咳嗽已减,愈大半,咽痛喉痒已轻微。现尚有微咳,乏力。苔薄滑,脉微弦。原方增删以应。

太子参 15 g	枸杞子 12 g	生甘草 3 g	霜桑叶 10 g
甘菊花 10 g	苦杏仁 10 g	炒牛蒡子 12 g	前胡 10 g
蜜款冬花 12 g	白茯苓 12 g	炒白芍 12 g	

6 剂,水煎服,日 2 次。

【**按**】 初冬气暖,阳气内盛,感风触发,肺为华盖,其脏娇嫩,清肃之气不宣,气逆为咳,干咳而无痰,卫分邪袭,表气失和,故洒寒而热。初诊西药发汗力竣,正伤而邪稽留不去,抗生素类药物虽起去热消炎作用,然肺逆咳呛不能控制,咽痛不能根除,又经中药苏子降气汤之类,麻黄辛温,辛温化痰和温热祛寒等半夏、桂枝、当归之类,亦增其热。看来此例患者感邪不重,正气犹支,故虽经延一月有余,仍未见传变,一直稽在卫分之表。本方以银翘散、桑菊饮加减成方,先时重在清热解毒,宣肺透表。二诊以邪减正衰加益气阴药物,病愈较速,治较理想。

慢性咽喉炎

▶ **病案一**

郑某,女,34 岁。1964 年 10 月 6 日初诊。

【**主症**】 自觉咽部有物阻塞感,吞不下,吐不出。平时白带较多,月经来潮前,腹胀胁胀不适,饮食尚可。偶伴有胸闷不适感,头昏,全身乏力感。为期已半年多。

【**病史**】 患者丈夫为现役军人,在外地服役。今年春节期间因为小孩之事,婆媳关系不好,抑郁而渐至此病,病后思想紧张。于今年初夏时,疑为食管有病,曾去丈夫所在军队医院检查,经钡餐透视,食管正常,未见异常。拟诊为慢性咽喉炎,癔症。当时稍轻,返家后病复原状。

【**检查**】 苔薄白,诊脉弦细滑。

【**西医诊断**】 慢性咽喉炎,癔症。

【**中医诊断**】 梅核气。

【**辨证**】 气郁痰滞,结聚胸膈气道所致。

【**治则**】 利气化痰。

【**方药**】 半夏厚朴汤加味。

川厚朴 6 g	清半夏 10 g	白茯苓 12 g	苏梗 6 g
生姜 2 g	大枣 5 枚	佛手花 6 g	黄郁金 10 g
制香附 12 g	炒枳壳 6 g	全当归 12 g	杭白芍 12 g

5 剂,水煎服,日 2 次。

二诊(1964 年 10 月 12 日):患者述服药至第三剂,自觉有减轻,咽喉及胸部舒畅,但觉有口干。转方去生姜,减半夏为 6 g,加全瓜蒌 10 g。5 剂,水煎服,日 2 次。

后记:患者自服完中药后,症状消除。后于第二年春季,病又复发来诊,遵原治则处理,以原处方继服,症状又较快消失。

【**按**】 梅核气一症的病机,多是痰气郁结于胸膈之上,为气机失舒,肝气挟痰之证,属于七情过极,情志拂郁的郁病范畴。汉时张仲景《金匮要略》称为炙脔,形容主症是咽中梗阻,如有炙脔,咯之不出,咽之不下。梅核气之名,始于宋元医家。西医学称本证为"癔症"或"咽感异常",亦认为与精神因素有关,多发于妇女。笔者临床治验多例,几乎全是女性病患。

《金匮要略·妇人杂病脉证并治》云:"妇人咽中如有炙脔,半夏厚朴汤主之。"此病证的发生,多由七情郁结,脾胃运化不健,水湿聚而成痰,导致气滞痰凝,上逆于咽喉之间。故选用半夏厚朴汤行气开郁,降逆化痰。辅以佛手花、制香附、炒枳壳以助行气开郁之力,黄郁金以化痰活瘀。当归、杭白芍养血柔肝以治本。药证合拍,疗效卓著。

▶ **病案二**

何某,女,28岁。1967年11月16日初诊。

【主症】 咽喉干燥,似有物梗塞3月余。胸闷喜嗳气,口干微苦,睡眠较差,大便偏干。

【病史】 患者咽喉干燥,终日感觉有物梗塞难受,病程数月余。以往有慢性咽痛病史。

【检查】 舌质边红,苔少,脉细弦。

【西医诊断】 慢性咽喉炎。

【中医诊断】 梅核气。

【辨证】 此肝郁气滞,阴虚化火,郁结于咽之症。

【治则】 滋水养阴,清肝解郁。

【方药】 越鞠丸合滋水清肝饮加减。

制香附10 g	炒栀子6 g	炒牡丹皮6 g	全当归10 g
炒白芍12 g	生地黄10 g	白茯苓12 g	春柴胡6 g
绿萼花10 g	黄郁金10 g	杭菊花10 g	川贝母10 g
全瓜蒌10 g			

5剂,水煎服,日2次。

二诊(1967年11月21日):药后咽干口燥、口苦、心烦易怒、大便干燥等诸症均有效改善。咽阻塞现象稍好。舌脉如前。转方去当归、牡丹皮,加金银花15 g、生甘草4 g。5剂,水煎服,日2次。

三诊(1967年11月28日):病情进一步改善,咽痛干燥,如物阻现象已不明显。舌红苔薄,脉细弦。原方加玄参10 g,继服5剂。

【按】 患者舌红、咽干、脉数,证属肝阴不足,气郁化火,上结咽喉。滋水养阴,清肝解郁是其治则,其中生地黄、白芍、牡丹皮、栀子养阴柔肝,清肝解郁是主药,此郁乃因气与火,故选用制香附、炒栀子行气清火解郁,全瓜蒌、川贝母二药清润有解郁化结作用,亦很重要。阴虚火炎之症,每每为慢性咽炎的内因,慢性咽炎的少量分泌物,黏附咽壁亦易引起咽感异常,似终日为物阻状。故转方再加清热解毒之金银花、生甘草,有助于肺系清化之效。

▶ **病案三**

张某,女,46岁。1978年3月14日初诊。

【主症】 患者体质较胖。咽部不适,终日阻塞感。胸闷,乏力,唯饮食不香,睡眠尚可,只觉梦多。

【病史】 咽部不适,终日阻塞。病时好时发,嗳气偏频。病程多年。

【检查】 舌苔白微腻,质微胖,脉弦而滑。

【西医诊断】 慢性咽喉炎。

【中医诊断】 梅核气。

【辨证】 痰气郁结,上逆于气道。

【治则】 降气逆,化痰涎。

【方药】 旋覆代赭汤加减。

旋覆花^{布包}6 g	代赭石 20 g	制半夏 10 g	化橘红 6 g
白茯苓 12 g	潞党参 10 g	佛手片 10 g	制香附 12 g
苏梗 10 g	黄郁金 10 g	炙甘草 4 g	

3 剂,水煎服,日 2 次。

二诊(1978 年 3 月 14 日):药效,诸症皆轻。上方加炒枳壳 10 g。10 剂,水煎服,日 2 次。

【按】 患者痰盛气逆之症,用重坠化痰降气之法,其平复症状较为理想。古方若用其得当,疗效确实良好,临床中深有此感。张仲景的旋覆代赭汤,原为胃气虚弱、痰浊内阻所致的心下痞梗、噫气不除而设。旋覆花行水下气,代赭石坠痰降逆,姜半夏、党参、甘草和胃化痰降逆。本例患者病机亦为痰阻气逆,舌胖有中虚之象,故借用以治之。药病合拍而效,此异病同治也。

▶ **病案四**

万某,女,48 岁。1980 年 5 月 10 日初诊。

【主症】 咽喉不利,如有物阻,病程数月。吞咽无碍,咳吐痰涎,脘中嘈杂不适。

【病史】 未详细记录。

【检查】 舌苔白滑,脉象弦滑。

【西医诊断】 慢性咽喉炎。

【中医诊断】 喉痹。

【辨证】 气滞痰阻,上泛咽喉气道。

【治则】 降气解郁利咽。

【方药】 半夏厚朴汤化裁。

制厚朴 6 g	制半夏 9 g	苏梗 6 g	云茯苓 12 g
广陈皮 6 g	炒枳壳 6 g	生白术 10 g	炒二芽^各12 g
炒白芍 10 g	干青果 10 g	玉蝴蝶 4.5 g	

6 剂,水煎服,日 2 次。

二诊(1980年5月17日)：药后痰爽利易咯,咽阻觉轻。咽部痰感明显,脘嘈不适。原有胃脘嘈、痛、痞、闷之症,食欲欠旺。苔转黄滑,脉象如前。火象转剧,转方轻清利咽。

大青叶3g	干青果14g	苦桔梗6g	生甘草5g
黄郁金6g	马勃5g	云茯苓12g	胖大海5g
玉蝴蝶4.5g	全瓜蒌10g	白芍10g	蒲公英12g

6剂,水煎服,日2次。

三诊(1980年5月24日)：药后咽痛消失,尚觉干燥,咽阻不再出现,咳痰俱好,唯日来大便溏稀,脘闷作胀,食欲仍差,并且乏力。转方去清热化痰药,增健中和胃药。

太子参12g	炒扁豆12g	香橼皮10g	干青果12g
生谷芽12g	炒黄连2g	云茯苓12g	大青叶3g
炒白术12g	川朴花5g	炒薏苡仁12g	砂仁4g

6剂,水煎服,日2次。

【按】 慢性咽炎是咽部黏膜、淋巴组织及黏液腺的慢性炎症。中医历来称为虚火喉痹,以其病机多属阴虚火旺之证。多与职业因素有关,临床所见以文化教育职工及工厂中某些工种的职工发病率为高。

本案三诊,病机三变。首诊以气滞痰壅见症,此在慢性咽喉炎中亦常见,不免用辛温降逆化痰。二诊痰气壅逆较好,而咽痹虚热之象突出,药随证转,换用清热利咽化痰剂,药后虚热得宣,痛觉好转。三诊时原有脘痞中虚气滞之症又萌,药又减去甘润,加以益健脾胃药。始终未用滋阴降火法,免用地黄、玄参之类,此另具一法,目前临床具此类型亟为多见。因慢性咽喉炎常致续发胃炎、肠炎及气管炎等,表现升降失常,中虚气滞,乏力、食少、脘痞、便溏及咳咯有痰等症状,涉及中虚,滋腻难投,不可胶柱固瑟。

支气管炎

徐某,男,30岁。1980年12月16日初诊。

【主症】 干咳不爽,无痰或有痰不多,咳时震动胸痛,胁痛。口腔干燥,口苦,咽燥,喉痒。喝水多,偶有干呕,尿黄。今年自深秋至冬干旱无雨而加重。

【病史】 患者自述因受凉起病,开始有轻度恶寒不适、干呕、鼻塞、咳嗽等症状群。经医务室给予桑菊感冒片、病毒灵等治疗,数日感冒症状消失。但咳嗽仍然且觉有加剧趋势,因介绍在社会医院治疗,曾中、西药并举。至今药效不著,为时已整整3个月。患者以往曾患过急性黄疸性肝炎,8年来自觉尚好。自感冒咳嗽后,经体检发现肝轻度肿大,患者自觉肝区隐痛,咳甚作干呕,肝功能检查正常。患者担心气管炎、肝炎并发,精神负担较重,而来就诊。

【检查】 苔薄黄而干,舌质边尖俱红,脉略呈弦数,左脉见细。

【西医诊断】 支气管炎。

【中医诊断】 燥热咳嗽。

【辨证】 燥热伤肺,兼之气机不利。

【治则】 清润肺燥止咳。

【方药】

苦杏仁 10 g	黄郁金 10 g	信前胡 6 g	炙紫菀 10 g
炙款冬花 10 g	炙百部 10 g	甘桔梗 6 g	生甘草 5 g
桑白皮 6 g	白茯苓 10 g	佛手片 10 g	化橘红 6 g

5 剂,水煎服,日 2 次。

二诊(1980 年 12 月 23 日):服上药 2 剂后开始见效,服完 5 剂,已减大半,肝区疼痛亦轻微不著,口苦偶尔仍有,原方稍加再服。上方加炒黄芩 5 g。5 剂,水煎服,日 2 次。

【按】 支气管炎是一种常见病、多发病。发病季节以冬春多见,多由受到细菌、病毒感染或物理、化学的刺激以及过敏而发生。临床一般分为急性与慢性两类,一般以病程不超过 1 个月,伴有感冒症状,病变局限于黏膜,愈后完全恢复黏膜结构和功能的称急性。凡病程超过 2 个月,并连续 2 年以上发病,或 1 年发病连续 3 个月以上引起黏膜及周围组织炎症者称慢性。《黄帝内经》对咳嗽早有专篇论述,主要强调了肺系受邪及脏腑功能失调均能导致咳嗽。明代张景岳把咳嗽明确地分为外感、内伤两大类。

肺为华盖,上连喉咙,开窍于鼻,外合皮毛,主气而司呼吸。故六淫外邪均可引起咳嗽,四时气候的变化,人体阴阳气质之偏胜,对六淫外邪的易感性和转化均有莫大的关系。本例初起可能为风邪外受,肺气失宣,继之不愈,加以有气滞之证。有肝炎病史,前医用药多杂以疏肝理气,对肺阴不利,正值初冬干燥,内外相因,日益转为燥热咳嗽,故历时 3 个月,中西医药皆失效。处方以温润治咳为主,配以苦辛寒之桑白皮,又选用燥性不大,性质平和之理气药,使气机流畅而不用过分寒凉凝遏之品,是因肺主气喜流而恶滞也。

慢性支气管炎

江某,女,39 岁。1983 年 4 月 14 日初诊。

【主症】 患者气促喘息,喉头发痒,痒则必咳,咳而少痰,多声咳逆之后方有少量痰沫咳出,嗽始暂缓。易汗,咽干、口不渴,鼻塞不畅,声量不响。

【病史】 患者自述数年来,每年秋季易致感冒咳嗽,一咳就经延时日,常常一二个月通过治疗方能缓缓痊愈。近年来有加剧趋势,去年入冬以后即引发咳嗽,伴有鼻塞,咽燥隐痛。曾断断续续服用过一些中西药物,渐至加重。感觉胸前闭闷,咳呛痰咯不爽,行动气促带喘。查阅病历,曾经西医先予西药抗感冒处理,后用镇静脱敏药物治疗,又予过消炎针药,如病毒灵、马来酸氯苯那敏片、麻黄素液、苍耳子合剂及百蕊草片、咳必清糖浆、四环素等,不效,转入中医药治疗,曾用:蛇胆陈皮末、五味子糖浆及汤药敛肺、清热、润燥、治咳等法,诸如沙参、瓜蒌、桑白皮、板蓝根等药物,剂量一般多达 20~30 g 以上,不仅无效,且日亦加重,咳嗽不愈,气闭喘促,早晚咳甚不能入睡。乃转来就诊。

【检查】 检查:胸透未发现异样病变,仅见肺纹增深。血常规:白细胞初呈微高,继转正常,淋巴细胞偏高,中性粒细胞偏低。舌苔薄白,脉象虚浮而数。

【西医诊断】 慢性支气管炎。

【中医诊断】 咳嗽(风热型)。

【辨证】 此风热之邪舍于肺,邪恋不净,气机郁而不畅,肺之宣肃失职,病虽久延近半年,表邪风热仍未净。

【治则】 治疗仍应轻宣肺络,宜乎! 岂可过早寒凉凝闭,过多敛涩闭邪。久咳不愈也,其医药之过乎?

【方药】

佛耳草 10 g	苦杏仁 12 g	信前胡 10 g	冬桑叶 12 g
炒荆芥 5 g	黄郁金 10 g	炙款冬花 12 g	炙百部 12 g
炒牛蒡子 10 g	云茯苓 12 g	生甘草 5 g	

6 剂,水煎服,日 2 次。

二诊(1983 年 4 月 21 日):患者自述服药 1 剂后即觉胸宇宽舒,咳逆稍好,自汗亦止,2 剂后,晚间几乎不咳,时尚觉喉痒,他无不适。服药期间,晨起尚有轻度阵咳,日间阵咳极少,发则三五声即止,要求巩固,盛赞药效。原方去桑叶,加桔梗 6 g、马兜铃 6 g。6 剂,水煎服,日 2 次。

三诊(1983 年 4 月 29 日):患者叙述初服药时,疗效极好,继服之后,效果渐差,咳呛成顿,甚则呕吐,痰少鼻流清涕,病有反复,可能药物仍偏苦寒,气逆上奔。拟转予镇坠纳气。

代赭石 15 g	大胡桃 10 g	全当归 10 g	炙枇杷叶 12 g
苦杏仁 10 g	黄郁金 10 g	炙款冬花 12 g	金佛草 6 g
蒸百部 12 g	云茯苓 12 g	香橼皮 12 g	信前胡 10 g
生甘草 5 g			

5 剂,水煎服,日 2 次。

四诊(1983 年 5 月 4 日):咳嗽没有控制,逐渐加复,虽较第一次就诊有所减轻,但较第二次就诊时加剧较多,仍然鼻塞、喉痒、咳嗽阵作。风热蕴结,一时不净。二诊时马兜铃偏于苦寒凝闭,三诊镇纳之品,胡桃、当归、代赭石似更不宜。首诊方有效,仍用第一次原方继服 5 剂进一步观察。

五诊(1983 年 5 月 9 日):药后获效,咳嗽再次大减,原方不予加减,再服 5 剂。

六诊(1983 年 5 月 13 日):病情继续好转,巩固,原方加:炙紫菀 12 g。6 剂,水煎服,日 2 次。

七诊(1983 年 5 月 21 日)：咳嗽几乎已止，眠食俱佳，原方继进 6 剂。

患者于 1983 年 6 月 11 日来诊，云咳嗽痊愈已两旬，停药十余日，日前不慎受凉招感，偶有微咳。仍用原方，少加薄荷 3 g。6 剂，水煎服，日 2 次。

患者于 1983 年 6 月 13 日陪友人来就诊，云前药只服 3 剂，咳已全止。嘱未服用的药剂坚持服尽。

【按】 肺位最高，风邪初受，必束其宣肃功能，气逆则咳。邪气一分未净，则咳一分不止。宣肺治法，当为治咳之要领，虽然偏于热，但只宜宣散，不可寒凉，滋润。本案咳嗽如初起即用宣法，尚不致拖延半载。在初诊用宣法后，药效明显，由于复诊仍偏寒凉，致尔反复，经曲折之后，再转用原法，终以收功。可知不少咳嗽之症转为慢性，变生诸症，致促寿命，皆开始治疗不当之故。西药所谓脱敏、抗炎，是否与中药之收敛止咳、清热寒凉有类似之处，姑且存疑，并书之以告诫。

支气管感染、支气管扩张

龚某，男，54 岁。1983 年 11 月 13 日初诊。

【主症】 患者气急多汗。反复咳嗽，持续 1 年有余，咳痰色白，质绵，量多。胸闷气喘，经常易致感冒，发热时高时低，午后加重。

【病史】 患者既往有肺结核史 20 余年，就诊前胸片显示：左上部及肺门有多个纤维钙化灶，肺门稍上移，双肺纹理增多。诊断为左上陈旧性肺结核，支气管感染，支气管扩张。患者曾因反复咳嗽，低热，气喘，行动后加剧。于 1982 年 11 月住入某医院，住院期间曾 6 次找痰 TB 菌，3 次痰找癌细胞均阴性，给予抗感染治疗，有所缓解，但上述症状仍存在，夜分盗汗，住院 20 日左右。1983 年 6 月又因发热、咳嗽、盗汗入院，住院 10 日，曾先后服用过西药卡那霉素肌内注射、异烟肼、盐酸溴己新片、醋酸泼尼松及中药紫花杜鹃、刺五加和苦寒泻火、养血凉阴、补气燥湿等中药，病情时轻时重，持续不消失，咳嗽痰多，不时咯痰带血，盗汗，气喘。每日或隔数日下午发高热，体温 39℃ 以上。曾经中西医多位医生治疗，中西药并进，疗效不显，血常规检查白细胞多为 $4×10^9/L$～$4.7×10^9/L$，淋巴细胞高 36%。于 1983 年 11 月 13 日前来就诊。

【检查】 苔腻色白，脉细。

【西医诊断】 左上陈旧性肺结核，支气管感染，支气管扩张。

【中医诊断】 咳嗽，肺痨。

【辨证】 肺因邪久稽留而气失宣肃，证情又虚又实，较为复杂。

【治则】 豁痰降气定喘。

【方药】

玉苏子 10 g	半夏曲 12 g	化橘红 12 g	炙紫菀 12 g
前胡 10 g	白前 10 g	甜杏仁 10 g	炙款冬花 12 g
云茯苓 15 g	生薏苡仁 15 g	五味子 3 g	胡桃肉 5 个
炒白术 12 g			

6 剂,水煎服,日 2 次。

二诊(1983 年 11 月 20 日):咳嗽胸闷气塞见轻,咳仍频繁,痰多较易咯,气喘急。原方去白术,加佛耳草 15 g。7 剂,水煎服,日 2 次。

三诊(1983 年 11 月 27 日):自 11 月 25 日起体温又升高,午后 39℃,口干不欲饮,尿黄,咳、喘、痰仍盛,自述发热通常在 37.3~38℃之间,三五日或 1 周必加重高热 1 次,经注射抗菌类西药二三日后又渐复至低温。方予豁痰清肺止咳平喘。

化橘红 12 g	制半夏 12 g	白前 10 g	鱼腥草 15 g
云茯苓 15 g	款冬花 12 g	炙枇杷叶 12 g	前胡 10 g
杏仁 12 g	炙紫菀 12 g	白果 5 个	

7 剂,水煎服,日 2 次。

四诊(1983 年 12 月 4 日):1 周来体温已被控制,咳嗽较为爽利,痰稠,气喘。苔仍黄厚,脉象细滑数。原方原法,略作删增。

上方加桑白皮 10 g、炒神曲 12 g、京菖蒲 10 g,去炙枇杷叶、前胡。7 剂,水煎服,日 2 次。

五诊(1983 年 12 月 11 日):热已不明显,旬余日来无低热。仍苔黄腻,痰稠,咳痰早晚较重,平时已大减。原方加炒黄芩 10 g、佛耳草 10 g,去白果、菖蒲。7 剂,水煎服,日 2 次。

以后每周 1 次来诊。

六诊和七诊(具体时间未记录):病情渐处于稳定状态,痰、咳、喘三者证情均轻减,但仍存在,仍用前方共计服药半个月。

八诊至十一诊(具体时间未记录):病情持续稳定,不再有发热出现,痰亦较少,饮食渐增,精神渐旺。自八诊开始,加用胎盘片成药日 3 次,每次 3 片。自十诊开始加用冬虫夏草 5 g。进入春节前期,患者停药,情况良好,春节后因气温下降,大雪连连,轻咳喘情况仍然,但未再加剧。

1984 年 2 月 11 日复来就诊,意求巩固,根除残存症状,继续服中药。治法、药物基本维持未变,又续服约 3 周。尚在继续巩固治疗中。

【按】 患者午后低热,状若阴虚,但时时高热起伏,虽时日较长,又有旧疾肺结核史,似肺中蕴有伏热,因痰壅郁,一时未尽透,切不可作阴虚治。鱼腥草一药,性味辛寒,能宣肺散结,清热解毒,现临床多用于治疗痰热壅肺、咳吐脓血,为治疗肺痈之要药。本案自用鱼腥草以后,长期低热高热即被控制,疗效甚为理想。痰喘半夏曲,原名戈制半夏,为化痰平喘验方成品,对痰嗽喘息甚具祛寒定喘之功,亦本案奏功之关键药。喘因痰因热而致,殊忌敛涩,治以祛痰泄热为主,喘可不治自平。白果平喘适于热致。胎盘、冬虫夏草治咳喘,喘自虚生。本案平喘药之使用,是在咳痰减少,身热控制之后,并作为佐药控制剂量来用,此虚实先后用药区分,医者须加意耳。

支气管哮喘

▶ **病案一**

李某,女,42岁。1983年12月25日初诊。

【主症】 呼吸有痰声,而气急不续,动则气喘不已,每日早晚发作加重。咳嗽痰多,痰涎稀薄,胸前气闷。

【病史】 患者咳嗽痰喘已五六年。自述于1979年因感冒咳嗽,经治疗感冒痊愈后,咳嗽多痰持续不减。曾服多种咳嗽糖浆及肌内注射过一段时间抗菌药物,疗效不明显,又因服可待因糖浆而致痰闭咳喘。嗣后历年举发,轻则服安茶碱,重则住院输液吸氧,平日不离激素,现仍每日2次,每次1片。否则即加剧,出现呼吸困难。经人介绍前来就诊。

【检查】 舌苔白滑,脉濡缓。

【西医诊断】 支气管哮喘。

【中医诊断】 哮喘,痰饮。

【辨证】 肺寒蓄饮,肺不宣化,寒痰阻塞气道。

【治则】 温肺化饮。

【方药】 选用苓甘五味姜辛汤加二陈汤加减。

淡干姜10 g	五味子5 g	细辛1 g	炙甘草3 g
云茯苓15 g	制半夏10 g	化橘红12 g	炙紫菀12 g
炙款冬花12 g	炙百部12 g	苦杏仁10 g	玉苏子6 g
太子参10 g			

6剂,水煎服,日2次。

二诊(1984年元月15日):药效,咳喘痰均减轻大半。原方加量,继服7剂。上方去太子参,加潞党参12 g、玉苏子10 g、杏仁12 g。

三诊(1984年2月19日):咳喘轻而未愈,咳甚则咽塞气闭,行动仍喘。上方加蜜炙麻黄6 g、嫩桂枝5 g、炙甘草5 g,去干姜。6剂,水煎服,日2次。

四诊(1984年2月26日):诸症进一步缓解,继原方继服6剂。

五诊(1984年3月4日)：痰多,原方加痰喘半夏曲1盒,每日3次,每次15g。6剂。

【按】 苓甘五味姜辛汤,方出自《金匮要略》"病痰饮者,当以温药和之"。寒饮蒙蔽清阳之气,由于"形寒饮冷则伤肺",肺气不宣降故咳嗽痰稀,干姜五味相伍,开合相济,一散一收,有相得益彰之效。茯苓得干姜之温,温降相藉以逐饮,而甘草随之,和中又不伤正,干姜、甘草相伍名甘草干姜汤,复脾胃之阳,使寒痰归于正化。前贤云："干姜、细辛、五味为治痰饮之良药。"证之临床诚不诬也。

慢性咳病有三个环节：① 咳嗽气逆,必须降肃治咳,兼风则宣,因寒则温,因虚则敛,因火则泻。② 痰：清稀为寒饮,多而易咳为湿痰,宜温宜燥宜分利；黄稠多火热,黏而不爽多燥多气滞,宜泄宜清宜润。③ 喘急：短而不续为虚,宜补宜敛宜纳；喘闷难出多实,宜宣宜泄宜清。三者孰轻孰重,此中应有分寸。

▶ 病案二

郭某,男,63岁。1983年3月21日初诊。

【主症】 胸闷咳痰,呼吸喉间不利,痰多气阻必费力咯尽方快,痰量多呈泡沫黏丝状,唇绀肩息,夜不能平卧而倚息。

【病史】 患者宿疾哮喘已20余年,每逢春季气温多变而感寒触发,今番举发1周余。

【检查】 舌红苔黄,脉来滑数。

【西医诊断】 支气管哮喘。

【中医诊断】 哮喘。

【辨证】 痰伏于肺,肺失宣畅。

【治则】 化痰平喘。

【方药】 仿《金匮要略》射干麻黄汤加减。

蜜炙麻黄5g	炒射干5g	化橘红10g	制半夏10g
玉苏子10g	炙甘草5g	苦杏仁12g	信前胡10g
黄郁金10g	制厚朴5g	云茯苓12g	九节菖蒲6g
紫菀12g			

3剂,水煎服,日2次。

二诊(1983年4月2日)：药后哮喘减轻,胸宇觉爽,痰略易出,但痰尚多。原方加白芥子3g。5剂,水煎服,日2次。

三诊(1983年4月5日)：白昼哮喘已定,但稍一行动则有小发,随痰略出,随即平息,且每至夜半必发,一次约20min。舌质转干,苔黄。寒邪化热。转方佐用清热药。前方去半夏、川朴、九节菖蒲、前胡、白芥子,加合欢皮9g、炒黄芩6g、皂角刺3g、炒谷芽12g。7剂,水煎服,日2次。

四诊(1983年4月13日)：静坐尚好,行动气闭,白日尚好,鸡鸣时发。发休一次约在半小时以内。舌红苔黄,脉滑。痰气内蕴,风寒外触,蕴则热郁。仍予前方加减：

炙麻黄 6 g	苦杏仁 12 g	炙甘草 6 g	炒射干 6 g
紫菀 12 g	黄郁金 10 g	化橘红 12 g	云茯苓 15 g
炒葶苈子 5 g	炒黄芩 10 g	干地龙 5 g	佛手片 10 g

7剂,水煎服,日2次。

另:白芥子、肉桂各15 g,研末,面粉少量调并块,趁热敷肺俞穴,外加纱布胶布固定。

【按】《金匮要略》射干麻黄汤是治疗哮病之祖方,方以苦寒清利咽喉的射干与宣肺平喘的麻黄相配为方之主体,又取款冬花、紫菀辛润下气为佐,合辛开苦泄酸收为一方。本证初因感寒触发,顽痰留饮于肺,故用二陈(橘红、半夏、茯苓、炙甘草)以化痰蠲饮,厚朴、苦杏仁、苏子以平喘下气,郁金、九节菖蒲助以辛开,前胡宣肺透表。二诊因痰多加白芥子,取辛散温通利气,祛寒痰壅于肺络以治肺寒咳喘,但性温易于动火伤阴,故三诊当证显现热象时,则去之,并删性燥耗气之半夏、厚朴,转用黄芩、合欢皮以清肺热以化痰涎,合欢皮甘平,《本草求真》治肺痈唾浊,借以消炎豁痰。昔曾见一严重痰喘服单方用新鲜合欢树根皮一握煎汤频服,排吐大量痰涎而愈。后复加重清肺药比重,用葶苈子以泻肺。然本方只适于发作时以攻为主,不涉及虚。又射干麻黄汤中干姜、细辛、五味子等药未用,以其辛热收敛,患者舌红苔黄,似有蕴热之兆,故代之以温性稍缓之苏子、半夏,又佐以杏仁、前胡之宣,盖以其发病时日不久,宣邪这一环节不可勿视之也。

左颈鳞状上皮细胞癌转移肺癌

周某,男,45岁。1983年7月9日初诊。

【主症】 咳嗽持续至今已2个月,夜不能平卧。咳嗽,排吐大量痰,痰呈黄稠如脓,时又呈泡沫状。胸胀、胸痛、咽喉红肿,干燥疼痛。发热,38～38.6℃,早轻夜重,呼吸微有急促。

【病史】 患者于1980年7月被某医院病理科活切确诊为左颈鳞状上皮细胞癌,曾住院进行放疗与化疗,加以手术切除。至1982年底复发,左侧颈后,左耳后下方硬块珠形比台球略大,边缘不整,表面凹凸不平,质地坚硬如石,色呈暗红,底部边缘尚可见到部分手术缝合痕。疼较剧烈,左上肢酸胀疼难受,胸痛,腋下及缺盆两处均可触到多枚淋巴结,且肿大压痛,患者不适于再手术,故自找一些单方草药试治。于1983年5月间,自觉感冒咳嗽,经某医院肿瘤科复查,X线片示:右肺门出现圆形阴影,认为病灶已转移至肺。咳嗽持续至今已2个月,咳排吐大量痰,痰呈黄稠如脓,夜不能平卧。发热,38～38.6℃,早轻夜重。患者注射青链霉素已30余日,某医院欲收治住院,患者不愿,乃就中医来诊。

【检查】 舌苔腻滑,诊脉滑数。

【西医诊断】 左颈鳞状上皮细胞癌转移肺癌。

【中医诊断】 肺癌,咳嗽。

【辨证】 痰热蕴肺,热毒炽盛。

【治则】 软坚化痰,清热解毒,清肺利咽。

【方药】

青黛粉^{分冲}5 g	大贝母 10 g	炒射干 5 g	全瓜蒌 12 g

青黛粉^{分冲}5 g　　大贝母 10 g　　炒射干 5 g　　全瓜蒌 12 g

鱼腥草 10 g　　玉蝴蝶 5 g　　云茯苓 15 g　　天麦冬^各12 g

白前 9 g　　夏枯草 9 g　　生牡蛎 25 g　　海蛤粉 10 g

玄参 10 g

7 剂,水煎服,日 2 次。

另:生石膏 250 g,用法:每次取蚕豆粒大一片,放置舌上含咽,化尽再取。

二诊(1983 年 7 月 23 日):两星期后复诊,自觉症状有明显改善,发热渐退,咳嗽好转,排痰减少,胸痛不著,已能睡下,尚难侧卧,咽喉仍疼,咽壁有溃疡,精神略振,口干程度大减。舌润,苔白腻,脉滑数。原方去白前、玉蝴蝶、炒射干,加金果榄 10 g、橘红 10 g。7 剂,水煎服,日 2 次。

另:锡类散 3 支,喷撒咽喉患部,每日 2～4 次。

患者连续就诊 3 次,上述诸症虽见不同程度减轻,仍然咽痛、溃疡、咳嗽、痰浓、颈痛、肢酸痛,曾加用黄芩、柿霜等药。后未复至。

至 1983 年 11 月 5 日再次来诊,述及两月来继服上方未断,为方便就近故,曾找其他中医转书上处方,并先后使用过山慈菇 10 g、半枝莲 20 g 等药。略有改动,原方主药未变。一面继续化疗。曾于 10 月底又去上海某医院检查,均肯定转移,但自觉症状仍被控制在原现状,体力精神良好。原癌肿病灶略有增大,仍用原方加用生薏苡仁 30 g,嘱继服观察。

【按】 本例用药原则以软坚化痰,清热解毒,清肺利咽。患者转移病灶,初步被控制,症状有缓解,病况有改善,癌肿仍然。患者通过中药施治,初步可见近期尚有一定疗效,病情发展放慢,但如何解决癌肿问题,尚是有待研究的课题。

循环系统疾病

急性风湿病，心肌炎

王某，女，14岁。1980年4月3日初诊。

【主症】 患者呈满月面容，口干气急见于行动之后。自感心慌心跳，手按心前区有颤抖震动，食欲尚可，自云在住院期间胃部不适。病起两月有余，曾因发热住院，抗"O"、红细胞沉降率均高。

【病史】 患儿于1980年2月6日暴发化脓性扁桃体炎，经抗炎治疗身热不退，于2月23日住某医院。检查：心尖区闻及Ⅲ级病理性杂音。心电图Ⅱ级房室传导阻滞，T波平坦，心律速伴不齐。显示心肌损害。抗"O"为1∶1250滴度。入院后经抗感染、醋酸泼尼松、能量合剂及中药治疗，抗"O"未降，心电图复查有改善，但仍心率100次/min以上，传导阻滞，心律不齐仍存在，患儿心慌自觉症状未减，因来就医。

【检查】 舌苔薄滑，诊脉数而三五不齐。

【西医诊断】 急性风湿病，心肌炎。

【中医诊断】 心悸。

【辨证】 风湿热邪循经入脏，气血失调，波及于心。

【治则】《经》云"损其心者调其营卫"。故拟方益心气，和营血，祛风湿，和经络。

【方药】

生黄芪10g	太子参12g	炙甘草6g	全当归12g
赤白芍^各6g	云茯苓12g	鹿衔草10g	银花藤12g
左秦艽10g	豨莶草10g	海枫藤10g	川牛膝12g
煅牡蛎20g			

4剂，水煎服，日2次。

二诊（1980年4月7日）：复查抗"O"为1∶883滴度，心率107次/min，患者无不良反应。嘱原方继服15剂，回原籍服药。

三诊（1980年4月22日）：来函述患儿服中药6剂后，自觉心慌现象稍减，手抚心前区不再感到颤抖，已服药17剂。于某医院复查，HR：98次/min，律齐，心尖区仍有Ⅰ—Ⅱ°病理性杂音，柔和，不传导，其他自觉症状无他表现。仍予原方加减：

生熟地^各5g	潞党参10g	鹿衔草10g	炙甘草5g
银花藤12g	赤白芍^各5g	白茯苓10g	煅牡蛎20g

| 左秦艽 10 g | 炒桑枝 12 g | 生黄芪 10 g | 豨莶草 10 g |

15 剂，水煎服，日 2 次。

四诊（1980 年 5 月 23 日）：来函述服药 15 剂，于 5 月 12 日停药，醋酸泼尼松自 2 月 9 日起每日 6 片，28 日后减为每日 4 片，继服 28 日，自服中药后，即每日递减，至 5 月 9 日全停。经某医院复查：红细胞沉降率 6 mm/h，抗 "O" 为 1：500 滴度，心率 88 次/min，律齐无杂音，心电图正常，认为病愈。近半月不时感觉小腿及臀部酸疼，要求巩固疗效。

前方加炒川牛膝 12 g、海桐皮 6 g、络石藤 10 g、当归 10 g，去煅牡蛎、豨莶草。10 剂，水煎服，日 2 次。

【按】　急性风湿热是由于链球菌感染后引起的一种人体自身免疫反应性疾病，表现以心脏炎与关节炎为主，多数发于 5～15 岁的童少年。在中医学中属热痹，由风邪外袭，湿热留注经络而致，并从络循经入脏，而致心悸等症。

风湿性心脏病皆属风湿邪热入侵心脏而致，心慌气急为主证，是心气虚，心神不宁之象，故益心气、敛心神为本病主法。全身关节肌肉之酸痛与灼热，是邪踞经络，血行不畅，通经络即祛风湿之邪，活血行气具有止痛消肿之效。然祛风湿药有寒温不同，本症属于风湿热，故应挑选属性寒凉类为合适，其中银花藤、秦艽、桑枝、豨莶草、海桐皮、络石藤等，皆非寒即平。活血药体现了"治风先治血，血行风自灭"的原则，然亦有寒温之别，故方中仍以赤芍、白芍配当归，不用红花、鸡血藤之类。

病毒性心肌炎，心肌损害，心律失常

梅某，男，35 岁。1980 年 9 月 23 日初诊。

【主症】　面黄神萎。胸闷憋气心慌，活动后加重，更觉气出不来，心悸严重，口干咽燥，大便燥结不畅。

【病史】　患者今春感冒，恶寒发热，未注意休息，上班工作，感觉心慌，胸闷。经单位医务室检查，发现心脏期前收缩，于某医院检查治疗，服盐酸普萘洛尔、维生素 C、维生素 B₁ 等，心电图证实频发性室性期前收缩，诊断为病毒性心肌炎，心肌损害。患者于 1980 年 9 月 23 日来中医门诊。

【检查】　舌质红，少苔，脉来三五不调，脱失频繁，脉率增快，属于促脉。

【西医诊断】　病毒性心肌炎，心肌损害，心律失常。

【中医诊断】　心悸。

【辨证】　心阴不足，心力不继。

【治则】　养心阴，滋心阳，开心痹。

【方药】

干地黄 10 g	炒白芍 12 g	全当归 10 g	紫丹参 14 g
柏子仁 12 g	全瓜蒌 10 g	干薤白 10 g	茯神 12 g
太子参 12 g	黄郁金 10 g	生牡蛎 15 g	煅磁石 15 g

5 剂,水煎服,日 2 次。

二诊(1980 年 9 月 27 日):精神好转,口已不干,平时不自觉心慌,脉搏停搏的现象已消失,自述病情好转,但工作时劳动度稍大一点或遇情绪激动时,则心慌,脉促停搏即明显发生。舌红中裂少苔,脉细弦促。前方加制黄精 12 g、琥珀末 3 g(分冲),生牡蛎减除。5 剂,水煎服,日 2 次。

三诊(1980 年 10 月 21 日):患者服中药后虽症状有减轻,但工作一累,症状又全复,因服中药不方便,加之求愈心迫,再向西医求诊,曾用肌苷、维生素 C、葡萄糖等静脉滴注,每日 1 次,注射后,期前收缩消失。第二日病如前,近一月来病较增进,失望之后,复来中医就诊。心电图提示各联均见室性期前收缩,患者症状一如从前。脉舌无变化。仍遵原法处理。

肥玉竹 10 g	生熟地^各6 g	大麦冬 12 g	五味子 6 g
煅龙牡^各20 g	黄郁金 6 g	山茱萸 6 g	茯神 12 g
炒白芍 10 g	太子参 12 g	紫丹参 12 g	化橘红 6 g

【按】 期前收缩是异位心搏的一种,由于引起期前收缩的异位起转点不同,可分心房性、房室交界性(房室结性)和心室性。频发的多源性心室期前收缩,常为心室性心动过速或心室颤动的前奏。发生于风湿病、白喉或其他急性传染病中的,提示心脏有受损的可能,中医则属于"心动悸,脉结代"的辨治范畴。治以干地黄、炒白芍、全当归、柏子仁、制黄精等滋阴养血以养心安神,太子参补益心气,紫丹参、全瓜蒌、干薤白、黄郁金活瘀化痰开胸痹,茯神、生牡蛎、煅磁石、琥珀末潜镇心神。后期治疗重在益气养阴安神,选用生脉饮合瓜蒌薤白白酒汤为主,扶正与祛邪并举。

病毒性心肌炎

► **病案一**

张某,女,41 岁。1982 年 4 月 15 日初诊。

【主症】 口唇紫绀,腹壁膨满,下肢浮肿,按之深凹,窅而不起。气急不续。心慌胸闷,食欲减少,脘痛作胀,大便时干时溏,全身酸痛,咽觉有痰,尿量减少。

【病史】 患者患有病毒性心肌炎已历四五个月。曾有感冒史,春节期间休息不好,因心慌气憋去医院就诊,诊为心肌炎。一直服西药(药名不详)不效。乃寻求中医。

【检查】 心电图检查:T 波平坦,心率过速。舌质紫暗,润滑,苔薄黄滑,脉来濡弦。

【西医诊断】 病毒性心肌炎。

【中医诊断】 心悸。

【辨证】 心阳不足,水饮内停,水气凌心。

【治则】 温阳化气以利水。

【方药】 拟方宗仲景五苓散之法。

嫩桂枝 6 g	生白术 12 g	福泽泻 15 g	猪苓 10 g
连皮茯苓 20 g	潞党参 12 g	制半夏 10 g	大腹皮 10 g
五加皮 10 g	鸡内金 12 g	山楂 12 g	京赤芍 12 g
紫丹参 12 g	银花藤 15 g		

7 剂,水煎服,日 2 次。

二诊(1982 年 4 月 22 日):药后,浮肿消退,尿量增加,心慌减轻,气急好转,食欲见增,下腿已不觉酸痛,但上肢仍然,大便偏稀,舌质青紫转淡,但仍呈紫暗,唇仍绀紫。药已见效,原方继服。上方去山楂,加秦艽 8 g。7 剂,水煎服,日 2 次。

【按】 本症舌质紫暗,心慌气短,浮肿尿少,属于心肌损害,循回衰竭,瘀血所致,中医辨证应属心阳不足,心气不继,阳虚气弱不能气化而致水饮泛溢,温阳则血行流畅,温阳则气水生化,温阳则心力振奋,心悸得安。故用五苓散温阳利水,其他如党参协白术益气,丹参、赤芍、山楂之属活瘀以助血行而已。身痛为湿郁饮聚经络。复诊用秦艽祛湿和络和营。如身痛重者附片亦在应用之例,又仿真武汤之用法了。

▶ **病案二**

陈某,女,31 岁。1983 年 5 月 26 日初诊。

【主症】 患者自去年冬季感冒后,出现心慌、胸闷、憋气。经治疗后稍缓解,仍不时有,尤在活动后明显。后来又经历过两次感冒,症状加重,服西药不效。现觉胸闷心慌,偶发期前收缩,阵作性心动增速,期外收缩,食欲不振,疲劳乏力,口苦口干。

【病史】 患者于 1982 年 11 月 22 日感冒,感冒后出现心慌、胸闷,没有休息,阵发期前收缩,持续 1 个月后,开始休息。服西药心得安 10 mg,每日 3 次,肌苷 0.2 g 肌内注射,症状稍好转。于 1983 年 1 月又感冒 1 次,中旬检查红细胞沉降率 8 mm/h,血红蛋白 105 g/L,红细胞 4.35×10^{12}/L,白细胞 4.1×10^{9}/L,中性粒细胞 29%,淋巴细胞 28%,嗜酸性粒细胞 1%,单核细胞 2%,尿检(—),心慌胸闷进一步明显。某医院诊为病毒性心肌炎。心率 90 次/min,未发现杂音,心电图检示:ST 段变化,R 波平坦,曾予肌苷 100 mg,每日 2 次,肌内注射,连续用 2 周;复方丹参片 4 片,每日 3 次;维生素 C 300 mg,每日 3 次。建议住院治疗。患者选择休息治疗,服西药近 6 个月,症状未获消除,转来中医门诊就治。

【检查】 舌苔中微黄,脉虚细数。

【西医诊断】 病毒性心肌炎。

【中医诊断】 心悸。

【辨证】 心经气血亏损,兼有热邪未净。

【治则】 益心气,养心阴,宁心神。

【方药】

制黄精 12 g	太子参 15 g	炒白术 12 g	云茯苓 15 g
全瓜蒌 9 g	黄郁金 10 g	炒白芍 12 g	全当归 10 g
生牡蛎 30 g	生龙骨 30 g	北条参 10 g	

6 剂,水煎服,日 2 次。

二诊(1983 年 6 月 2 日):自述药后觉很舒适,急躁情绪好转,疲劳乏力转轻,胸闷心慌好转,食欲转佳。现症有口尚微苦,口仍微干。苔仍微黄,脉仍虚细带数。原方去当归,加肥玉竹 10 g、大枣 5 g。6 剂,水煎服,日 2 次。

三诊(1983 年 6 月 9 日):晚间足踝微肿,食入微胀,口微苦。心慌、闷气在静态时不出现,期前收缩消失,阵性期外收缩,心率增速未再发生。原方去肥玉竹、白术、白芍、沙参、苦参,加生薏苡仁 15 g、焦栀子 10 g、麦冬 12 g、五味子 6 g。6 剂,水煎服,日 2 次。

四诊(1983 年 6 月 16 日):诸症均见好,足肿已消,饮食尚可,睡眠转佳,胸闷心慌平时已不出现。但在活动较多或较剧烈情况下,尚有胸憋气促,尿热,舌面少津。上方加知母 9 g,去栀子。6 剂,水煎服,日 2 次。

五诊(1983 年 6 月 22 日):情况良好,心电图检查属正常范围,要求服成药巩固。

黄精膏 2 瓶,每瓶 15 ml,每日 2 次。

杞菊地黄丸 2 瓶,每次 10 mg,每日 3 次。

【按】 近有报道苦参治心脏病期前收缩有良好疗效。但笔者据临床观察认为:① 心肌炎早初期挟有热象者用之较为适宜;② 药量不宜过大,因苦寒清热燥湿祛风之品,易伤脾胃,凡虚寒食少便溏者皆禁。本品泻热祛风,同走表里,兼能解表,故对风热毒邪由表及里,入侵心经气血,而致阻滞不利,导致期前收缩者有一定疗效。观其治痢、便血、杀虫止痒,对痢、泻、湿疹、麻风有效,是通走气血、通治表里之药,符合病毒性心肌炎之病机。制黄精性味甘平,具滋阴润肺肾作用,厚腻类似熟地黄,但养阴益精是兼效,其主效是补中益气,对脾胃气虚病后虚损有良效,心肌炎多见于病后,虚里振跳是脾之大络虚亏之故,气阴两补,对强心最为理想,惟湿甚者慎。

▶ 病案三

林某,女,15 岁。1983 年 7 月 18 日初诊。

【主症】 患者近来感觉胸闷、心慌、气憋,尤其睡眠很差,入夜无睡意,心烦头痛,大便干燥。

【病史】 患心肌病史已2年,初起曾有感冒发热,热退后,面黄无神,心慌心悸。即就西医检查治疗,心电图异常,呈频发室性期前收缩,诊为病毒性心肌炎。服西药不效,效欠理想。转中医施治。

【检查】 舌淡苔白,脉虚细促,三五不调。

【西医诊断】 病毒性心肌炎。

【中医诊断】 心悸。

【辨证】 病久痰热内蕴,心经气血亏虚。

【治则】 养心安神。

【方药】 用温胆汤合酸枣仁汤加减。

炒竹茹5g	炒枳实5g	茯苓神^各10g	炒酸枣仁15g
肥知母6g	川芎6g	京菖蒲10g	炙远志9g
紫丹参15g	焦栀子5g	煅龙牡^各20g	全当归12g
炒白芍12g			

6剂,水煎服,日2次。

二诊(1983年7月28日):病药相适,病情改善,睡眠于第四付药后有明显好转,心烦头痛消失,便燥易解。心慌、胸闷、气憋仍然,脉脱失次数见少。原方加太子参12g。6剂,水煎服,日2次。

三诊(1983年8月9日):觉阵发心慌气憋,发病前有咽干嗌塞,似有痰阻之先兆,面色苍白。脉仍见细促,时有脱失。予祛痰浊,畅气机,布胸阳。上方加全瓜蒌10g、干薤白10g、黄郁金10g、化橘红10g、炙甘草6g、北条参12g、大麦冬12g,去酸枣仁、丹参、白芍、川芎、远志、知母、栀子、龙骨。6剂,水煎服,日2次。

四诊(1983年8月16日):病情有缓解。上方加制黄精12g。6剂,水煎服,日2次。

五诊(1983年10月18日):患者夏月继续服16号方共20余剂,病情好转,症状消失,心慌气憋胸闷已不明显。诊脉细弱无力,促象不见,脱失现象消失。主诉缺乏精神,每至天黑即欲思睡,不耐活动,累后仍不时呈心慌。再方加减。

全瓜蒌12g	干薤白5g	制黄精15g	太子参15g
潞党参12g	云茯苓12g	京菖蒲10g	炙远志6g
炒白术12g	炒白芍12g	生牡蛎20g	

6剂,水煎服,日2次。

【按】 病毒性心肌炎为现今多发病之一,中医辨证是以见证脉促代,心动悸,是心经气血亏虚之证。病见于热病之后,心经受损,有受邪一面,多为标实本虚。少年学习较紧,坐读时长,心气已欠,病久痰热内蕴,故先予安神温胆,以祛痰热,见效后,热去虚呈,又转予益气血,尤重益气,参以开痹瓜蒌薤白汤等。

病毒性心肌炎,慢性结肠炎

丁某,男,50岁。1994年6月21日初诊。

【主症】 患者时感腹胀脘闷,胸憋气短,动则气促,腹胀,腹围近增1.5 cm左右,大便溏而不爽,纳食不馨,诸症日晡增剧。患者素有肠病,脘腹作胀,大便干溏交替,时作时愈,今胸痹半载,肠病又发,已有半月余。

【病史】 患者病程约半年,于春节后病感冒,曾发热头痛身痛。经西药常规治疗,病中因工作与交往活动较多,休息不好,渐渐出现心慌、胸闷、胸痛,曾一度发生严重心前区绞痛,汗出、肢冷昏厥,旋即住某院治疗,拟诊为病毒性心肌炎,心肌损害,心绞痛。心电图出现异常,T波低平,QR波异常,西药曾予奎尼丁、硝酸甘油等缓解。出院后,胸痛不适持续存在,行动气短,又过去有结肠炎病史,曾发生腹胀,久治不愈,愈加重胸闷心慌感,患者情绪焦急顾虑较重。出现近3个月,前来就诊。

【检查】 舌滑中裂,脉来不利。

【西医诊断】 病毒性心肌炎,心肌损害,心绞痛,慢性结肠炎。

【中医诊断】 心悸,腹痛。

【辨证】 此为气滞胸阳失展,气滞脘痞欠通,皆痞塞之象。感邪之后,劳累思维,伤神伤气,邪趁虚入舍于脏,胸廓为气海,邪郁气滞,胸阳受遇而失展,因之产生胸闷,气憋,胸痛彻背,时时欲呻,呻则气伸而暂舒,气聚又胸痹如常。

【治则】 兹拟以宽胸利气,若气机通降,或可缓解,然患者焦虑深重,殊于病情不利,当抒情畅意,加意于药饵之先。

【方药】 瓜蒌薤白半夏汤加减。

黄郁金10 g	川芎10 g	全瓜蒌10 g	制半夏10 g
苏木10 g	云茯苓15 g	制香附12 g	丹参15 g
煨葛根10 g	煨广木香9 g	焦白术12 g	炒谷芽12 g

7剂,水煎服,日2次。

二诊(1994年6月28日):药服7剂,患者自诉3剂后即获良效。现今食欲转佳,腹脘痞胀与大便稀溏均呈好转与消失,因而情绪转佳,面显愉容,唯自觉心慌胸闷仍存在,且感心烦易怒。诊舌润不渴,脉濡中见滑,肌肤有紧涩感。此气机已初呈开畅,郁火尚未全平,脾运虽转佳胜,气虚之象未复。拟守前法,舒展胸阳,平抑激亢,使心阳开,心神潜,心气充。继方继续观察。

黄郁金10 g	炒枳壳10 g	全瓜蒌10 g	云茯苓15 g
京菖蒲6 g	紫丹参12 g	制香附12 g	粉葛根12 g

炒二芽^各12 g　　　　煅龙牡^各20 g　　　　炒党参15 g　　　　炒白芍15 g

7剂，水煎服，日2次。

另：黄精膏2瓶。

三诊(1994年7月7日)：病情已趋向稳定，患者开始上班，眠食均良好，脘腹胀满未再现，平时已无明显症状，过累时仍不免心慌，胸闷，遇事较未病时尚有急躁现象。此郁火犹未戢也。上方去制香附，加焦栀子6 g。6剂，水煎服，日2次。

【按】　胸痹，西医学名之曰"心肌炎"，张仲景有胸痹之篇，著方瓜蒌薤白半夏汤。本案未用薤白，是因薤白虽有通阳散结之功，却有下气滑肠之弊，患者便溏，故虑而舍之。

胸痹一证，多本虚标实，虚指心气不足，气不足，神不定，故以胸闷、心慌、气短为主证，本案虽有虚之因素，但体质素健，年龄正盛，病中焦虑较重，症状闷、胀、痛三者较甚，是气滞郁闭为主，闭者宜开，使气行阳布，然辛香之品，其量不宜重，其剂不宜过，故一开之后，即除之，免其耗气伤阴。故首诊时，方投以瓜蒌薤白半夏汤，以解郁舒展气机，配合活瘀以畅气血，又以升清输津之品，健脾宁心之药，冀其大气一转，胸阳开豁，脾气转输，清升浊降。

二诊时重用白芍、茯苓、党参，是敛心阴、平心悸、健心气，抑木之激亢，起强心宁心作用。又加黄精膏，益气补精两擅其长，具有人参与熟地黄两药的综合类似效能，为胸痹证扶正补虚之要药，唯性滋腻，痰湿壅滞者忌用。多年的临床实践，发现黄精治疗久病的心脏疾患，尤以心肌炎、冠心病、高血压性心脏病均收较满意效果，唯风湿性心脏病或心脏性水肿严重者，摒弃不用。

室性期前收缩

金某，女，43岁。1980年3月1日初诊。

【主症】　心慌心悸，胸闷气短，失眠多梦，心烦手颤，口干喜饮。

【病史】　患者以往有心动过速、失眠等病史。1977年3月17日行人工流产手术后，2个月左右发现有期前收缩，感觉心慌心悸。曾多次经西医检查诊治，先后检查项目有[131]I测定，结果在正常范畴。抗"O"、红细胞沉降率均无异样。心率多在100次/min以内，血压偶尔偏高，多次正常。心电图显示QRS时间在0.12 s以上，诊为室性期前收缩。曾服过盐酸普萘洛尔、地西泮、维生素B$_1$及谷维素等，又经过中医中药多次治疗，多属柏子养心丸、朱砂安神丸及养心补气之品，症状始终存在，期前收缩频、少不一，因来就诊。

【检查】　舌质偏红，舌苔薄白，舌中龟裂，脉细滑时时中止，止而复回。

【西医诊断】　心律失常(室性期前收缩)。

【中医诊断】　心悸。

【辨证】 肝郁血虚,心阴失养,心神不宁。

【治则】 养血安神。

【方药】

全当归 10 g	杭白芍 12 g	肥玉竹 12 g	制黄精 14 g
太子参 15 g	炙甘草 10 g	炒柏枣仁^各10 g	紫丹参 12 g
云茯苓 12 g	炒白术 10 g	片姜黄 9 g	生龙牡^各30 g

5 剂,水煎服,日 3 次。

二诊(1980 年 3 月 8 日):症状较前减轻,但仍有心慌心悸,多梦易惊,舌脉如前。前方去白术,加干地黄 10 g、炙龟甲 10 g。5 剂,水煎服,日 3 次。

三诊(1980 年 3 月 15 日):病情稳定,饮食尚好,心慌心悸已渐稀疏,但易惊悸,夜间期前收缩较多。仍有口干口渴,大便干燥,舌质红,少苔少津,脉细短动滑,尚有中止脱失之象。拟滋心阴,潜心阳。

干地黄 14 g	炙龟甲 15 g	大麦冬 12 g	当归 12 g
炒白芍 12 g	炒酸枣仁 10 g	夜交藤 10 g	炙甘草 6 g
制黄精 10 g	大枣 5 枚	煅龙牡^各30 g	琥珀末^{冲服}3 g

5 剂,水煎服,日 3 次。

四诊(1980 年 3 月 22 日):药效满意,期前收缩已接近消失,睡眠见佳,食欲尚好,不觉惊悸,口干便秘均有好转。舌红苔少,脉诊百余动未见中止,仍细滑。原方加太子参 12 g。继服 15 剂巩固。

【按】 期前收缩源于心律不规则的失常,乃由于从异位节奏点发生过早的激动,致心脏比原来为早的额外收缩,因激动起源的部位不同,在心电图上多区分为房性、房室结区性、室性期前收缩,其中以室性最为常见。

本例患者治疗方案采用气阴两补,初诊即有效;继删去偏温燥之白术、姜黄,增益干地黄、龟甲滋阴之品,药效更觉满意;三诊加重潜阳宁神之琥珀以协龙骨、牡蛎,期前收缩随即接近消失。

本证舌红少苔,口干便燥,脉细滑动,心烦手抖,此皆阴虚之象,心失滋养,由阴及气及神,故气短神惊。益气选用甘平滋润之品,具有阴阳依存规律,无温燥耗阴助火之弊。故用太子参、大枣、炙甘草、黄精之类,不用红参、白术、黄芪之类。龟甲介类潜阳,牡蛎助之,龙骨、琥珀佐之,以镇以潜。本方是以滋阴为主,兼顾心气与心神,亦精、气、神三位一体的医疗体现。

期前收缩是心气不继,惊悸是心神浮越,舌红脉细是阴虚见证,补阴则气旺神安。本方突出滋阴为重点,辅以益气,佐以宁神。古方炙甘草汤主治心动悸,脉结代,亦可用之治疗期前收缩,但以益阴阳兼之以通血脉,本案则为滋养气阴兼之以重镇。略有不同,亦备一法。

心房纤颤

陈某,男,56 岁。1983 年 1 月 15 日初诊。

【主症】 患者表情抑郁。自述患有心房纤颤,三年有余。呈阵性发作,心慌心悸,睡眠不佳,恶梦特多,时常惊吓而醒,醒则心悸发作,伴见头昏乏力。手抚胸前感到肌肉颤动,须历久渐平静。

【病史】 患者患有心房纤颤,发现于 1979 年。3 年来,呈阵发性发作,心电图多次显示为心房纤颤,平时多恶梦,梦醒后即举发。患者久服地西泮、奎尼丁等西药,然而其效不佳。

【检查】 舌质胖嫩,脉来细弱而两寸动弦数。

【西医诊断】 心房纤颤。

【中医诊断】 心悸。

【辨证】 此心气大虚,心神失守,心阳不潜之症。

【治则】 补益气血,潜镇心神。

【方药】

潞党参 15 g	熟地黄 12 g	云茯苓 12 g	生龙骨^{先煎}20 g
生牡蛎^{先煎}20 g	柏子仁 12 g	酸枣仁 15 g	五味子 5 g
枸杞子 10 g	大麦冬 10 g	制黄精 12 g	

7 剂,水煎服,日 2 次。

二诊(1983 年 3 月 19 日):自述服上药后,心悸明显减少,虽举发而不频,为时亦短暂,恶梦依稀。脉舌如前。药既理想,初获疗效,循之前进,尚可渐奏功。补心经气血之虚,心旺则悸除。上方加丹参 12 g、白芍 12 g、当归 10 g,去麦冬。7 剂,水煎服,日 2 次。

患者于 1983 年 3 月 26 日来第三次复诊。自述恶梦已不再作,梦虽作而依疏,醒后即无心颤症状发生。白日如恬静安谧,纤颤几乎不复作,自觉精神振作,以为去病有望矣。患者心情愉悦,愈病以良性刺激,此好预兆也。

【按】 精、气、神三者有依存关系,患者精不化气,神无依附,体弱之质,当有惊悸之事扰神之故。补益心经气血,心体健,心气足则可神安其位,然心神潜镇,则恶梦无由,悸动可控。该病久治不效,皆由或益气,而气盛有余为火,火动悸生;或益血,而阴岂能独生化,此仅治其本而忽其第二因之标也。患者亦久服地西泮、奎尼丁等西药,其不效之故,在于一味镇静,而生理之功能亦不免受抑,故屡服暂效而不能持之久也,明乎此,则处方立法,可以无误矣。

心房颤动是心房失去整体收缩能力,各部分发生极快而细的乱颤,每分钟可达 400～

600次,有阵发性与持久性两类。本案属于前者,本病绝大部分发生于有器质性心脏病的患者,其中风湿性二尖瓣病变最为常见,少数阵发性心房颤动患者无任何其他心脏病的基础。本案未发现有心脏实质病变病史的记载,症状只是表现心悸、不安、头晕等,因此,临床收效较好。本病属于心律失常范畴,由于主症是心悸,因而中药处理多不外潜阳宁心,或加补益,或伍清火,证多属虚,但虚有阴阳气血之别,亦有虚中见实,法多清心泻火,此治法之大要。

悸自内生,心虚而致,补气血用党参、茯苓、黄精、熟地黄、当归、白芍、枸杞子之属。柏子仁、酸枣仁、五味子、丹参、首乌藤、龙骨、牡蛎等可以镇心定悸宁神,且有养心血之效。菖蒲芳香开窍与柏子仁补益心气。此神经性心肌纤动,若器质性则收效缓慢,疗程较长,较难速效。

高血压心脏病

▶ **病案一**

田某,女,51岁。1980年5月3日初诊。

【主症】 头晕头痛,心慌胸闷,下足浮肿,失眠心烦。

【病史】 患者有高血压病史十多年。经常感头昏恶心,失眠心悸,下肢浮肿等。血压180/90 mmHg,心率60次/min,律齐,S1较低,A2>P2,心电图提示:左心室肥大。

【检查】 舌净,脉弦。

【西医诊断】 高血压心脏病。

【中医诊断】 眩晕。

【辨证】 气阴两虚,虚阳上亢。

【治则】 潜阳镇逆,益气利水。

【方药】

炒川牛膝15 g	生牡蛎30 g	珍珠母15 g	茯苓神^各12 g
大枣5枚	生黄芪15	全当归12 g	杭白芍10 g
茯苓皮30 g	生薏苡仁30 g	车前子12 g	紫丹参15 g
黄郁金10 g			

5剂,水煎服,日2次。

二诊(1980年5月10日):药后浮肿消退,头昏头痛大见减轻,失眠转佳。仍有心慌,胸闷,气短。患者仍服西药降压药维持量。拟药加重益气宽胸。原方去珍珠母、生薏苡仁、茯苓皮、川牛膝、车前子,加炙甘草6 g、制黄精12 g、全瓜蒌14 g。5剂,水煎服,日

2次。

三诊(1980年5月17日)：病情在缓解中,诸症均较前轻退,原方继服5剂。

四诊(1980年5月24日)：病情有好转,自觉症状在轻减,但稍一行动,微有劳累感,仍然心跳,头昏,气短,虚浮。皆气血亏损之象,非长期服药不易稳定局面,再方补益心脾气血。

生黄芪 14 g	制黄精 14 g	大枣 7 枚	大熟地 10 g
全当归 10 g	杭白芍 12 g	白术 12 g	广陈皮 6 g
云茯苓 15 g	生薏苡仁 20 g	宣木瓜 10 g	丹参 12 g
煅牡蛎 30 g			

15剂,水煎服,日2次。

【按】 血压增高的临床表现,有头痛头昏,失眠烦闷,乏力心悸等,属于中医的"头痛""眩晕""肝阳"等范畴。出现心脏病变时,初期仅有心悸,后期功能失代偿,出现以左心衰竭为主。则心经阴阳气血受损,病情亦见复杂。

高血压为人体阴阳失调现象,形成上盛下虚。肝阳亢盛见于初期,久则阴虚更甚,再久之,渐至阴损及阳。由于长年累月不愈,降压西药或平肝中药久服不辍,有损中焦,营卫生化之源不旺,心经无气血滋养,出现心衰气弱之症,此时,虚浮足肿,气短心慌诸象毕呈,服降压药血压尚可控制,然心室扩大,心力低下的矛盾则较为突出,故平降肝阳,降为次要,而益气养阴,潜静化气升为主法矣。

阴血亏虚,则失眠心烦,舌净;虚阳上亢,则头晕头痛;阴损及阳,则心气不足,心慌胸闷;气不行水,则下足浮肿。方中黄芪之升与牡蛎、牛膝之潜降;甘草、黄精之腻与茯苓皮、车前子之利,集相反之性用于一方,实为本例病机所决定。临床实践,不见互相干扰之象。

▶ **病案二**

胡某,男,51岁。1983年3月16日就诊。

【主症】 患者去年冬季外感风寒,病咳嗽痰多,吐绿色痰,胸痛剧烈,经中西医治疗,咳痰见少。现仍咳嗽咯痰,痰色白,胸痛尤为明显。

【病史】 患者原有高血压多年,血压170/100 mmHg,长期不定时服少量降压药维持。因去年患瘙痒症严重,血压稳定,自4月至7月,经3个多月中药治疗,瘙痒已基本控制,平定。自此停药,偶有小反复,已可耐受其痛苦。患者于1982年冬12月左右又因患感冒,继吐脓痰,至1983年1月24日痰血增剧,伴脓性痰,经某医院治疗逐次轻减,但患者血压升高,出现高血压心脏病症状,心电图示左心室高电压,X线透视:主动脉弓突出,心横径增宽,心尖向左侧延伸,显现左心室肥大,两肺叶纹理增强,下叶纹理模糊,确诊为支气管感染,高血压心脏病。转来门诊。

【检查】 血压高达170/104 mmHg。苔黄白相杂,口干少津,脉滑盛转指。

【西医诊断】 高血压心脏病。

【中医诊断】 痰浊。

【辨证】 肝阳上亢，痰气随之上逆，肺叶清肃受扰，邪恋久久不清。

【治则】 治宜按降气、降火，以开泄胸心痰浊为法。

【方药】

旋覆花^{布包}6 g	代赭石 20 g	全瓜蒌 12 g	鱼腥草 12 g

旋覆花^布包 6 g　　　代赭石 20 g　　　全瓜蒌 12 g　　　鱼腥草 12 g

大贝母 10 g　　　炒黄芩 9 g　　　甜杏仁 10 g　　　炒枳壳 10 g

黄郁金 10 g　　　炒神曲 12 g　　　云茯苓 12 g　　　大桃仁 9 g

紫丹参 12 g

7 剂，水煎服，日 2 次。

二诊（1983 年 3 月 22 日）：自述服上药后，肺气宣降较为恢复，咳嗽缓解，痰呈绿色现象亦基本消除，胸疼大为减轻，在静态下感觉很轻微，在行动后仍出现。诊脉仍较滑数，苔偏白滑。患者原有高心病史，尚非一日之功，只可缓图，仍守原方加减，以期巩固。

旋覆花^布包 6 g　　　代赭石 20 g　　　潞党参 12 g　　　大枣 5 枚

全瓜蒌 12 g　　　大贝母 10 g　　　白茯苓 15 g　　　黄郁金 10 g

紫丹参 15 g　　　大桃仁 5 g　　　炒枳壳 10 g　　　炒黄芩 10 g

赤芍 10 g

7 剂，水煎服，日 2 次。

三诊（1983 年 4 月 5 日）：药效，血压见降，胸痛减轻，咳嗽亦轻减。上方去大贝母（缺），加牡丹皮 10 g。7 剂，水煎服，日 2 次。

【按】 高血压心脏病是由于血压增高持续多年，引起全身细、小动脉硬化，周围阻力增加，左心室负担加重，发生左室肥厚、扩张。血管硬化，瘀阻，中药应予活血祛瘀，涤浊，方可使心阳恢复通畅，心痛可以缓解，故桃仁、丹参、赤芍、全瓜蒌为必要之药。旋覆代赭汤，取代赭石质重下坠以降压，旋覆花降痰降气以协之。初诊肺络痰热较显，用鱼腥草、黄芩、贝母以清肺，杏仁、茯苓、枳壳、郁金以宣降治咳，且郁金活血行气于胸，茯苓宁心化痰于胸，有利于胸阳展布。复诊则换用潞党参、大枣益心气，以高年久病，单纯祛邪不如佐以助正。然全方仍以祛邪为主，祛邪内容，具体是：活瘀、涤痰、宽胸、降逆。

冠心病

吴某，男，68 岁。1982 年 3 月 25 日初诊。

【主症】 胸闷胸痛，气短乏力，劳累后加剧，头昏，口干。

【病史】 患者多年来一直患有高血压病，1978 年因劳累后出现胸闷不适，曾拟诊冠心病。1980 年开始心前区胀痛，走路时易发，休息后好转，1980 年 10 月 11 日心电图示提示完全性 R-BBB,血压持续在 130～140/80～90 mmHg,心率 100 次/min,主动脉瓣区 II SRSM,A2↑。胆固醇 6.86 mmol/L,三酰甘油 1.41 mmol/L。高血压不稳定,时高时低,自 1981 年下半年后,每于走路时出现上胸部疼痛,含药后缓解,自今年以来含服药已不能缓解,胸前区疼痛范围约手掌大小。

【检查】 就诊前于 1982 年 3 月 18 日检查:胆固醇 6.58 mmol/L,三酰甘油 0.85 mmol/L,β脂蛋白 5 g/L,心电图示:完全性右束支传导阻滞。超声心动图见左室内腔增大,主动脉增宽。舌苔黄腻而厚,诊脉滑而劲。

【西医诊断】 冠心病。

【中医诊断】 胸痹。

【辨证】 心阳不展,心气不足,鼓动无能,则出现气滞血瘀,如是胸闷、胸痛,痹而不畅矣!舌苔黄腻而厚,切诊脉滑而劲,此痰浊蒙心,故而头昏、乏力。

【治则】 涤痰化浊,通痹展阳。

【方药】 瓜蒌薤白半夏汤加味。

全瓜蒌 12 g	干薤白 10 g	制半夏 10 g	化橘红 10 g
黄郁金 10 g	紫丹参 15 g	山楂 12 g	当归尾 12 g
紫檀香 9 g	云茯苓 15 g	九节菖蒲 6 g	炒神曲 12 g
五味子 6 g			

6 剂,水煎服,日 2 次。

二诊(1982 年 4 月 1 日):气喘急促已平,胸痛隐隐,全身乏力。舌苔黄腻,脉象弦滑实盛。高年体胖,气虚不足。拟上方去九节菖蒲,加太子参 15 g。6 剂,水煎服,日 2 次。

三诊(时间未记录):病情稳定,胸痛已消除,唯两胁及上脘部位时偶呈抽掣痛。患者精神良好,情绪乐观。脉实有力,苔厚腻较前化薄。仍守方守法,以涤浊化瘀开痹为主,益气扶正为佐,继续观察。上方加赤芍 12 g,丝瓜络 10 g,去五味子。6 剂,水煎服,日 2 次。

【按】 冠心病是指冠状动脉因发生粥样硬化而产生了管腔狭窄或闭塞导致心肌缺血缺氧而引起的心脏病。临床表现以心绞痛、心肌梗死、心律不齐、心力衰竭、心扩大等为主症。中医《内经》有心痛者,胸中痛,胁支满,胁下疼膺背肩胛间痛,两臂内痛。《灵枢》有:"痛如以锥镐刺其心"及"真心痛,手足青至节,心痛甚,旦发夕死,夕发旦死"等记载。属于"胸痹""胸痛""真心痛"等范畴。病因与老年体衰,肾气不足,膏粱厚味,损伤脾胃,七情内伤,气滞血瘀,思虑劳倦,伤及心脾等有关。

患者体胖,平素膏粱厚味,损伤脾胃,助湿生热,热耗津液,导致心脾气化失调,转为痰浊脂液,气血往来受阻,致使出现一系列心痹症状,如胸痛、胸闷、咯痰、食减。苔黄腻,口干,胆固醇、β脂蛋白均增高。病属实邪一面,正如《儒门事亲》说:"夫膏粱之人……酒食所伤,胸闷痞膈,酢心。"治疗:遵仲景法选瓜蒌薤白半夏汤。又虑其力薄,配合《证治准绳》十味温胆汤,半夏、陈皮、茯苓、人参、五味子。熟地黄、甘草不用,是嫌其腻滞碍气,酸枣仁、远志、枳实未用,以其睡眠尚可,而增加丹参、当归尾、赤芍、山楂、郁金、檀香等是活血通瘀以止痛。

患者年近七旬,体肥气虚不足,所以表现全身乏力,行动气喘,然标实本虚,当务之急,仍先以祛实,待痰浊渐化,方可适当增加益气扶正药,以资巩固。患者在前医诊治时,被告知治愈无望,此语虽云不错,但给患者之精神刺激亚大。病势陡增,几至危殆,初诊时,即予正确解释,随着病情缓解而患者情绪方日益平定乐观。由此案可见对病患解释亚为重要云。

浅表性静脉管炎

王某,女,42岁。1983年11月20日初诊。

【主症】 患者症见左腿以下感觉内部酸痛,痛难实指其处,全肢感到发冷、发麻、发胀,行走或站立稍长则疼痛明显,即须坐卧休息。患者眠食尚可。全身其他关节肌肉无痛觉。

【病史】 自述过去有过风湿关节痛史,曾反复发作已数年,近于去冬今春发病一次,后渐缓解。患者于今年8月间发现左膝关节和下肢酸痛,起立和行走时明显,休息后消失,感觉下腿麻木、发凉,有发胀样感觉,劳累后加重,睡卧后缓解。以往有左关节疼痛史,半年前曾发病,入夏后静止。经检查患关节无明显红肿,无活动障碍,膝、跟反射正常,红细胞沉降率3 mm/h,ASO 1:500滴度,白细胞$5.3×10^9$/L,血小板计数$65×10^9$/L,左大隐静脉轻度显露,触之呈条索状硬,缺乏弹性,全肢有轻度肿胀。血压100/68 mmHg,心率84次/分。拟诊:浅表性静脉管炎。经西药盐酸妥拉苏林、烟酸潘生丁、维生素B_1等治疗,青霉素肌内注射,及外用95%乙醇搽患处,不效。又经中药,活血祛风类汤剂及成药杜仲冲剂、丹参片等治疗,中西医交替治疗3个月,病情有增无减,乃于11月20日前来就治。

【检查】 舌体暗红,苔薄黄滑,脉象弦细。

【西医诊断】 浅表性静脉管炎。

【中医诊断】 痹病。

【辨证】 寒凝下焦,血脉痹阻。

【治则】 温经散寒,通络活瘀。

【方药】 当归四逆汤加减。

全当归12 g	嫩桂枝6 g	赤白芍各12 g	细辛1 g
炙甘草5 g	炒川牛膝15 g	鸡血藤15 g	红花6 g
制没香3 g	制没药3 g	骨碎补10 g	熟附片10 g
宣木瓜12 g	生薏苡仁30 g		

7剂,水煎服,日2次。

二诊(1983年11月27日):患者服药后,疼痛明显减轻,接近消失,为3个月来初见,冷象亦减轻,麻胀现象改善不大。转方,上方加生黄芪15g,去骨碎补。7剂,水煎服,日2次。

三诊(1983年12月4日):痛胀已基本解除,唯疲劳后仍有胀痛发生,患者已恢复半日工作,麻、冷现象亦大有好转。脉舌如前。原方加减续进。

全当归12g	肉桂^{后下}6g	赤芍15g	炙甘草6g
木通6g	炒川牛膝15g	熟附片12g	鸡血藤15g
红花6g	制乳香3g	制没药3g	威灵仙6g
宣木瓜12g	生薏苡仁30g	炙黄芪20g	

7剂,水煎服,日2次。

【按】《内经》曾云:"寒则泣,不能流,温则消而去之。"指血行因寒则凝阻,治疗当以温行的原则,寒邪阴凝下沉,易犯下焦脉络,脉痹不行则痛而冷,病发虽仅3个月,但病起为时似已较长,以往误认为风湿病,及病情发展,症状方较典型。久病体弱正气无有不虚,麻、胀虽为血瘀,亦属卫气之弱,故以当归四逆汤加重黄芪以助卫阳之气,当归四逆专祛经脉之寒,然仅桂枝一药之温,力殊欠弱,故加用附子以温行散寒,牛膝引药下行,亦为活瘀之品,乳香、没药为行瘀止痛的首选药,故药后痛即较快控制,由于下肢轻度肿胀,是血瘀而继之湿聚,宣木瓜化湿舒筋,生薏苡仁渗利舒络,对麻、胀、肿有利湿退肿去胀之功。其他如鸡血藤、红花、赤芍、细辛、木通、当归等皆和营养血,活瘀通络之品,瘀去则痛止,当归、细辛止痛尤著。本案后用肉桂取代桂枝,炙甘草不仅作为温热药之缓制药,使热药不燥而温养,且又为通行十二经之畅行经脉药用。本病西医称为静脉血管血栓闭塞性炎症。文献报道以男性多于女性,认为寒冷潮湿有诱发因素。本案患者为女性,病势尚处在局部缺血期,接近营养障碍期,尚未至坏死阶段。是符合女性患者临床症状表现较轻的一般规律。本病用四妙勇安汤治疗有效,早有报道,但证属血热蕴毒,如用于本案则寒热相反有凿柄之诮,此为偏寒型以寒为主,以血瘀为主,又有偏湿肿胀之征,及显示气血偏弱之象。为其特点。

血栓性静脉管炎

张某,男,33岁。1986年5月9日初诊。

【主症】 患者左足大拇趾肿胀,足趾凉冷青紫,痛似刀割样,疼痛夜尤甚,影响行动,二拇趾亦痛但较轻微。

【病史】 患者于1年前服役军队中,因训练受冻受潮受累引起左下肢拇指肿胀麻木继而疼痛,经部队医院诊为血栓性静脉管炎,治疗有好转。旋即退伍还家乡,山区因做秧田受凉,发病痛剧,经县医院治疗无效曾去南京治疗,因经济原故中断治疗。前来就医。

【检查】 苔白,脉沉细。

【西医诊断】 血栓性静脉管炎。

【中医诊断】 脱疽。

【辨证】 寒凝血脉,阻塞循行,阳气不达。

【治则】 温阳活血通络。

【方药】 当归四逆汤加减。

全当归 12 g	嫩桂枝 10 g	赤白芍各 12 g	炙甘草 6 g
大枣 7 个	生黄芪 20 g	生白术 15 g	鸡血藤 15 g
怀牛膝 15 g	制乳香 3 g	制没药 3 g	生薏苡仁 20 g

15 剂,水煎服,日 2 次。

二诊(1986 年 8 月 21 日):患者述服药 15 剂后,病情有很大好转,肢暖、肿消、痛止。后因天暖,经济困难,路远不能前来复诊。近日中稻收割,操劳过累,又出现下肢小腿痛,行走更甚,上肢手指作麻,指端发凉,早起口干恶心。脉来沉细。怕手指遭患,前来就医。诊病本仍属寒,但有郁蕴标热之象。继予原方加炒桑枝 15 g、银花藤 20 g。15 剂,水煎服,日 2 次。

【按】 该患者曾先后治疗 4~5 次,继续经历 1 年多,病程控制,症状基本消失。由于患者病肢尚未出现破溃腐烂,病情早期,症状属寒凝血泣脉郁,故用当归四逆汤加味。因患者体弱营养差,故未用细辛以耗散,未用木通因无热象。后出现郁热乃续发标证,故用桑枝、银花藤之类,还曾用过威灵仙、红花、苍术等药。

消化系统疾病

复发性口腔溃疡

▶ **病案一**

万某,女,42岁。1976年11月3日初诊。

【主症】 患者体型偏胖。口舌溃疡,已逾五载,现舌前下方有一较大溃疡,颊左侧内侧各具一溃疡,相对略小。食欲仍佳,唯食后略觉脘闷,大便偏溏。

【病史】 患舌面、口腔黏膜溃疡已5年余,反复发作,于3年前曾愈合未发半年多。后因患肠炎,复发至今,数年来反复发作,尤以月经来之前为甚。

【检查】 舌淡偏胖,边见牙痕,苔微黄腻,脉象濡滑。

【西医诊断】 复发性口腔溃疡。

【中医诊断】 口疮。

【辨证】 脾虚湿困,虚火上炎,口舌失荣,正虚邪恋,发为口疮。

【治则】 益气健脾,利湿降火。

【方药】 仿参苓白术散加减。

太子参 12 g	生白术 12 g	白茯苓 15 g	炒扁豆 14 g
生薏苡仁 15 g	怀山药 14 g	炒牡丹皮 10 g	五味子 6 g
石斛 12 g	白茅根 15 g	大枣 6 g	佩兰 6 g

7剂,水煎服,日服2次。

另外用:锡类散,外部涂擦,日数次。

二诊(1976年11月10日):服药1周,溃疡已渐臻愈合,大便稀溏见好。苔腻滑稍退,脉象如前。转方去佩兰,加白芍10 g。继服7剂而愈。

【按】 本例复发性口疮的病机乃肝脾之气不足为主。患者体丰便溏,舌胖脉濡,皆脾气之虚。苔腻脘闷,标实兼见湿热虚火。故以太子参、茯苓、白术益气健脾,有增强抵抗力之效,五味子敛虚阳,牡丹皮泻肝火,石斛甘寒清热养胃生津,对虚火胃热口糜,实一疗效理想药物。生薏苡仁、佩兰、白茅根为标实证中之湿邪而配备。二诊时湿邪渐去,故去佩兰,加白芍以补血敛阴制虚阳。

▶ **病案二**

潘某,男,26 岁。1980 年 1 月 21 日初诊。

【主症】 患者舌左侧有溃疡 0.5 cm×0.4 cm 左右两处,下唇内侧充血糜烂破损多处。口腔溃疡已历数年余。咽干口燥,口腔咀嚼因疼痛受限,每逢夜班而加剧。食欲尚可,晨起尿黄,大便干。

【病史】 患者经常出现舌四周边缘溃疡,及唇、颊内侧破溃糜烂,多处弥漫,病起于 1978 年底,时愈时发,溃疡大小、多少、部位不等。先经西药维生素 B_2、复合维生素 B 等,配合各种抗生素、抗过敏药治疗无效。1979 年下半年转用中医中药治疗,所用如牛黄解毒片、黄连上清片,栀子、连翘、黄柏、金银花等清热解毒之类,病情仍然未能控制,经常反复无常。

【检查】 舌质红,苔薄白,脉细。

【西医诊断】 复发性口腔溃疡。

【中医诊断】 口疮。

【辨证】 营阴受伤,虚火上炽。

【治则】 清火滋阴。

【方药】 仿玉女煎法加减。

干生地 10 g	大熟地 10 g	炒牛膝 10 g	龟甲 12 g
炒牡丹皮 10 g	全当归 10 g	京赤芍 12 g	紫草 6 g
霍石斛 10 g	金银花 15 g	川黄连 5 g	

5 剂,水煎服,日服 2 次。

二诊(1980 年元月 26 日):舌左侧溃疡收敛恢复,下唇内侧有充血黏膜不整现象。药效原方继续 5 剂,水煎服,日服 2 次。

三诊(1980 年 2 月 4 日):口腔溃疡已愈合,充血已缓解。舌脉如前,睡眠饮食正常。原方加生甘草 5 g,续服 5 剂巩固。

【按】 复发性口疮一病多属于本虚标实之证。《幼幼集成》说:"口疮服凉药不效,乃肝脾之气不足,虚火泛上而无制。"指出复发性口疮的主要病机。此患者的病机属于虚火泛上而无制,由于虚火并非实热,故曾屡服中西药物皆因不出消炎或清热解毒的范畴,所以疗效不著。正如前人所指"口疮服凉药不效"的经验教训相符合。患者舌脉和伴随症状,显示少阴不足,阴虚火旺,虚阳上浮,同时口干便燥,阳明有余,胃火随升,正体现为本虚标实之机制。然案证尤侧重于阴虚,故用玉女煎的干地黄、牛膝滋阴引火下行,龟甲一味着重填补下焦肾阴,合为主药,治法在上病下取,辅佐当归、牡丹皮、赤芍、紫草清泄肝火,凉血解毒,因肝肾同源,以制虚阳之亢,方中金银花、黄连、石斛则侧重于脾胃,清脾胃有余之火,合为滋阴清火之法。

复发性口腔溃疡,是一种常见的不明原因的慢性口腔疾病,其特点是愈、溃交替,反复发作。运用一般抗炎方法,多归无效,给患者进食带来痛苦。本病常因感冒、月经来潮、消化不良、便秘、睡眠不足及情绪波动等萌发加剧。中医认为与正气虚损,脏腑功能失调有密切关系。因而治疗本病必须考虑到局部病变及机体内部的有机联系,切不可拘泥于西医学的"炎"字名称,肆用苦寒或竣泄,损伤正气,犯"虚虚之戒"。

消化道溃疡病

▶ **病案一**

许某,男,26岁。1964年3月14日初诊。

【主症】 胃脘疼痛,痛而拒按,口干口渴,但不欲饮,嗳气上逆,时有作呕。素有诸症,病发一月,增剧三日。

【病史】 患者素有胃脘痛症,病史已3年余,经常反复发作,每发必经治疗1~2个月,才能逐缓解,今春以来已萌发一个多月。自云此次发病,与春节饮酒、食油荤、劳累等有关。再服中西药,药效不及以往效验,而来就诊。

【检查】 苔黄,脉弱滑。

【西医诊断】 消化道溃疡病。

【中医诊断】 胃脘痛。

【辨证】 肝郁化火,肝病犯胃,中气受伤。

【治则】 辛开苦降,调和寒热。

【方药】 戊己丸合香砂二陈汤加减。

吴茱萸 2.5 g	炒黄连 3.5 g	炒白芍 6 g	半夏曲 10 g
广陈皮 6 g	炒神曲 10 g	炒谷芽 10 g	广木香 5 g
砂仁 3 g	炒川楝子 6 g	赤茯苓 10 g	

3剂,水煎服,日3次。

二诊(1964年3月16日):药后嗳气冲逆、泛呕等症见好,口不干,尿不赤。但胃脘疼痛仍甚,饮食不佳,曾发一次头晕,几欲倒地。舌质转淡,脉细弦无力。此呈一片体虚之象,转方予以健中理气。

炒党参 10 g	焦白术 10 g	半夏曲 10 g	广陈皮 6 g
广木香 5 g	缩砂仁 3 g	台乌药 6 g	沉香曲 10 g
炒谷芽 10 g	西当归 6 g	炒麦芽 10 g	

3剂,水煎服,日3次。

三诊(1964 年 3 月 19 日)：药后脘痛减轻，能进食，呕逆不复见，诸症均好转。现仍觉头晕，自汗。舌淡苔白，脉虚。

原方加炙甘草 3 g。3 剂，水煎服，日 3 次。并嘱服香砂六君丸以期巩固。

【按】 据"暴痛多实，久痛多虚"的原则。本例病程 3 年，经常发病，中焦累虚，但当前增剧 3 日，痛甚拒按，口干脉滑，冲逆呕嗳，又属虚中挟实，肝郁气火逆上之象，故药用辛开苦降，升降中焦，平调寒热，畅达气机，药用戊己丸，配香砂二陈汤法。待二诊时，郁热已解，冲逆已平。而脉虚弦，舌淡，头晕欲倒，此乃中虚本象因标实去而毕露，故换方以香砂六君法，补而调之。其中当归有供气化之用，虚寒性疼痛用之有良效。

▶ 病案二

黄某，女，48 岁。1964 年 12 月 5 日初诊。

【主症】 胃脘疼痛，伴有胀感，疼甚则口中涌泛清水，喜按喜热饮，畏寒怕冷，身着重棉衣尤觉寒冷。

【病史】 患者胃痛已数年，回忆起病是夜班受凉原因，每次发作，自服一些姜糖或热酒，痛可减轻。本次复发已 1 周，前来就诊。

【检查】 苔淡白，脉来虚缓。

【西医诊断】 消化道溃疡病。

【中医诊断】 胃脘痛。

【辨证】 中焦寒凝气滞。

【治则】 逐寒行气，疏肝止痛。

【方药】 良附丸(沈仲圭氏)。

高良姜 3 g	制香附 10 g	焦白术 10 g	广木香 5 g
沉香曲 10 g	制半夏 6 g	广陈皮 5 g	炒枳壳 6 g
炒谷芽 10 g	代代花 3 g		

3 剂，水煎服，日 3 次。

二诊(1964 年 12 月 7 日)：脘痛觉轻，诸症均减但未消除，是否病重药轻之故？转方原方加上肉桂 3 g、熟附子 3 g、炙甘草 3 g，去代代花。3 剂，水煎服，日 3 次。

患者服二方后诸症较快消失，自又购服 5 剂，食欲见增，不再恶寒。8 个月后遇见被告知，愈后未见再发，甚赞药效。

【按】 本例属寒凝气机，中阳受蔽，故不通则痛，当以温药消而去之，方用良附丸，该方有数种，本例初诊所用系沈仲圭氏处方，但减去当归、干姜，加枳壳、白术，即枳术丸，用意不在温营，而在下气，以治胃脘痞胀。二诊证减未愈，虚寒仍盛，故益火以扶土，火土合得，复振中阳，寒凝自退。

胃神经痛

邹某,男,31岁。1979年5月11日初诊。

【主症】 面色萎黄。上腹部隐隐作痛,隐隐作痛常常出现于空腹饭前,泛清酸水,食后每嗳腐酸味。自觉脘腹畏冷,重衣不暖,热敷暂快。全身乏力,大便如常。

【病史】 患者1975年在部队期间曾参加河南抗洪救灾,因饥饱不时,寒冷潮湿,故觉胃部不适,泛酸。经服西药,时轻时重,隐隐作痛,至今4年多,年来有增剧频发趋势,西药久服无效。经胃钡餐拍片和纤维胃窥镜检查,无溃疡发现,诊断为胃神经痛。

【检查】 舌淡苔少,脉迟。

【西医诊断】 胃神经痛。

【中医诊断】 胃痛。

【辨证】 脾胃中焦虚寒,肝肾阳气生发功能不足,中阳失其温煦。

【治则】 辛甘温阳,辛香行滞。

【方药】

高良姜5g	制香附12g	上肉桂6g	炙甘草5g
上沉香4g	制半夏9g	广陈皮6g	广木香6g
台乌药6g	甘松9g	炒娑萝子10g	佛手片10g
炒谷芽12g	炒麦芽12g		

7剂,水煎服,日2次。

二诊(1979年5月29日):仍觉胃脘寒冷不舒,服药后,觉暂时有温暖感,嗳气通畅有好转。舌脉如前,原方再加温暖药物。

高良姜6g	制香附12g	上肉桂9g	炙甘草6g
熟附片9g	上沉香6g	制半夏9g	陈皮10g
广木香6g	甘松9g	佛手片10g	海螵蛸12g
炒谷芽12g	炒麦芽12g		

7剂,水煎服,日2次。

另:附子理中丸,4瓶,每次10粒,每日3次。

患者于1980年10月28日,因大便干稀,有黏液间歇出现来诊,告知胃脘发冷一症已痊愈一年多。服药后觉脘腹温热舒适,痛、胀、冷诸症逐次消失,食欲增进。并向亲友介绍服上方有二人亦痊愈。

【按】 患者初服西药能见效一时,久后即不著,患者年正值中壮之年,虽因劳饥受病,病程已久,似有虚象,然证仍以寒为主,虽涉及虚,不可峻补,补则气愈滞而痛不解矣,故方偏在温调畅气,有温阳暖中、疏肝利气之效。泛清酸水,食后每嗳腐酸味,自觉脘腹畏冷,重衣不暖,热敷暂快,此皆脾胃虚寒,肝肾阳气的生发功能不足而然。故治疗重在温而行。

神经性呕吐

潘某,18岁,男。1984年5月19日初诊。

【主症】 患者精神萎顿,面色苍黄,形肉瘦削,步履无力。病已两载余,呕吐由轻转甚,渐至食入呕吐,不尽不收。吐作之前,嗳逆频作,自觉气上冲逆,频发不已。食入即感右上侧脘胁胀满,约1h内必吐,一次不净则反复数次,必致吐净方止。大便干秘而少。

【病史】 自述病起于1982年夏,开始觉胃脘胸口部不适,食入偶呕出一二口,自不在意。秋后病情日趋明显,先就诊于县医院门诊服西药,开始觉有轻减,后渐不效,继改服中药,仍然如故。去年曾赴屯溪市就治,亦不见效果。最后辍学,住县医院治疗。因胀满感偏居右上腹,又触及肝缘,拟诊为肝炎。但肝功能无明显异常。而呕吐渐频,钡餐胃片显示,亦无异常发现。曾赴上海市某医院门诊,因住院困难,失望而返。形体日臻消瘦,胃嘈能食,食必尽吐,无法进餐。选服中药,屡经徽州地区名中医治疗,长期服中药。患者目前已至厌服,对康复失去信心,家长异常焦虑。经朋友介绍前来就诊。

【检查】 舌质红润苔薄,诊脉细而弦滑。

【西医诊断】 胃炎,神经性呕吐。

【中医诊断】 呕吐。

【辨证】 肝气横逆犯胃,胃气上逆。

【治则】 和胃降逆,温阳纳气。

【方药】 拟旋覆代赭汤合五磨饮子并加二陈汤加减。

代赭石30g	旋覆花^{包煎}6g	炒潞党参12g	制半夏10g
台乌药10g	花槟榔5g	沉香6g	炒枳壳10g
广木香10g	陈皮10g	黄郁金10g	炒白芍10g
肉桂^{后下}3g			

5剂,水煎服,少量频服。

二诊(1984年5月24日):药效,呕吐已觉能控制,为近八个月来所未有,但吐象并未痊弭。总觉右侧胁下作胀不舒,漾漾然欲冲吐感,嗳气,尿微黄,全身乏力,舌脉同前。此虚象初显,再方上方去肉桂、槟榔、旋覆花。加茯苓15g、焦白术12g、全当归10g。5剂,水煎服,少量频服。

三诊(1984年5月30日):患者呕吐已止,1周内仅出现1次,现觉目眶干燥,乏力头昏,虽稍能进食,食后右上腹仍有胀气冲奔之象,唯能自控不吐而已,尿黄。舌脉如前。处方:

代赭石 30 g	旋覆花 6 g	陈皮 10 g	姜半夏 10 g
炒枳壳 10 g	炒竹茹 12 g	黄郁金 10 g	白茯苓 15 g
太子参 12 g	当归 10 g	炒白芍 12 g	枸杞子 12 g

5 剂，水煎服，日 2 次。

四诊（1984 年 6 月 8 日）：药后眼睛干燥已见好，但呕吐又似见增，1 周内曾见 3 次，食欲见振，精神有好转。再方稍事增删。上方去竹茹、太子参、枸杞子，加乌药 10 g、潞党参 12 g、炒白术 12 g。6 剂，水煎服，日 2 次。

七诊（1984 年 7 月 1 日）：患者来诊 1 次，因症状已基本控制并趋稳定，嘱其天热不必再来诊，只需按前方继服。患者称述，住院已 1 个月，检查多种项目，否定肝病，拟诊为胃炎，神经性呕吐。因患者拒绝胃内镜检查，院方通知他出院。本人亦感眠食条件不好，但日内有感冒，出现咳嗽，拟待感冒好转后再出院。来诊求治：经诊鼻塞已 3 日，咳嗽喉痒，有痰，所幸食欲尚好，二便如常，精神见振，体重略增加，上脘饱胀气冲症状已基本消失。苔薄白，脉浮滑。乃处方以宣肺治咳伴镇逆剂。

苦杏仁 10 g	信前胡 10 g	苏梗 6 g	化橘红 10 g
炙甘草 3 g	佛手片 10 g	黄郁金 10 g	代赭石 20 g
金佛草 6 g	白茯苓 12 g	炙款冬花 12 g	炙百部 10 g
炙枇杷叶 12 g	炒枳壳 10 g		

6 剂，水煎服，日 2 次。

八诊（1984 年 7 月 6 日）：咳嗽已止，鼻塞已除，诸症已消失。在睡眠休息不好情况下，时仍有想吐之象。患者已经出院，要求按原处方带药，返家乡续服巩固。

代赭石 30 g	旋覆花 6 g	化橘红 12 g	姜制夏 10 g
台乌药 10 g	炒枳壳 10 g	佛手片 10 g	广木香 10 g
白豆蔻 5 g	沉香 6 g	潞党参 12 g	白茯苓 12 g
炒白芍 12 g	生姜 2 片		

10 剂，水煎服，日 2 次。

九诊（1984 年 8 月 12 日）：患者自家乡来信，病情好转，体力见增，要求再方。上方去白豆蔻、佛手片、白芍，加公丁香 6 g、砂仁 6 g。10～20 剂。

十诊（1984 年 10 月 28 日）：患者来函告知，已恢复读高三，情况如常人，体重增加 2.75 kg，表示感谢，并要求拟付丸药方剂，继续服用。

复信以原方加大枣 5 枚、炒白术 12 g。嘱以 10 剂量为丸，每日 3 次每次 10 g，饭前服。

【按】 胃主纳谷，胃气失其下行之顺，气机冲逆，肝横木逆，贼土克胃而增剧，日久则中气渐虚，生化之源匮乏，精微不濡肌肉，不养精神矣。然气机冲逆属实，必以平逆为急，非进补之时。阅所服前方，皆以肝炎论治，苦寒解毒，疏肝升发药物杂投，胃益伤而不复，屡延屡重，尚喜青年是功能旺盛时期，故还未达到戕败难收之境地。故首诊以旋覆代赭汤降逆补中和胃,五磨饮子疏肝降逆和胃,二陈汤理气化痰和胃。药后冲逆初平,余波尤烈,体力衰弱,中气待建。二诊时兼顾邪正两方,在降补之间,稍事增减,以求全面顾及。故去肉桂、槟榔、旋覆花攻邪之品,加茯苓、焦白术、全当归补虚之药。三诊时,因呕吐已久,复加温中理气之药耗伤阴精,故而出现目眶干燥,乏力头昏之症,故去四磨、建中之刚燥,增当归、白芍,配合养血柔肝,照顾肝体,免至耗阴。呕吐一证,主要是由于胃失和降,胃气上逆而然,所以治疗时,主要抓住和胃降逆大法,或化痰,或疏肝,或温中,或补虚。

慢性浅表性胃炎

▶ **病案一**

张某,女,49岁。1978年9月12日初诊。

【主症】 患者面容黄胖,精神困怅,重衣恶寒,全身虚肿,行动需人扶持。胃脘嘈杂难受,上腹胀痛痞满,不思饮食,食入即吐。1周来曾吐黑血、痰涎多次。

【病史】 患者有胃病史已多年,今春喝酒后胃脘发胀,饭后呕吐,食欲不佳,7月底做X线钡餐检查并加做纤维胃窥镜检查,均证实为弥漫性浅表性慢性胃炎,尤以胃窦部更重。经中西药治疗,偶有缓解,旋即又发。就诊前一周吐血多次,其中两次量多较重,今尚未全止,患者此次发病较剧。

【检查】 纤维胃窥镜检示:弥漫性浅表性慢性胃炎,尤以胃窦部更重。舌苔白厚而滑,舌质紫暗而胖,脉虚。

【西医诊断】 弥漫性浅表性慢性胃炎。

【中医诊断】 胃痛,呕吐。

【辨证】 中焦虚寒,痰滞气逆,胃纳无权,气不摄血,虚实交错。

【治则】 镇纳虚逆,豁痰和中。

【方药】 旋覆代赭汤合平胃散加减。

代赭石 25 g	旋覆花^{布包}4.5 g	姜半夏 10 g	广陈皮 10 g
苍术 6 g	制厚朴 4.5 g	炒枳壳 6 g	云茯苓 12 g
鸡内金 12 g	上沉香 3 g	全当归 10 g	炒白术 6 g

5剂,水煎服,日3次。

二诊(1978年9月22日):仍然呕吐,数日来仍先后有少量吐血未止。苔白滑,厚腻稍好,舌质暗青紫,脉虚。再方:

旋覆花^{布包}6 g	代赭石 30 g	炒半夏曲 10 g	广橘红 10 g
炒白术 10 g	云茯苓 12 g	炒枳壳 10 g	制厚朴 4.5 g

全当归 12 g	砂仁 4.5 g	紫丹参 12 g	炒党参 10 g

7 剂,水煎服,日 3 次。

三诊(1978 年 10 月 11 日):自二诊药后血止未吐,中脘胀痞稍减,仍然食少无力,胃脘嘈杂,眩晕不已。因久服畏药(已服中药数月),停服 2 周,现呕逆又作,咯见血丝,食入随吐。舌边紫、苔白如前,脉濡而虚。再以降逆止吐,温运和营。

代赭石 30 g	旋覆花^{布包}4.5 g	姜半夏 10 g	广陈皮 10 g
上沉香 4.5 g	广木香 6 g	紫丹参 12 g	砂仁 4.5
檀香 3 g	白术炭 12 g	当归 12 g	炒乌梅 6 g
川朴花 4.5 g			

5 剂,水煎服,日 2 次。

四诊(1978 年 10 月 18 日):脘中灼热嘈杂,脘痞噫逆减轻,咯吐仍微带血。舌如前,脉濡虚。拟增柔肝止血。

原方去旋覆花、丹参、砂仁、檀香、川朴花,加煅海螵蛸 15 g、玉蝴蝶 3 g、桃枭 3 g、蒲公英 10 g、乌药 6 g。5 剂,水煎服,日 2 次。

五诊(1978 年 10 月 25 日):吐血已止。乏力,脘胀未改善。脉虚。

原方不动,继付 5 剂。另加中成药:山楂丸 1 盒,每日 3 次,每次 1 颗。

六诊(1978 年 10 月 30 日):面部尚有轻微浮肿,呕吐、痞胀皆轻但未消失。舌脉如前。

全当归 12 g	代赭石 30 g	化橘红 6 g	制半夏 6 g
云茯苓 12 g	焦白术 12 g	炒枳壳 10 g	广木香 4.5 g
上沉香 3 g	炒谷芽 15 g	旋覆花^{布包}4.5 g	焦山楂 12 g
海螵蛸 15 g	炒麦芽 15 g		

5 剂,水煎服,日 2 次。

【按】 初诊用旋覆代赭汤重镇以坠痰涎平逆气,但因苔白厚滑,伴有心下痞胀,痰浊偏甚,去原方益气之人参、大枣,配以平胃散,与原方有虚实之分,加沉香、当归为纳气而设,上坠下吸,冀其逆气平则血自已。二诊因浊痰稍减,血吐未平,配方改为丹参饮,并补加党参,恢复原方之意。

慢性胃炎是一常见病和多发病,其经过常常是慢性而反复发作,典型症状为疼痛,泛酸,出血,反胃。中医称胃脘痛,心胃气痛,肝胃气痛,呕吐反胃,吞酸嘈杂,嗳气呕血便血等范围,根据报道本病虚证多于实证,阳虚多于阴虚。

本例患者曾先后就诊 12 次,药物处方基本未变,即旋覆代赭汤加味,脘嘈加炒白芍、海螵蛸;虚浮加茯苓、薏苡仁;脘痛甚加木香、砂仁、和血丹;乏力加党参、白术;咯血加乌梅、白术炭、丹参;脘胀加谷芽、麦芽、厚朴、枳壳之属。

本例胃出血与气逆有关,代赭石不但坠降痰气上逆,并有养血止血作用。上部出血一般气、火、血热为多见,本病病程较久,体虚中寒,故用白术炭、炒乌梅、碧桃干之类益气敛血;活瘀药物,如属虚中有火又当用侧柏叶汤,本例痰涎较甚,故虽吐血仍不忌半夏等燥剂。

时隔一年之后,患者因被人挤推倒地,头部撞击,患有脑震荡,于 1979 年 10 月 13 日又来就诊,告知除脑震荡症状外,胃病基本稳定未发。

▶ **病案二**

赵某,男,47 岁。1984 年 6 月 25 日初诊。

【主症】 体形瘦癯,精神困乏。胃脘嘈杂,胀痛不适,口干口苦,纳食减少,大便时干时稀。

【病史】 患者经纤维胃肠镜检查确诊为慢性浅表性胃炎,曾经西医临床诊断患有慢性结肠炎。已经服用过西药,时发时愈,此次发病已历时数月,症状未见消失,来就诊中医。

【检查】 舌体稍胖,苔薄黄滑,脉极沉细虚微。

【西医诊断】 慢性浅表性胃炎。

【中医诊断】 胃脘嘈杂。

【辨证】 久病中气累虚,虚寒里急,气机失调,土虚木制。

【治则】 温中补虚,舒肝缓急。

【方药】 方用黄芪建中法加减。

炙黄芪 12 g	嫩桂枝 6 g	炒白芍 12 g	炙甘草 5 g
大枣 5 枚	广木香 10 g	川朴花 5 g	炒娑罗子 10 g
茯神 12 g	佛手片 10 g	陈皮 10 g	炒二芽^各 12 g

6 剂,水煎服,日 2 次。

二诊(1984 年 7 月 2 日):药后腹脘痛胀已止,精力见充,大便仍溏。胃气来复,思食,但食后仍有胀感不适,口苦。苔薄,六脉沉细虚微。塞因塞用,仍应补虚缓急为法。上方加生姜二片、沉香 6 g、香橼皮 15 g,去川朴花、茯神、佛手片。6 剂,水煎服,日 2 次。

三诊(1984 年 7 月 9 日):药后,长期口苦消失,胃中嘈杂灼热不适,隐痛作胀诸症均大为好转,大便每日一解,尚溏未成形。上方基础上加温肾涩肠。上方加补骨脂 10 g、五味子 6 g、肉豆蔻 9 g,去陈皮、香橼皮、沉香。7 剂,水煎服,日 2 次。

【按】 浅表性胃炎是胃黏膜的卡他性病变,病理呈充血水肿,或伴有渗出、糜烂、出血等,腺体一般正常,但可能为萎缩性胃炎的前期病变,有时可能两者同时并存,本案患者病程较长,多方施治,多次发作。临床表现为中上腹部饱闷感,或疼痛,食欲减退,嗳气;全身症状有消瘦、贫血、腹泻、舌炎等。病程缓慢,长期反复发作,本案是符合这些典型特征的。从这些症状结合中医舌脉表现加以归纳,则可得出:久病为虚,食少为虚,消瘦乏力为虚,舌胖,脉虚为虚,饱闷是中虚而气滞,亦为虚,或标实。疼为寒,胀为寒,脉沉细虚微为寒,腹泻食减亦寒象,苔薄口不渴为寒。口苦亦为假象,与舌炎有关。

黄芪建中汤乃甘温补虚之剂,黄芪甘温补脾胃之虚,桂枝、生姜温胃之寒,白芍缓急土中泻木,制肝住痛。《医方论》曰:"小建中汤之义全在抑木扶土……中州之阳气舒发而阴寒尽退。"首方加芳香行气药,广木香、川朴花、炒娑罗子、佛手片、陈皮有助舒肝木畅中阳。

口苦一症,历来都认为苦为火味,都属热象,其实并不尽然。本症虚寒所用尽甘温辛热,无一苦寒泄火之药,而药后口苦消失,如何理解?李东垣认为甘温能除大热,气虚则阴火上乘,予甘温中常佐用苦寒药。此案口苦乃阴阳失调,中虚不能生化,营卫俱不足,阴阳气血失其平,不但阳虚生内寒,阴虚亦内热,此其一也;土虚木伐,胀痛日久,木郁于中,易致郁热,此其二也。桂枝通阳,阳达则郁解热散,黄芪、生姜皆益气壮卫阳之气,阳不陷则火不郁,故热解口苦除。然热为微邪,虚寒是本,温补中寓畅达通阳之剂,其本质与阴寒泻火剂大不相同,而症之口苦其病机又与实火、邪火或阴虚之火又大不相同。故热药能除。

慢性萎缩性胃炎

▶ **病案一**

戴某,男,39 岁。1982 年 4 月 27 日就诊。

【**主症**】 胃脘隐隐作痛,觉有凉感,嘈杂难以名状,口干口苦。

【**病史**】 患者起病于 1968 年,曾服西药缓解。后又复发,反复发作至 1977 年,经某医院检查确诊为慢性萎缩性胃炎,但治疗症状好转不著,多年来接受纤维胃窥镜检查总计 7 次,结果报告均相同,近服中药约半年,症状毫无好转,但据称病理变化有改善。

【**检查**】 舌质红,苔黄,脉弦。

【**西医诊断**】 慢性萎缩性胃炎。

【**中医诊断**】 胃脘痛。

【**辨证**】 肝郁气滞,郁则化火,乘胃之虚,胃受其制。

【**治则**】 调和肝胃。

【**方药**】 戊己丸加味。

炒黄连 6 g	炒吴茱萸 5 g	炒白芍 12 g	广木香 10 g
炒乌梅 6 g	蒲公英 12 g	山楂 10 g	绿萼梅 10 g
娑罗子 10 g	玉蝴蝶 3 g	炒枳壳 10 g	炒二芽各 12 g

6 剂,水煎服,日 2 次。

二诊(1982 年 6 月 8 日):服药后自觉症状随即消失,饮食如常,因公出差停药,近一月来均正常,唯最近旬日内,又有不适感觉,症状大致仍如前,以凉、嘈、胀、痛为主,痛多见于午后,嘈多见晨间,并且口干口苦。脉象弦长,舌红苔黄。仍拟用原方原药,再加清泄郁火药。上方黄连用 3 g。6 剂，水煎服，日 2 次。

【按】 炒黄连、炒吴茱萸、白芍为戊己丸，原为治湿热泄痢，今引申而治肝火胃痛。又山楂、乌梅入肝敛气，木香、枳壳舒脾顺气，白芍、绿萼梅、玉蝴蝶等均柔肝舒肝之品，配黄连清泄肝胃郁火，火泄则胃复其中和，然苦寒之品，非胃热者忌，且量亦不宜多。据患者介绍，前医曾投予黄连 18 g，服后不觉病退，反见病进，乃量大伤中之故，亦患者胃有凉感一症之由来，特记之。

▶ **病案二**

吴某，男，65 岁。1982 年 6 月 6 日初诊。

【主症】 胃脘隐隐然痛、胀，嗳逆频作，始稍觉快适。食欲尚可，然食入有痞胀不下行感，疲乏，口干咽燥，口渴不敢多饮，大便干燥。头略昏眩，血压基本稳定。

【病史】 患者有胃病史十多年，于 7 年前曾在某医院做过纤维胃窥镜检查，诊断为萎缩性胃炎，胃内膜广泛炎症。平时屡次发作，发时隐痛，饱胀，嗳气，食不消化。不发时，无疼痛，但饱胀感轻度存在，时愈时复。另有高血压病史，亦有十年以上病程，自述近五年来采用中药药枕外治法（菊花、牡丹皮、川芎、夏枯花），血压长期稳定于偏高水平，多在 140～150/90～95 mmHg，头痛头胀等自觉症状不显，基本控制。今又复发胃病，曾就诊于别的中医，因医嘱涉及危言耸听，不敢服用，改诊前来。

【检查】 舌色红泽，无苔，舌面龟裂较多，近似破碎，中心少津干燥，而四周偏润，六脉滑盛弦而有力，左部相对偏于弦细。

【西医诊断】 萎缩性胃炎，胃内膜广泛炎症。

【中医诊断】 胃痛。

【辨证】 胃阴亏虚，肝经虚火及胃，胃气虚滞。

【治则】 滋阴疏肝，和胃理气。

【方药】 拟方仿叶天士益胃汤和魏玉璜一贯煎主治。

北沙参 15 g	杭白芍 12 g	全当归 12 g	炒川楝子 10 g
干地黄 8 g	青木香 9 g	大贝母 10 g	海螵蛸 15 g
生甘草 3 g	炒娑罗子 10 g	绿萼梅 9 g	炒延胡索 12 g
玉蝴蝶 3 g			

6 剂，水煎服，日 2 次。

二诊（1982 年 6 月 17 日）：药后脘痛消失，嘈杂不觉，口干咽燥感轻减很多。尚觉饮食欠佳。舌红裂隙已见减轻，脉象如前。原方去海螵蛸，加生麦芽 12 g、乌梅 6 g。7 剂，水煎服，日 2 次。

三诊（1982 年 6 月 29 日）：胃脘痛已近半月未再发，食入胀气尚有，其他症情均好转，趋向稳定。舌质偏红，上披薄白苔。原方去干地黄、生甘草，加山楂 12 g。7 剂，水煎服，日 2 次。

【按】 患者素体阴亏,阴亏虚阳上亢故血压偏高。肝肾阴亏,导致胃阴受累,虚阳内扰,中土受制,肝阳郁于胃,致嘈杂隐痛。胃喜温恶寒,辛温芳香行气皆是对寒凝气滞而言,并为立法,如本症采用辛温芳香类药,则伤阴耗液,抱薪救火,必致阴液内亡,将转镜面舌矣,故以养阴为主,问题主次,水火冰炭,不可混施,还以舌脉为依据,否则偾事。故北沙参、干地黄、玉蝴蝶养阴,杭白芍、全当归养血柔肝,合甘草缓急,脘痛嘈杂,属热,故配乌贝散、绿萼梅、炒延胡索、炒川楝子、青木香、炒娑罗子疏肝和胃理气。选药轻灵活泼,始终兼顾阴虚和气滞两方面。

慢性萎缩性胃窦炎

孙某,男,42岁。1982年5月8日初诊。

【主症】 胃脘痛已历多年。发时隐痛,嘈杂,似有饥饿感,口味作苦,大便稀溏。

【病史】 患者胃部隐痛已七八年,于1978年间曾经吞钡摄片,抽查胃液分析,证实胃酸低下,诊为慢性萎缩性胃窦炎。数年来曾反复发生多次,曾服用西药胃蛋白酶和颠茄类制剂,初时尚效,后欠理想,乃就中医门诊。

【检查】 舌红苔微黄,脉象弦长。

【西医诊断】 慢性萎缩性胃窦炎。

【中医诊断】 胃脘痛。

【辨证】 肝邪郁火犯胃,肝强脾弱。

【治则】 清疏舒气,使肝火得泻,并以和胃。

【方药】

蒲公英12 g	生甘草6 g	川贝母10 g	炒黄连5 g
吴茱萸2 g	佛手片10 g	广木香6 g	广陈皮10 g
制半夏10 g	香橼皮10 g	炒二芽各12 g	炒乌梅6 g

6剂,水煎服,日2次。

二诊(1982年5月17日):服药3剂后胃痛即停止,口苦脘嘈均消除。自14日停药后,16日又开始有隐痛感,大便仍溏。拟用原方继服。并加香连丸,1瓶,每日3次,每次2 g。

三诊(1982年6月5日):胃痛已基本消失,半个月来,胃痛、便溏和嘈杂均全见好。脉弦亦缓,舌红润无苔。要求巩固续服上药。上方去半夏、吴茱萸,加生山楂12 g,生杭芍12 g。6剂,水煎服,日2次。

【按】 慢性萎缩性胃窦炎是一种以胃黏膜炎症为主要病理变化的慢性疾病。临床以胃痛或上腹部不适及胀闷为主,常伴食欲不振、嗳气、恶心、呕吐等症,萎缩性胃炎为病理变化类型中之一种,炎症可浸润至黏膜下层,腺体大部萎缩消失,胃酸及胃蛋白酶分泌减少,本病统称"胃痛""胃脘痛"。多由饮食不节(洁)、情志因素,或由脾胃亏虚复加外邪感染,导致气机壅滞,胃失和降而造成。

本例处方为寒热互用,酸苦辛甘合剂。黄连清胃热,配吴茱萸、乌梅泄肝火、止疼痛。蒲公英甘寒,清胃热而不伤中和之气,临床用于胃炎屡试有验。甘草缓中住痛。陈皮、半夏健胃燥湿。佛手、木香、香橼皮之类皆芳香理气药,健胃行气而不燥烈,实为佳品。三诊用生山楂、生白芍加重酸入肝柔肝化滞,增强消化。

胃下垂、慢性胃肠炎

孙某,女,46岁。1983年7月5日初诊。

【主症】 患者形体消瘦,面部轻度浮肿,舌疮而痛。食后胃脘作胀,嗳气。大便偏溏,日有多次。月经长期量多、周期提前、有血块、小腹隐痛。

【病史】 患者十余年前即患内脏下垂,曾经X线片示胃下垂8cm,肾下垂。体检发现肝大、脱肛、子宫脱垂。曾经中西医治疗多年,症状已明显好转,在不劳累的正常情况下,脱肛,子宫下脱已消失,肝大基本处于剑突下一横指左右,无压痛与不适,但长期以来大便偏溏,日有多次。形体消瘦,食后胃脘作胀,嗳气。早起面部目胞有微肿,舌底生有粟粒大疮肿一处,感觉很痛,进食嚼咀受影响,已一个多月。月经长期量多、提前、血块、腹隐痛,上述诸症,时轻时重,始终从未消失。精神尚好,言语动作易显激动,自述易于心烦,入夏以来,诸症较甚来诊。

【检查】 舌苔微黄,脉弦细。

【西医诊断】 胃下垂,慢性胃肠炎。

【中医诊断】 胃胀,泄泻。

【辨证】 证以中气虚陷为主。气虚下陷,则清阳不升,脾不升精,则便溏多次不禁;肝升疏达不遂,易心烦激动,脉弦细;脾虚中气不足,统血低下,摄血不足,则营血下陷,经量多而期长而不净,刻仍似有似无未止;清阳不升则虚火上浮,舌疮而痛;中虚气滞湿胜,则面浮、脘胀,便不运化而溏。

【治则】 当升脾胃清阳之气。

【方药】 李东垣之升阳益胃汤加减。

炒潞党参 12 g	炙黄芪 15 g	焦白术 15 g	炙甘草 3 g
广陈皮 10 g	煨葛根 12 g	煨广木香 10 g	炒防风 6 g
炒白芍 12 g	怀山药 12 g	川朴花 3 g	无花果 12 g

6剂,水煎服,日2次。

【按】 李东垣升阳益胃汤治脾胃虚弱,主治中虚湿困,怠惰嗜卧,体重节痛,心不思食,食不知味,大便不调,兼见肺部虚弱感邪,洒淅恶寒、口苦舌干等症。本案虽无怠惰嗜卧等症,但气虚乏力,大便不调,故中虚湿胜之病机备具。方取其主体甘温益胃升阳,党参、黄芪、白术、甘草、陈皮、防风等药。因证无洒寒、无体痛,表无风湿,而便多不禁,脘痞,中湿不运较剧,故去其原方羌活、独活、柴胡等走表风药,而加煨葛根、煨木香、川朴花、山药等,着重升脾津,行气散满,涩肠止泻,原方有茯苓、泽泻等渗药,黄连泄火药,本案因症见月经未净,故防其耗阴凝血而不取,以舌疮阴火,口苦心烦,肝不升之郁火,郁火当散,所谓"达之",故配用痛泻要方,用防风既升阳,又散火,且泄肝,白芍伍之亦泄肝木之郁,但虽药有更动,然主体甘温益气升阳未变,只在次效上走表走里,泄肝,清火以及渗与固的配合不同。

二诊(1983年7月12日):药后舌疮消失,月经已净,脘胀稍好,大便尚多次,质已转干。舌苔微黄,脉弦。上方去川朴花、白芍、党参,加炒枳壳6g、诃子肉9g、太子参12g。6剂,水煎服,日2次。

【按】 方无血药,药后血净,脾统血之功初见调整。舌疮消失,乃升阳散火之效,故无清热泻火药而疮愈,以证宜温不宜凉,防血凝腹痛出现。

三诊(1983年7月28日):上药6剂,大便已减至每日1次,偶见2次,食欲见振,脘胀腹胀不明显,精神较好,因而停药。3日前因怄气,心情不畅,出现夜晚失眠,心烦,前来就诊。肝主升,肝经生发功能本弱,加之抑郁,受阻更甚,火扰心神也。予归脾法加减,但原升阳法仍应继续。

焦白术15g	潞党参12g	炙黄芪15g	炙甘草5g
茯神12g	炙远志9g	炒酸枣仁12g	煨广木香10g
煨葛根12g	紫丹参12g	五味子6g	炒黄连3g

6剂,水煎服,日2次。

【按】 本案前诊忌用黄连,以月经在潮未净之故。今用黄连以少降心经火邪,有助安神,但量少不可多,多则伤中碍脾。加安神养心药,因精、气、神合之则为一体,生理、病理相联,本案可用少量辛香解郁药亦可。

急性胃肠炎

马某,女,37岁。1983年7月5日初诊。

【主症】 患者面色黄浮。现每日大便有4~5次,泻下如水样便,肠鸣有声。胸闷食少,漾漾欲吐,口不渴。

【病史】 患者每日大便泻下多次,病程半月余,曾服抗生素1周,腹泻稍减。

【检查】 舌苔白腻,脉来濡细,左脉偏弦。

【西医诊断】 急性胃肠炎。

【中医诊断】 濡泄。

【辨证】 湿胜则濡泻,湿困脾胃。

【治则】 治泻不利小便非其治也,予芳香化湿、淡渗分利可也。

【方药】

藿香叶 12 g	广陈皮 10 g	制半夏 10 g	煨广木香 10 g
西砂仁^{后下}6 g	煨葛根 12 g	焦白术 12 g	泽泻 15 g
云茯苓 15 g	炒薏苡仁 20 g	香橼皮 15 g	炒扁豆 15 g

6剂,水煎服,日2次。

二诊(1983年7月12日):自述药服第2剂即见疗效,欲吐感消失,小便从每日1次增至3次,大便不泻,每日1次,尚溏未成形,食思较展,腹部觉胀,右下肢觉木有重感。皆中气未复,湿去未尽,经络余湿阻滞之故。原方去藿香、砂仁、炒薏苡仁,加制厚朴6g、生薏苡仁20g、炒谷芽12g、宣木瓜10g。6剂,水煎服,日2次。

【按】《素问·六元正纪大论》云:"湿胜则濡泄。"《难经》中说:"湿盛成五泄。"雷少逸云:"泄泻之病,属湿居多。湿侵于脾,脾失健运,不能渗化,致阑门不克泌清别浊,水谷并入大肠而成泄泻矣。"这些皆是论濡泄的成因与机制。本案濡泄之证,正值6~7月间,今年梅雨季节雨量特多,近月来连连阴霁,淫雨无休。7月18日方达出梅期,此时湿胜致泻发病率正高,此中医天人合一论在医疗上的指导实义也。雷少逸接着又说:"湿泻之为病,脉象缓涩而来,泻水而不腹痛,胸前痞满,口不作渴,小便黄赤,亦或有腹中微痛,大便稀溏之证。"这些症状的描述,从临床实践中的记录很宝贵,本案所出现的症状,几乎与之全部相符,如胸脘闷,泻水无腹痛,小便少而赤,肠鸣口不渴,脉濡细等,此是急性症状。如为慢性则便溏不泻水,此证脉相符也。雷氏又论曰:"考治湿泻之法,惟念莪(李士材)先生可宗,乃曰渗利,使湿从小便而去,如农人治涝,导其下流,虽处卑监(低下)不忧巨浸(内涝),《经》曰:治泻不利小便,非其治也",提出了治疗原则。本案宗此,用淡渗分利药,泽泻、茯苓、薏苡仁等。但案中有欲吐,腹闷,中焦湿困不运,还须加配芳香化湿,温燥健脾与之结合,故选藿香、陈皮、制半夏、广木香、砂仁之类芳化温燥治之。以无热证,故不用苦寒,脾为敦阜不见卑监,故方仅白术一味已足,无须过用甘滞之药。因临证中结合温习前人文献,相印证而取效,故诊余录之,以示继承之义。

慢性胃肠炎

宋某,男,36岁。1983年7月9日初诊。

【主症】　患者面色萎黄，胃脘痞胀，得嗳气则舒，时伴见泛酸。

【病史】　患者十年前即有咽喉气梗阻之症，旋即消失。自 1980 年腊月起复发，三年来常常发作，食入即觉气逆，须嗳噫略舒，经 2 个小时后即有上逆欲吐感，但一般较少吐出。

【检查】　苔白而滞，脉微弦。

【西医诊断】　慢性胃肠炎。

【中医诊断】　胃胀。

【辨证】　气滞不疏上逆为病，似肝胃不和。

【治则】　理气疏肝，和胃降逆。

【方药】

黄郁金 10 g	金橘叶 6 g	广陈皮 10 g	炒枳壳 9 g
佛手片 10 g	炒白芍 12 g	海螵蛸 15 g	制半夏 10 g
台乌药 10 g	广木香 9 g	白豆蔻 6 g	京菖蒲 6 g
云茯苓 12 g			

7 剂，水煎服，日 2 次。

二诊(1983 年 7 月 16 日)：病如前，脘痞。去橘叶、海螵蛸，加制川朴 6 g、代赭石 20 g。7 剂，水煎服，日 2 次。

三诊(1983 年 7 月 30 日)：药后咽梗气阻脘痞略见轻。大便稀溏每日 3～4 次，平日便溏，腹部怕冷，自述周内腹部受凉。转方予以附子理中法。

熟附子 5 g	炒党参 15 g	炒白术 15 g	淡干姜 10 g
煨木香 10 g	陈皮 10 g	煨肉豆蔻 5 g	炒谷芽 15 g
制川朴 6 g	制香附 12 g	云茯苓 15 g	

7 剂，水煎服，日 2 次。

四诊(1983 年 8 月 6 日)：药病两适，症情好转。加制半夏 10 g。7 剂，水煎服，日 2 次。

五诊(1983 年 8 月 13 日)：治疗后大便转干，逐日一行，腹冷已去，唯食入嗳逆欲呕未全除。予理中加旋覆代赭法。

炒党参 15 g	炒白术 15 g	淡干姜 10 g	陈皮 10 g
广木香 10 g	熟附片 5 g	旋覆花^{布包} 5 g	代赭石 15 g
制半夏 10 g	大枣 5 枚	生姜 2 片	佛手片 10 g

7 剂，水煎服，日 2 次。

【按】　本案肠胃俱病，初诊患者只供述胃症，未述及肠病，因噫逆属胃失和降，当与升发之肝亦有关，故用理气舒肝，和胃降逆。二诊胃症有所缓解，嗣因夏月感凉，肠病萌发，便泻腹冷，中焦虚寒之证已备，吐逆、便泻、腹冷因中阳受困，故换方转用附子理中，药效很理想。一周后肠证基本消失，胃证尚残存。最后乃采用温、补、降三法合用，附子理中汤合旋覆代赭汤。十年之久疾病，得获良好的近期疗效，因脾升胃降皆有赖于中阳转运，温中祛寒，是久病虚寒证用之有效的前人方剂。本案初诊未查明有腹泻史，是问诊不全面，十问歌所谓"三问头身四问便"，这是疏忽之一。又舌苔白而厚滞，气滞有寒之征，是望诊的疏忽之二。脉弦是气滞中虚气滞气逆，脉弦中见细无力，久病有虚的一面，这是切诊不细的疏忽之三。故一二诊无效三四诊有效。

慢性肠炎

▶ **病案一**

陈某，女，39 岁。1980 年 5 月 26 日初诊。

【主症】 形瘦面黄，精神疲乏，时有虚浮。食欲不振，脐周隐痛，大便不成形，多年来便呈糊状，稍食不慎，即便稀水，平日大便 1～2 次，加重时，可达每日 4～5 次。

【病史】 患者病慢性腹泻病史已 8 年有余，8 年前因调赴淮北，饮食不习惯，不久即患消化不良，食欲不振，大便稀泻。曾服西药治疗，因不及时和不彻底，大便时干时稀，稍进油荤，即便泻多次。近年来经常反复发作，并日益感到消瘦疲乏，乃思作长期彻底治疗。前来就医。

【检查】 舌胖苔薄，脉搏濡弱。

【西医诊断】 慢性肠炎。

【中医诊断】 泄泻。

【辨证】 久病脾虚肠滑，运化力弱。

【治则】 健脾以助运，温中固涩以止泻。

【方药】 香砂六君丸合四神丸加减。

炒潞党参 12 g	焦白术 14 g	煨广木香 6 g	西砂仁 5 g
广陈皮 6 g	制半夏 9 g	云茯苓 12 g	炒薏苡仁 15 g
煨肉豆蔻 6 g	炒补骨脂 10 g	煨诃子 5 g	上肉桂 4.5 g
福泽泻 6 g	炒二芽^各 12 g		

5 剂，水煎服，日 2 次。

二诊(1980 年 6 月 12 日)：上诊嘱服药 1 周，患者自觉药后无不适，又取原方续服至 15 剂。药至 6 剂觉食欲好转，大便每日 1～2 次仍稀，至服药 11 剂之后，大便首次成形，但至今每每先干后溏，精神好转，疲乏消失。诊脉濡，舌苔薄白。转方仍以补益脾胃，收涩肠气为主。上方去制半夏、陈皮、泽泻，加没食子 6 g、怀山药 14 g、莲子肉 14 g。5 剂，水煎服，日 2 次。

【按】 脾主运化，一切久泻，首罪在脾，并可渐累及肾，中阳臻衰，土火不旺，肾阳亦弱，故温阳健脾为治疗要则，然脾肾两脏，每有主次之分，本案重在脾虚，药物侧重于益气，然气虚不运，补而不行，则消化功能仍然不能改善，故辅以陈皮、半夏、广木香、砂仁等理气化痰燥湿之药，其中广木香、砂仁不仅止痛，尤能固肠止泻，木香煨用，实便尤佳；本案在温阳药中采取温而固涩，四神丸中的补骨脂、肉豆蔻具温肾阳、固肠气作用。佐用肉桂，增其温阳之力。佐用诃子，助其固涩之能。此是本方的主体，其他渗淡以去湿，消导以助运化，均为配合疗法。

本病日久，功能失调，不是一朝两夕之功就能见效，故患者服至 6 剂后，才似有感觉，服至 11 剂后，才初步奏效，然大便先硬后溏，中阳仍未健复，仍需较长时日加以巩固。然温燥之药，久服殊易伤津损血。然药不久服，又易引致复发。故复诊时，加用山药、莲肉之类既能益气，又能养阴，并且固涩，可以佐制温药长期服用而减少副作用，临床一得，聊记述之。

▶ **病案二**

杨某，男，46 岁。1989 年 3 月 21 日初诊。

【主症】 面黄肌瘦，神疲无力，目胞虚肿。语音低微，微咳。下腹隐痛，大便稀溏，日解多次，便有黏液，食欲不振。

【病史】 患者于 1962 年春季因食数日前剩菜，引起食物中毒性急性胃肠炎，发生上吐下泻，住院 1 周后病愈出院。以后胃肠功能不好，常有便溏，1963 年冬因在外地农村工作，食饮不规律，导致发病，便泻增甚。经较长时间治疗康复，但感觉胃肠消化力弱，自不在意。1987 年因肩关节痛，服布洛芬后，出现腹脘胀，饮食差，大便长期泻溏，每日 1～2 次，持续不愈。1988 年夏季加剧，大便日解多次，便见黏液。1989 年入春以来因加患感冒，出现面黄肌瘦，神疲乏力，食欲不振，经中西医治疗，病情无好转，前来就诊。

【检查】 舌苔根部微黄，诊脉象虚短。

【西医诊断】 慢性肠炎。

【中医诊断】 泄泻。

【辨证】 脾虚湿困寒侵。

【治则】 拟甘温辛热佐苦寒复合剂治疗。

【方药】

炒潞党参 18 g	炒白术 15 g	广木香 10 g	砂仁 8 g
上肉桂^{后下} 4 g	上沉香^{后下} 5 g	炒扁豆 20 g	炒谷芽 12 g
杭白芍 15 g	炒黄连 2 g	干薤白 8 g	炙甘草 3 g
茯苓皮 20 g	炙款冬花 12 g		

7 剂，水煎服，日 2 次。

二诊(1989 年 3 月 28 日)：病情仿佛，大便有黏液，食欲不振，腹痛腰酸，腿酸乏力，咳嗽不著,虚肿如前。原方加减。上方去薤白、款冬花、炙甘草,加炒补骨脂 10 g、陈皮 10 g、制半夏 8 g。7 剂,水煎服,日 2 次。

三诊(1989 年 4 月 4 日):药后大便曾见次数减少,前日又增频。仍少腹隐痛,乏困无力,面黄。苔后微腻,脉虚濡。仍予苦辛寒温合剂,消补兼施。上方广木香煨用、制半夏 10 g、肉桂 5 g、加花槟榔 4 g、炙黄芪 18 g。7 剂,水煎服,日 2 次。

四诊(1989 年 4 月 11 日):病情同前。上方加炒杜仲 15 g,去槟榔。7 剂,水煎服,日 2 次。

五诊(1989 年 4 月 18 日):病况好转,精神饮食稍佳,大便转干,肛门作坠不爽,腹胀。上方拟去陈皮、制半夏,加干薤白 10 g、槟榔 5 g、大枣 6 个。

六诊(1989 年 4 月 25 日):口疮,胃嘈易饥,两腿酸楚不可耐受。舌红苔少,脉弦。气阴两虚,虚火上炎,血不养筋。予柔肝养筋,清肝和胃。

太子参 15 g	杭白芍 15 g	宣木瓜 12 g	焦栀子 8 g
干薤白 10 g	晚蚕沙 5 g	金银花 12 g	白菊花 10 g
炒白术 12 g	香橼皮 15 g	茯苓皮 18 g	炒二芽各 12 g

七诊(1989 年 5 月 2 日):口疮胃嘈消失,腿肌酸楚大减,但大便复转稀,畏冷多汗,脐间隐痛。肝亢转平,脾虚仍甚。转方苦寒辛热甘温以调肝脾。

煨葛根 15 g	炒白芍 15 g	炒党参 18 g	焦白术 15 g
煨木香 10 g	砂仁 8 g	炒扁豆 20 g	炒薏苡仁 15 g
白茯苓 15 g	炒黄连 2 g	上肉桂 3 g	御米壳 3 g

八诊(1989 年 5 月 9 日):病情稳定,腹痛便溏基本消失,胃口好转,药已获效,继续巩固。

九诊(1989 年 5 月 16 日):前日食水果,大便又见稀薄,脘腹有凉感,舌红不渴。加重温养脾肾之阳。

淡干姜 5 g	肉桂 6 g	炒补骨脂 10 g	煨肉豆蔻 10 g
五味子 10 g	炙甘草 4 g	炒白术 15 g	煨木香 10 g
炒乌梅 10 g	云茯苓 15 g	小红参 5 g	炒扁豆 20 g

十、十一、十二次复诊:先后围绕温补脾肾、涩肠止泻治法,曾增损用药如下:赤石脂、诃子、熟附片、鹿角霜、沉香、煨葛根、大枣、黄芪等。患者已趋稳定,大便每日或隔日一次,成形,脘腹痛胀消失,食欲见增,体重见增,乏力不觉,无形寒畏冷现象,一切如常人。

【按】 慢性腹泻是消化系统生理功能多处于低下与失调的现象,中医认为此多为脾气亏虚,虚则功能失调,脾不升清,胃失降浊,气机升降失常,意味着饮食消化、吸收、排泄的紊乱。在外因上以湿为主,有寒有热,久则寒热错杂,气血两伤。治疗宜平调寒热,调节升降,健脾治泄。选药组方:① 健益脾胃药,以振奋自身康复和防病能力。② 理气降气与升阳药,使脾升胃降,调节其正常生理活动。③ 苦寒燥湿、温热和营药,起祛邪燥湿、解毒止痛的治疗作用。④ 止泻固涩药,一般较少选用,有治标之用。

消化之病其责在脾,虚寒不固其责在肾。然脾阳不足,多由脾气虚损发展而来,亦可由于肾阳虚衰、脾失温煦所致。治以温肾与益气并举,并配以固涩之品,则疗效较好。益气以助脾运,温涩以固肾气。选方温中有补,涩中有行,故病在稳中渐愈。

慢性结肠炎

▶ **病案一**

张某,女,35 岁。1992 年 7 月 17 日初诊。

【主症】 大便干秘难解,口苦,口干欲饮,饮后腹胀,便约三四日一解。

【病史】 患者数年前曾患腹泻,大便稀溏,多次,不爽,后服药近一年,腹泻便溏渐止好转。此后多次出现大便干燥难解,无便意,一般 1 周 1 次,须服泻药方连解数次,已近二三年,呈周期性发生。

【检查】 苔薄,脉弦滑。

【西医诊断】 慢性结肠炎。

【中医诊断】 便秘。

【辨证】 肠燥津亏。

【治则】 养血润肠以扶正,苦寒轻泄以净余残邪热。

【方药】 麻子仁丸加味。

火麻仁 10 g	熟大黄后下 8 g	生枳壳 10 g	苦杏仁 12 g
杭白芍 15 g	全当归 12 g	大桃仁 4 g	郁李仁 10 g
甜桔梗 6 g	关防风 6 g	炙甘草 3 g	

5 剂,水煎服,日 2 次。

二诊(1992 年 7 月 22 日):大便能日解 1 次,质仍干燥,口苦腹胀。上方加玄参 10 g、白术 12 g、熟大黄加量为 10 g,去防风。7 剂,水煎服,日 2 次。

三诊(1992 年 7 月 29 日):乏力少神,目花,便秘。脉细小。增换益气升阳,宽肠养血。处方:

炙黄芪 20 g	肉苁蓉 20 g	升麻 2 g	桔梗 6 g
生枳实 8 g	泽泻 8 g	全当归 12 g	火麻仁 10 g
郁李仁 10 g	杭白芍 15 g	苦杏仁 12 g	玄参 15 g
生何首乌 15 g			

7 剂,水煎服,日 2 次。

四诊(1992 年 8 月 5 日):一周能解 2~3 次大便,仍显颗粒难解,口干苦,腰痛。再方益气升阳,养血润肠。上方加生熟地各8g、川牛膝15g、锁阳10g,去桔梗、泽泻、玄参。7剂,水煎服,日2次。

五诊(1992年8月12日):药效,大便已能每日1次,颗粒见软,效不更方,继服7剂。

六诊(1992年8月19日):药效如前,大便隔日1次,不觉干燥,不腹胀,尚觉轻微腰痛。上方生熟地各用10g、川断15g、柏子仁15g,去枳实。7剂,水煎服,日2次。

【按】 患者由于肠炎腹泻之后,多服抗菌药,消化功能受扰,肠内群菌紊乱,或服收敛固涩中药肠功能亦可受扰,从而转为便秘。患者无便意,渐至不服药即不便。此症先为便泄后转便秘,初诊有热象,故用养血润肠以扶正,苦寒轻泄以净余残邪热。后热象渐缓解,转为气虚、乏力、少神、无便意,转方用济川煎合润下丸加减,采用塞因塞用,以补为通,从而功能起动,便秘即轻。

▶ **病案二**

傅某,男,59岁。1995年11月25日初诊。

【主症】 患者大便次数每日3～4次,多时可达7次,大便先干后溏,解后肛坠不爽,肛门有灼热感,仍有便意,必连续登厕数次。腹微痛,气多,解出物为少量黏沫状物。胃脘亦有痞胀感,胃部怕凉,凉则不适。

【病史】 患者病史3年余,近两年来日益增重,屡次反复无效。经检查:肠钡造影未见异常。胃摄片发现胃窦黏膜增粗,定为胃窦炎。但患者主要不适居于下腹,肛门与便次增多。

【检查】 舌苔后根黄腻,脉象滑而濡软。

【西医诊断】 慢性结肠炎。

【中医诊断】 泄泻。

【辨证】 中气虚寒,下焦湿热蕴郁,积滞久留。

【治则】 用辛苦寒温合剂。

【方药】 仿半夏泻心法,而增减其方,以适其具体证情。

广陈皮10g	制半夏10g	炒白术12g	炒党参15g
广木香10g	炒黄连3g	炒白芍15g	炒枳实10g
炙甘草3g	花槟榔8g	干薤白10g	败酱草15g

7剂,水煎服,日2次。

二诊(1995年12月2日):病情好转,大便次数减少,仍便稀肛热。再予上方去槟榔,加炒黄芩10g。7剂。

三诊(1995年12月9日):大便渐干,每日1次,偶有1日2次。复诊方加量:炒党参20g,炒白术15g,去薤白、败酱草。继服7剂。

患者用上方药治疗,逐渐胃适纳增,神振,大便渐次减至1日2次,先干后溏,肛有热感。后增炒诃子10g、砂仁6g,等。先后服药两个半月而痊愈。

【按】 本例中焦气虚气滞,下焦湿积热郁,胃虚肠实,中寒下热,以致出现"痞"与"滞"两主症。故以木香、炒枳实苦降辛开、行气除滞为君,配以黄连、黄芩、败酱草苦寒燥湿清热;陈皮、半夏、薤白辛热开结散寒,共为臣。佐以参术补其虚,白芍、甘草酸甘缓急,槟榔除后重诸药相合,苦降辛开,寒热并进,气机宣畅,寒热调和,自然邪去正复,诸症悉平。

慢性过敏性结肠炎

夏某,男,62岁。1996年6月10日初诊。

【主症】 大便稀溏,便次增频,腹部痞胀,纳食尚可,口不干渴。冬春觉冷,肛门作坠,便解不净,仍有便意,又常不能自控而出。病程首尾12年。

【病史】 患者回忆述自1984年起反复腹泻便稀,每日4～5次,时有腹痛,多医无效。经上海某医院检诊为慢性过敏性结肠炎。心肺正常,肝脾未及,腹软脐周有压痛。曾服西德产新药5-氨基水杨酸片,能控制大便每日1～2次,仍稀溏腹隐痛不愈。并经某医院门诊治疗,先后自1992年11月起至1995年6月服中药断续治疗不效,特来就诊。

【检查】 舌体大,苔白,边痕,诊脉沉滑。

【西医诊断】 慢性过敏性结肠炎。

【中医诊断】 泄泻。

【辨证】 久病脾肾阳虚,功能失调,脾失运而肾失固也。

【治则】 予温中下益气而固涩之。

【方药】

小红参5g	炒白术15g	煨葛根20g	煨木香15g
沉香6g	肉桂6g	炒诃子15g	煨肉豆蔻15g
五味子10g	炒补骨脂10g	炙甘草5g	香橼皮20g
云茯苓15g			

7剂,水煎服,日2次。

二诊(1996年6月17日):大便略转稠,余症如前。原方加赤石脂15g。7剂,水煎服,日2次。

三诊(1996年6月23日):药效,病情减轻。再方:二诊方去肉桂、诃子、香橼皮。加味:干姜3g,淡吴茱萸3g,加量:炒补骨脂15g,红参10g。7剂。

四诊(1996年6月30日):自觉病在轻减中,故从上周开始停服长期依赖的西药,以往一停西药则便泻增剧,今症仍如前,未见增甚。原方原药增量:补骨脂15g、煨肉豆蔻15g、红参10g。7剂,水煎服,日2次。

五诊(1996年7月7日):病况僵持无大进展。原方加减,加吴茱萸3g、砂仁10g、五味子 12 g、炙甘草 3 g、云茯苓 15 g、淡干姜 3 g,去白芍、葛根、肉桂、诃子、香橼皮。7 剂,水煎服,日 2 次。

六诊(1996 年 7 月 15 日):药效,大便次数减少,每日 1～2 次,呈半成形,小尿见多。脉舌如前。原方增量干姜 4 g、吴茱萸 4 g、五味子 15 g。7 剂,水煎服,日 2 次。

七诊(1996 年 7 月 22 日):病情同前,上方继服 7 剂。

八诊(1996 年 7 月 29 日):大便减为每日 1 次,基本成形,腹不痛,但觉腹中气多、口微干。再调整方加炒枳壳 10 g、御米壳 2 g,去甘草。7 剂,水煎服,日 2 次。

九诊(1996 年 8 月 5 日):病情好转。原方红参减量 8 g。7 剂,水煎服,日 2 次。

十诊(1996 年 8 月 12 日):病情好转。原方加大枣 5 枚、麦冬 20 g,去干姜。7 剂,水煎服,日 2 次。

十一诊(1996 年 8 月 28 日):病情进一步好转。拟制丸剂嘱服。

小红参 10 g	焦白术 15 g	煨木香 15 g	伽楠香 6 g
煨肉豆蔻 15 g	煨补骨脂 15 g	五味子 12 g	吴茱萸 3 g
煨诃子 10 g	御米壳 1 g	淡干姜 3 g	云茯苓 15 g
煨葛根 15 g	炒白芍 15 g	肉桂 3 g	番红花 2 g
炒杜仲 15 g			

制服法:上药 15 剂合为粉末,用大枣 50 个去核,煮捣作粘合剂(不能用蜜),制丸收贮,每日早晚各 10 g,淡盐汤吞送。

【按】 该病用温中益气固涩而取效,慢泄多年,不能自控,腹痛怕冷,且食后即欲便,此中虚不能聚谷,气陷不固之象,又痛为寒象,便滑不禁为脱而不固。消化之病其责在脾,虚寒不固其责在肾,益气以提高运化功能,温涩以固其肾气,病在中下焦,故经治而效。内因腹泻与脾阳虚衰关系最密。脾阳虚衰,以致运化失司,或寒从中生,可见脘腹冷痛,下利清谷,五更泄泻等虚寒之象。脾阳虚衰多由脾气虚损发展而来,亦可由于肾阳虚衰,脾失温煦所致。因此,对此型泄泻,治以温肾与益气并举,并配以固涩之品,则疗效较好。选用四神丸温肾健脾,合四君子汤益气健脾,并内纳肉桂、桂枝、干姜、乌药、熟附片等散寒回阳,配以赤石脂、罂粟壳、炒诃子等涩肠止泻,佐以木香、沉香、香橼皮等行气导滞,以取涩而不留邪之意。

顽固性便秘

孙某,女,30 岁。1982 年 5 月 20 日初诊。

【主症】 大便干结,成颗粒状如羊粪。伴见失眠,食少,腰痛,咽干。

【病史】 患者习惯性便秘已不记得其起始日期,常常 1 周或不服药则不解便,因便秘干燥,每便常常出血,日久伴见头昏,曾有过昏仆倒地史。自述先就诊西医,服西药(药名不详),多致便泻,停药复秘。渐至头昏减食,继而改就中医诊治。曾以现存病历的略统计,就诊不下 40 余次,服药数百剂。往往药轻则无效应,药重则致泻,泻后便秘如旧,多年来深为所苦。

【检查】 舌质嫩润,诊脉沉而无力。

【西医诊断】 习惯性便秘。

【中医诊断】 便秘。

【辨证】 血虚肠燥。

【治则】 拟方以养血润肠为法。

【方药】 用李东垣润肠丸和《世医得效方》五仁丸合用稍事加减以付。

当归尾 12 g	羌活 5 g	大桃仁 10 g	火麻仁 15 g
甜杏仁 12 g	柏子仁 12 g	郁李仁 6 g	生何首乌 12 g
生白芍 12 g	川牛膝 15 g	苦桔梗 5 g	炒枳壳 10 g
番泻叶 3 g			

6 剂,水煎服,日 2 次。

二诊(1982 年 6 月 8 日):患者服药后无任何不适,大便在服药第 3 日后得解,后基本每隔日 1 次,便形先干燥如粒,后成条,不溏薄,无出血,解后觉肠内通气舒适,自觉服药理想,在某医院请医生抄转原方两次,先后共服 16 剂。现头昏,腰痛均好转,精神良好,如释重负,要求继续巩固药效,再来复诊。上方:加蜂蜜 1 匙(冲药)。嘱服半月观察。

【按】 李东垣润肠丸(大黄、当归、桃仁、麻仁、羌活)用大黄,该例患者已先后间断服用大黄多次,且有头昏舌淡,显现气血偏虚之象,因删去未用,改用番泻叶,一无伤中致痛之弊,二无泻后复秘之虞,似犹于大黄。五仁丸(桃仁、杏仁、柏子仁、郁李仁、松子仁、陈皮)以仁类油润通便药为主,除去陈皮,加用枳壳、桔梗,以一升一降,开泄肺气而利大肠。用牛膝、羌活,其中牛膝:一以活血益肝肾治腰痛,一以下行通便;羌活祛风利气,治风秘气秘,对大肠功能调整有协调意义。当归、生何首乌、白芍等均益血而润肠之品。血得补,则失眠改善,头昏好转,使久秘肛裂出血而致的血虚得充。血可濡润,肠乃自滑,便秘可除。患者舌质嫩润,可能与久服泻药导致中气受损有关,然病的总趋势实为血虚肠燥,故不遑顾及。

慢性痢疾

▶ **病案一**

柏某,男,45 岁。1974 年 2 月 28 日初诊。

【主症】 患者消瘦,精神萎靡。大便稀溏,每日 4～5 次,便后夹白冻黏液。时伴脐周隐痛,减食,乏力。病程七年有余,反复举发,近一年来,常每月复发一次,发时治疗,约5日至1周平复,殊为所苦。

【病史】 患者曾于7年前在支持农村建设时患过菌痢,当时农村条件有限,没有及时治疗,仅在公社医院取了3日药片内服(药名不详)。此后,半年复发,经治疗症状消除。不久又复发,常常一年发两三次,近来发作频繁,几乎一月发作一次,屡好屡作,交替不已,因来中医门诊就治。

【检查】 舌淡苔白,诊脉濡软。

【西医诊断】 慢性痢疾。

【中医诊断】 休息痢。

【辨证】 脾虚气弱,湿困于中。

【治则】 健脾实肠,扶正为主,佐以祛邪。

【方药】 选方仿七味白术散加减。

炒潞党参 12 g	焦白术 12 g	白茯苓 12 g	大枣 3 枚
广陈皮 6 g	炒扁豆 10 g	怀山药 12 g	广木香 6 g
砂仁后下 4.5 g	五味子 4.5 g	藿梗 6 g	

7剂,水煎服,日2次。

二诊(1974年4月5日):自述上次药方服后,饮食增量,腹泻逐渐好转,进入休息期。这次又复发,大便中除黏液外,还夹见少量血液。胃内发嘈,腹痛无力,不思饮食。脉细弦无力。转方加入和营阴与坚阴之品。

炒潞党参 12 g	焦白术 12 g	广木香 6 g	西砂仁 4.5 g
云茯苓 12 g	炙甘草 3.5 g	陈皮 6 g	炒扁豆 12 g
炒白芍 10 g	炒黄芩 6 g	泽泻 4.5 g	香橼皮 10 g

7剂,水煎服,日2次。

三诊(1975年4月30日):患者已一整年未来就诊,去年诊后,曾5次发作,发时即自购上方药3剂,病情即缓解,平均复发较少,约隔二三个月1次,平时大便稀溏,无腹痛和黏液,发后则诸症毕见。面色苍黄,但饮食似尚可。苔薄白,脉弦细无力。拟当温中健脾,化湿固肠。

炒潞党参 12	焦白术 12 g	煨广木香 6 g	西砂仁 4.5 g
广陈皮 6 g	香橼皮 12 g	炒扁豆 12 g	炒谷芽 12 g
五味子 4.5 g	补骨脂 6 g	煨肉豆蔻 4.5 g	

7剂,水煎服,日2次。

四诊(1976年8月17日):一年来大便干多于稀,精神食欲均好,且冬春畏冷现象好转。但一年来仍复发过3次,上方曾服过20余剂。这次复发因跑路受热引发,发病已一周。大便每日4~5次,带有黏液,肛门下坠,腹痛矢气,口干口苦,胃口不佳。脉弦,苔白腻。虚实互见,寒热交杂。拟转苦辛和中化湿。

淡干姜 4.5 g	制半夏 6 g	吴茱萸 3 g	炒黄连 3 g
炒黄芩 4.5 g	炙甘草 3 g	广木香 6 g	台乌药 10 g
香橼皮 12 g	藿香 6 g	炒白术 12 g	云茯苓 12 g

7 剂,水煎服,日 2 次。

五诊(1976 年 9 月 10 日):药后 5 剂,痢下即止,大便转干,诸症均减。但味微觉苦,乏力,脉濡。原方加炒潞党参 12 g,砂仁 4.5 g,去乌药。7 剂,水煎服,日 2 次。

六诊(1979 年 2 月 5 日):患者两年多来,腹泻黏液很少复发,偶尔不适,即自购 1974 年初诊处方,另配合香连丸,每次服 3～5 剂,症状即很快平复。体重增加,食欲良好,乏力感不显。今因春节期间,饮食不慎,荤腻偏重,大便稀泻又作,每日 2～3 次,腹痛尚不著。舌淡,脉濡。处方以参苓白术散加味。

焦白术 12 g	炒潞党参 12 g	煨葛根 9 g	炒扁豆 12 g
广陈皮 6 g	缩砂仁 5 g	炒薏苡仁 15 g	大枣 12 g
云茯苓 12 g	煨木香 5 g	五味子 5 g	煨肉豆蔻 5 g
炒谷芽 12 g	炒麦芽 12 g		

7 剂,水煎服,日 2 次。

【按】 急性菌痢多由湿热疫毒蕴结肠中而引起,临床表现多为湿热证候,急性期治疗不彻底可成为慢性,也往往与人体防御功能低下,营养不良及合并慢性疾病为胃炎、胃溃疡、胆囊炎、阑尾炎、肠寄生虫等因素有关,慢性期多因病久正虚邪留,可以时发时愈,形成休息痢,常见虚实互见,寒热夹杂证候。

该患者自急性痢转为慢性休息痢达 7 年之久。初诊脉濡舌淡,证属久泻脾虚气弱,湿胜于中,选用七味白术散,以四君益气健脾,广木香、砂仁、陈皮理气温中行滞,佐以藿香化湿醒脾,重点在扶正治脾。复诊脉转细弦,大便见夹血,故增用白芍和营敛阴,黄芩坚阴清热。三诊苔白脉弦无力,大便久溏,转方以香砂六君配四神丸,重点在补固,两益脾肾。四诊脉弦苔腻,口苦口干,感暑受热而发,转方以辛开苦降合法,半夏泻心汤为主方,着重在平调寒热,温凉互用,以清肠热而温脾寒。五诊则病已基本向愈,偶尔复发,转方在补而兼涩,药味和平,以求巩固疗效。

五次诊治,初诊以脾虚湿胜为病之基本因素;二诊兼见营血受累;三诊则为脾虚及肾,气虚而累及阳虚,中阳涉及元阳;四诊却以暑热为诱因,本虚而标实,本寒而标热;五诊因病已较长时间稳定恢复,仍见脾虚之证,然较之初诊,气滞不著,轻重有别矣。

本病例以脾虚气弱为基本病机,几年中几次复发就治,则分别有兼血热,兼阳虚、兼暑热而不同。治疗始终贯彻健脾原则,同时灵活采用和营坚阴、温固脾肾、寒热平调,最后仍以补脾固涩而收功。由此可窥中医临床施治之辨证意义。

▶ **病案二**

张某,男,40 岁。1978 年 9 月 13 日初诊。

【**主症**】 面黄形瘦。大便稀溏,便溏不成形,每日 3~5 次,脐周疼痛,便中多白冻,偶尔也见血液,肛门作坠。食欲欠佳,口苦,口干不欲饮,厌恶油荤,疲劳无力,头昏腹胀。病程近十载,复发已一月有余。

【**病史**】 患者患病已 9 年。9 年前曾经因秋季患痢疾,经抗生素治疗 1 周而愈,在停药后,因饮食不慎又复发。当时从保健室取药自服,因工作关系,服药断断续续,未按医嘱,病拖至 3 周后自复,以后,每逢天热即发,渐至发作频繁,平时腹胀食减无力。大便常规常见脓细胞(+)、(++)、(++++),白细胞(++),黏液(++)。红细胞 3.2×10^{12}/L。

【**检查**】 苔滑腻,脉弦滑。

【**西医诊断**】 慢性痢疾。

【**中医诊断**】 泄泻。

【**辨证**】 湿热积滞蕴结于肠中,久病中气受累。

【**治则**】 治以扶正祛邪,当前尤以祛邪为主,扶正辅之。

【**方药**】 选用洁古芍药汤加减。

广木香 6 g	败酱草 12 g	炒黄芩 6 g	炒黄连 5 g
花槟榔 6 g	炒白芍 12 g	上肉桂 4 g	焦白术 12 g
潞党参 12 g	香橼皮 14 g	炒枳实 5 g	炙甘草 3 g
陈仓米^{煎水煎药}20 g			

陈仓米^{煎水煎药}20 g

6 剂,水煎服,日 2 次。

二诊(1978 年 9 月 20 日):药后腹痛,便坠减轻,大便每次量增多,但次数见减,并觉通畅,但脓液仍多,食欲仍差。转方去枳实、甘草、党参,加扁豆 12 g、炒谷芽 12 g、炒麦芽 12 g、陈皮 6 g、京菖蒲 6 g。6 剂,水煎服,日 2 次。

三诊(1978 年 10 月 3 日):食欲转好,脘部不胀,口苦已除,大便数次递减,每日已恢复到发病前状态,1~2 次,溏稀可见黏液。拟方健脾兼敛肠之剂。

焦白术 12 g	广陈皮 6 g	潞党参 12 g	炒白芍 12 g
煨肉豆蔻 6 g	炒二芽^各12 g	云茯苓 12 g	炒扁豆 12 g
西砂仁 5 g	炒黄芩 6 g	广木香 6 g	败酱草 10 g

10 剂,水煎服,日 2 次。

四诊(1978 年 10 月 15 日):精神体力都日有所增,但大便仍溏,稍食不慎,便次即增。苔微黄腻,脉如前。

参苓白术丸,10 g,30 包,每次 1 包,每日 3 次。

藿香正气片 30 支,每日 3 次,每次 4 片。

五诊(1979 年 2 月 24 日):春节后饮食劳累,旧病复发,大便坠而频,黏液带血,口干口苦,脘腹作胀,尿黄。苔黄腻,脉滑数。拟方清湿热,消积滞。处方:

炒黄连 6 g	银花炭 12 g	槐花 10 g	炒山楂 12 g
半夏曲 10 g	广陈皮 6 g	炒枳壳 10 g	赤茯苓 12 g

| 炒白芍 12 g | 当归 10 g | 秦皮 10 g | 煨葛根 10 g |

广木香 6 g

5 剂，水煎服，日 2 次。

六诊（1979 年 3 月 2 日）：便血已不见，口干苦见好，脘胀稍轻，仍见乏力，便溏，食少。

原方加制何首乌 10 g、五味子 6 g、煨肉豆蔻 6 g、焦白术 12 g、炒党参 12 g，去银花炭、槐花、山楂、秦皮、枳壳、当归。5 剂，水煎服，日 2 次。

七诊（1979 年 8 月 14 日）：经治疗后，病休止 5 个多月始发，是病后最少复发的一年。近又有便次增多之象，每日 4 次，有黏液，解便时腹微痛不舒，食欲尚可。拟方：

煨葛根 12 g	藿香梗 10 g	炒黄连 6 g	炒黄芩 6 g
广木香 6 g	西砂仁 5 g	炒白芍 12 g	炒白术 14 g
炒扁豆 12 g	香橼皮 12 g	白茯苓 12 g	煨肉豆蔻 6 g
炒谷芽 12 g	炒麦芽 12 g		

5 剂，水煎服，日 2 次。

患者于 1980 年 5 月份来门诊看"性功能衰弱症"，告知去年 8 月中旬处方最为合病，5 剂后即症状消除。10 个月来，曾有 2 次有复发预兆，随即取原方购服 5 剂即愈，至今该病基本没有明显发作过。

【按】 慢性痢疾一病多由急性期治疗不彻底而致，平日有不同程度症状，如腹痛腹胀，便泻便秘交替出现，大便经常或间歇带有黏液脓血，也可因某种因素引起急性发作，腹痛腹泻加剧，便频夹脓血，甚则发热，但程度不及急性期严重。

中医称之为休息痢，皆湿滞邪毒留稽肠间，每逢正虚而动，平日隐匿，故称为休息痢。

本例慢性痢病，仍以湿热为重，方取洁古芍药汤清热解毒，调和气血。由于慢性久痢，里实不著，故去大黄之攻积，方中加减，或增健补，或增敛固，或加凉营，或加芳化，均随当时每次发病的表现依症用药。

痢疾古称滞下，以热毒湿积阻郁，气血不通之谓，故每次急性发作，均应清热解毒，调和气血为主。其余各种不同治法，皆为配合。

▶ **病案三**

刘某，女，59 岁。1984 年 1 月 5 日初诊。

【主症】 下腹疼痛，里急后重，大便每日 6～7 次，便后不爽，中夹黏液。

【病史】 患者曾有痢疾病史多年，时发时愈。近一年多来发作加频增剧，已往常服西药肠道抗菌药物即缓解，渐至药效不敏感。多年来厌食油荤，前年 10 月间又因病胆囊炎住院治疗，痊愈出院后于 11 月复发本病，一年多来多次发作。于 1983 年 12 月转入中药治疗，疗效不著。

【检查】 大便常规镜检见黏液（＋＋）。诊舌苔薄白，舌质红胖。

【西医诊断】 慢性痢疾。

【中医诊断】 痢疾。

【辨证】 湿热蕴滞,气血失和。

【治则】 调气血,清湿热。

【方药】 用洁古芍药汤加减。

炒黄连 5 g	广木香 10 g	砂仁 6 g	槟榔 5 g
沉香曲 12 g	杭白芍 12 g	炒谷芽 12 g	炒麦芽 12 g
炒川楝子 9 g	肉桂 5 g	炒白术 12 g	香橼皮 15 g

6 剂,水煎服,日 2 次。

二诊(1984 年 1 月 10 日):药效,病情轻减,大便转为每日 1～2 次,渐成形,里急后重消失,腹痛休止,食欲转振。原方加炒潞党参 12 g。6 剂,水煎服,日 2 次。

【按】 洁古芍药汤功效主要为:一为清肠中湿热,二为调气和血。刘河间《医学六书》所谓"调气则后重自除,行血则便脓自愈"。本症则因腹痛后重明显,故除原方的木香、槟榔而外加入砂仁、沉香曲、香橼皮等藉以增强利气调气之效能,以求缓解症状。又因久痢,复发一年多,舌苔薄白而不黄腻,故仅用原方黄连主药,不用大黄攻泻,黄芩亦暂不用,为减弱其清热解毒效能,以免虚其正气。白芍重用取其调气血以住痛,川楝子苦寒清湿热有类于黄芩,且有助于白芍止痛,肉桂辛温与木香、槟榔同用能增强其去积导滞之效,又与白芍配伍起行血作用,本症仅见白色黏液未见血液,故当归未用,而换取白术、炒谷芽、炒麦芽健脾导滞。全方以调气清热为主,调血居次,又以健脾调气为主,清热为辅,是与原方异同之处。

芍药汤为治热痢腹痛的常用方,但以肛门灼热,舌苔黄腻的赤白痢下,腹痛里急为要点,适于急性一般痢疾,今转用于慢性痢疾急性发作之用,故需根据症情表现加减,但方中白芍、黄连、木香、槟榔、肉桂五药实为治痢之专门配方,按急、慢性的偏热、偏积、偏虚、偏寒而增减用药,实为一临床重要经验。

▶ **病案四**

王某,女,40 岁。1991 年 3 月 11 日初诊。

【主症】 腹痛且胀,肛门下坠,大便次多而稀。经治疗后,大便已转正常,腹部尚余胀气。

【病史】 患者患有慢性痢疾休息痢,采用调气血,行积滞治疗(这部分病历患者丢失,未能记录,甚为可惜),病在好转中,大便已转正常,腹部尚余胀气,原方续调之。

【检查】 未记录。

【西医诊断】 慢性痢疾。

【中医诊断】 休息痢。

【辨证】 未记录。

【治则】 调气血,行积滞。

【方药】

制何首乌 15 g	炒白芍 15 g	炒黄芩 8 g	花槟榔 10 g
上肉桂 5 g	干薤白 10 g	败酱草 15 g	焦白术 15 g
广木香 10 g	全当归 10 g	炒党参 20 g	香橼皮 18 g

7 剂，水煎服，日 2 次。

二诊（1991 年 3 月 17 日）：病为上述，大便首次正常，解后尚需接连大便 2～3 次，呈泡沫状，肛作坠，无或少粪便。上方加炒乌梅 10 g、煨木香 10 g、煨葛根 15 g，去木香、薤白。7 剂，水煎服，日 2 次。

三诊（1991 年 4 月 1 日）：腹胀不知饥，大便每日 1 次。用升阳法。

春柴胡 6 g	煨葛根 15 g	升麻 2 g	炒党参 18 g
生黄芪 15 g	炒炽壳 10 g	煨木香 10 g	炒乌梅 10 g
炒白芍 12 g	上肉桂 5 g	广陈皮 10 g	炙甘草 3 g

7 剂，水煎服，日 2 次。

四诊（1991 年 4 月 15 日）：大便难解，咽有不适感。上方去乌梅、肉桂，加黄芪量至 20 g。7 剂，水煎服，日 2 次。

五诊（1991 年 11 月 4 日）：慢性痢疾，最近复发，腹胀便溏，偶见血丝与白冻，肛坠使无力形瘦。舌淡，脉细。

广木香 10 g	槟榔 6 g	青皮 8 g	沉香 5 g
全当归 10 g	炒白芍 15 g	肉桂 5 g	炒黄连 2 g
炒白术 15 g	炒党参 20 g	茯苓 15 g	炙甘草 3 g

7 剂，水煎服，日 2 次。

六诊（1991 年 11 月 16 日）：服药后病又稳定，大便转为每日 1 次，但腹胀。上方加量槟榔 8 g、肉桂 6 g，加味制香附 15 g。7 剂，水煎服，每日 2 次。

七诊（1991 年 12 月 14 日）：肛坠不畅，肢凉，腹胀，大便干。上方去白芍、党参，加薤白 10 g、熟大黄 4 g、南沙参 15 g。7 剂，水煎服，每日 2 次。

【按】　本例患者主症以腹痛肛坠便次多而稀且胀，经治疗转为腹胀，大便难，故木香、槟榔、黄连、肉桂、沉香等为主药，因坠用薤白，因秘用熟大黄，因泻用乌梅、煨葛，因虚用四君，药后有缓解症状，大便转正常，痛胀轻减等疗效，近期疗效理想。

急性胆囊炎

陆某，女，40 岁。1980 年 4 月 12 日初诊。

【主症】　右上腹及胁部阵痛，苦满，口苦咽干，微寒微热，不思饮食，食则欲呕，起病 3 日。

【病史】 患者于 1980 年 4 月 9 日起病,初觉胃脘疼痛,曾服普鲁本辛、维生素 B_6 等西药,4 月 10 日右上腹部呈阵性痉挛样发作痛,4 月 11 日胆囊区压痛,体温 37.4℃,有持续并向右肩胛部放射,超声波示胆囊进出波发毛,血常规检查:白细胞 $13.6×10^9$/L,淋巴细胞 89%,嗜酸性粒细胞 9%,中性粒细胞 2%,拟诊为急性胆囊炎。西医处理:庆大霉素 8 万单位,每日 2 次,并转来中医治疗。

【检查】 苔白腻,脉弦数。

【西医诊断】 急性囊胆炎。

【中医诊断】 胁痛。

【辨证】 病发于半表里之间。

【治则】 治从少阳经和解之。

【方药】 蒿芩清胆汤加减。

春柴胡 6 g	炒黄芩 8 g	青蒿 6 g	白茯苓 12 g
广陈皮 6 g	炒枳壳 6 g	黄郁金 10 g	川楝子 6 g
佛手片 10 g	广木香 6 g		

7 剂,水煎服,日 2 次。

二诊(1980 年 4 月 19 日):痛已止除,脘中尚觉胀满不适,乏力不思饮食,睡眠不好。苔腻微黄滑,脉弦。原方和解之外,加以清胆宁神。

春柴胡 6 g	炒黄芩 6 g	益元散 12 g	茯神 10 g
合欢花 5 g	制半夏 6 g	炒枳壳 6 g	黄郁金 10 g
炒川楝子 6 g	广陈皮 6 g	炒二芽^各 12 g	金钱草 12 g

7 剂,水煎服,日 2 次。

三诊(1980 年 4 月 26 日):寒热已净,胁脘痛已止,但余波未净,尚觉口干口苦,肩胛部不适。诊脉偏弦数,舌尖红,苔薄黄。再加重清泄胆热之剂。

黄郁金 10 g	炒黄芩 6 g	春柴胡 6 g	炒栀子 6 g
蒲公英 12 g	龙胆草 5 g	全当归 10 g	杭白芍 10 g
车前子 12 g	生甘草 4 g	云茯苓 12 g	佛手片 10 g

7 剂,水煎服,日 2 次。

【按】 急性胆囊炎,因有寒热往来,属于伤寒少阳经辨治范畴。如无并发症,疗效一般均较理想。胆囊炎初起急性属实,故选方用蒿芩清胆一类,不用小柴胡之人参、甘草、大枣、生姜补益药而加木香、川楝子等止痛疏行之品。

胆经络肝属胆,循行于胁。胆足少阳之脉……是动则病口苦,善太息,心胁痛,不能转侧……这些经文描述的症状,与胆囊炎症状雷同,故用和解法。到后三诊时,寒热虽退,然胆肝似有实火未尽,方转用加味龙胆泻肝汤。1 周后,患者各症状很快消失,恢复工作,未见后遗症。

慢性胆囊炎

汪某,女,56岁。1982年3月15日初诊。

【主症】 全身轻度浮肿,面色黄浮,精神萎靡。嗳气频频。胸胁苦满疼痛,时时从右侧引向左侧及背部,口干泛溢,口水作苦味,脘中作胀,食欲特差,胸闷心慌。

【病史】 患者多年来,一直患有胆囊炎,以往曾有过数次急性发作史,主症为寒热,恶心,上腹痛。曾经胆囊造影,显示收缩功能不佳,超声波显示进出波发毛。叠经中西医治疗,近年来已不大发作,但上腹隐痛仍持续存在,时轻时重,并伴有一系列消化方面症状。近于春节后不久复发,迄今一月有余,而来就诊。

【检查】 苔白,脉弦沉。

【西医诊断】 慢性胆囊炎。

【中医诊断】 郁病,胁痛。

【辨证】 肝郁气滞则犯胃,久病脾虚气虚,运滞湿困。

【治则】 疏肝解郁,降逆和胃,渗湿健脾。

【方药】 方用《景岳全书》柴胡疏肝散。

春柴胡6g	制香附12g	炒枳壳6g	延胡索^{醋炒}10g
炒白芍12g	佛手片10g	广陈皮9g	薄荷3g
黄郁金10g	炒白术12g	茯苓皮15g	泽泻10g
川朴花5g	煅瓦楞子15g		

5剂,水煎服,日2次。

二诊(1982年3月20日):浮肿消退,脘胀轻松。肝胃气逆,嗳逆频频,不定时发作,脘胁仍作隐隐胀痛,诊脉弦涩。转方拟疏肝降逆为主,引四磨、五磨之类可也。上方去柴胡、川朴花、薄荷、茯苓、泽泻、瓦楞子,加乌药10g、沉香^{后下}5g、广木香6g、白豆蔻5g、炒谷芽12g、炒麦芽12g。6剂,水煎服,日2次。

三诊(1982年3月27日):嗳逆已大减,精神尚差,胁脘胀痛已缓和,但仍隐隐有之,守方不变。6剂,水煎服,日2次。

【按】 慢性胆囊炎,有时为急性的遗患,但无急性发作史,一发现即为慢性者殊不少见。往往无典型症状,右上腹压痛及叩击痛,餐后加剧的消化不良症状,超声波检查等为有价值的症状、体征和依据。

慢性胆囊炎,临床上肝郁气滞型为多见。因肝郁气滞,气机不畅,肝气失条达,肝络失和,故胸胁胀痛,嗳逆不已,以肝脉布胁肋,肝气升发;肝邪克胃,则见腹胀纳呆,胃失和降,故嗳气呕吐;肝气乘脾则腹胀,浮肿;苔白,脉弦为肝胃不和之象。

本证开始用疏肝理气解郁,兼以健脾渗湿,方用《景岳全书》柴胡疏肝散,用柴胡、枳壳、香附行气解郁,白芍、郁金、陈皮以助解郁之功;薄荷、佛手助其疏肝之效;延胡索活瘀止痛,配四苓散健脾退肿。复诊因肝胃气逆亟为突出,转方用五磨饮去槟榔,则本方嫌其辛温香燥太过,以脾虚不耐于破降太过,药后降逆下气起到作用,嗳逆频减。

慢性胆囊炎,往往多见中焦湿热,但气郁化火,或湿热内蕴,均应脉见弦数,证见口苦口干,苔见苔黄苔腻。或黄疸或寒热,又须茵陈蒿荡,或大柴胡等方剂才合。

胆囊炎

李某,男,30岁。1983年6月4日初诊。

【主症】 患者表现为右上腹痛,痛剧不耐,痛后作胀,多发夜间,脘闷,胃脘嘈杂,得食稍缓,口苦口干。病程三月余。

【病史】 患者得病开始,初经西医诊治,诊为胆囊炎。胆囊超声波显示进出波发毛,经3个月服药治疗不显效果。转来就诊。

【检查】 舌苔黄燥,六脉虚细而弦。

【西医诊断】 胆囊炎。

【中医诊断】 胁痛。

【辨证】 肝气横逆犯胃。

【治则】 疏肝和胃。

【方药】 小柴胡汤加减。

春柴胡9g	炒黄芩6g	黄郁金10g	炒枳壳10g
炒延胡索10g	炒川楝子9g	青皮9g	全当归12g
炒白芍12g	青木香10g	白茯苓12g	川朴花5g

6剂,水煎服,日2次。

二诊(1983年6月11日):药后痛减大半,胃嘈脘胀渐好。现尚觉腰酸,口干不适。原方加北沙参12g。6剂,水煎服,日2次。

三诊(1983年10月8日):近因感冒咳嗽,痰多,痰黄,昨晚觉有哮闭气喘现象。脉浮滑,苔薄腻。予宣肺化痰为主。

前胡10g	苦杏仁12g	苦桔梗10g	炒牛蒡子10g
玉苏子6g	黄郁金10g	化橘红12g	川贝母12g
云茯苓12g	炙紫菀12g	佛手片10g	炒黄芩6g

6剂,水煎服,日2次。

【按】 患者临床症状以胆囊区疼痛、脘胀、口苦为主,指征符合胁下痛满、口苦咽干、脉弦。故用小柴胡汤主药,柴胡、黄芩疏肝利胆清热,因痛甚为肝火横逆,故配伍金铃子散,因脉细,病程较长,故用全当归、炒白芍和营柔肝,枳壳、青皮、木香疏利气机,川朴花散满,郁金利胆,故清胆热,止疼痛疗效显著,患者两诊病愈。时隔 3 个月因感冒咳嗽来诊,因胆囊炎病史,询及前药治疗情况,被告知该病已痊愈未再复发,作为病后访问而记录之。

本案肝气郁滞横逆,属于气滞型,以疏利气机为主,肝火胆热虽有而不炽,营血虽有不足而阴虚之象未呈。为胆囊炎初期轻症的正治法。热盛须加牡丹皮、栀子,甚则龙胆草泻火;如出现高热或寒热,则加蒲公英、紫花地丁、连翘等清热解毒;肝阴不足则加生地黄、赤芍、牡丹皮、沙参、麦冬等凉阴生津;如大便秘结则芒硝、大黄逐热亦可酌用,其治法大抵以上数端。

重症肝炎,肝昏迷

鲍某,男,39 岁。患者在传染病医院住院。1970 年 6 月 21 日下午来邀请会诊。

【主症】 患者全身面目黄染,色鲜明透亮如橘皮,神志迷糊,狂躁不宁,腹部胀大。大便秘结,尿少深黄,点滴如茶。干呕不食,自觉郁热阵阵冲心胸。

【病史】 患者于 6 月 2 日曾因不思饮食,继而出现寒热,医务室拟诊为疟疾,予以抗疟药。4 日喝酒两杯,病情加重,出现黄疸,住当地传染病医院。入院后,病情持续发展。黄疸指数 95 u,谷丙转氨酶 400 U/L,麝香草酚浊度 24 u,硫酸锌浊度 24 u。超声波除密集微波外见复波,小波,偶见束状波。可见腹水反射。腹围 102 cm,腹水征(＋＋),鼻出血。于 20 号病情加重,处于半昏迷状态。经某医院专家会诊,拟诊:① 亚急性肝坏死;② 肝昏迷;③ 肝癌待排。6 月 21 日下午来邀请会诊。

【检查】 面目俱黄,精神恍惚,烦扰时时。唇舌干燥,舌质周边深绛,苔黄腻,脉实滑大;超声波示:腹水。

【西医诊断】 ① 亚急性肝坏死;② 肝昏迷;③ 肝癌待排。

【中医诊断】 黄疸,鼓胀。

【辨证】 湿遏热状,邪毒郁深,气机阻塞痞胀之象俱呈。肝热上冲则心神被扰而昏蒙烦乱,湿热阻闭则气化传导停滞而胀气腹水由生。

【治则】 当从阳明瘀热,阳黄论治。

【方药】 予以急肝汤加味。

绵茵陈 30 g	栀子 10 g	海金沙 12 g	黄郁金 10 g
炒黄连 6 g	玄参 12 g	赤茯苓 12 g	福泽泻 12 g
炒黄柏 10 g	生大黄 6 g	连翘心 12 g	大青叶 10 g

3 剂,水煎服,不定次数,少量频服。

二诊(1970 年 6 月 23 日):药后第二日上午便通,量多色黑秽臭。烦躁渐宁,午后排尿 3 次(1 000 ml 左右),腹围减至 98 cm。舌脉相仿。原方去玄参、连翘心,加鸡内金 12 g、大腹皮 12 g。3 剂,水煎服,不定次数,少量频服。

三诊(1970 年 6 月 26 日):药后小便稍多,烦躁稍好,肝区压痛,腹胀仍甚。舌脉如前。

绵茵陈 30 g	栀子 10 g	海金沙 12 g	黄郁金 10 g
大腹皮 12 g	青皮 6 g	赤茯苓 12 g	福泽泻 12 g
凤尾草 10 g	生大黄 6 g	炒枳实 6 g	败酱草 15 g

5 剂,水煎服,不定次数,少量频服。

四诊(1970 年 7 月 2 日):病情好转,黄疸渐退,神志清晰,已不狂躁,腹胀减轻,尿量增多。原方加鸡内金 10 g。7 剂,水煎服,日 3 次。

五诊(1970 年 7 月 24 日):腹胀大减,腹壁松软,尿量增多,大便日解 5~6 次,有黏液,鼻微出血,能食眠安。腹围降至 77.5 cm,腹水消失。苔黄已退,舌质红减,脉见和缓。化验检查:黄疸指数 34 u,麝香草酚浊度 18 u,硫酸锌浊度 20 u,谷丙转氨酶 68 U/L。转方凉血解毒,清利湿热。

白茅根 30 g	炒牡丹皮 6 g	败酱草 12 g	黄郁金 10 g
炒白芍 12 g	北条参 12 g	川楝子 10 g	延胡索 10 g
白茯苓 12 g	广陈皮 10 g	炒枳壳 6 g	生麦芽 12 g

【按】 重症肝炎常因急性或亚急性肝坏死,病情发展迅速,若不及时抢救,可发生肝昏迷,出血和肝肾综合征而死亡。中医认为热毒深重,肝移热于心,心神受扰而致昏迷。肝失藏血,瘀凝脉络,致血妄行。或因肝肾受损,关门不利,决渎壅塞,形成鼓胀等。因此重症肝炎,治疗应以排泄湿热毒邪为急,邪毒下泄,则肝可疏泄,脾得转输,心不受害,肾不受损。症情方可转危为安。

方剂急肝汤,为自制经验方,以排黄泻热利尿解毒为功效,药物是茵陈、郁金、栀子、海金砂。其中茵陈退黄,郁金利肝胆,栀子除热,金砂利水,均有解毒作用。

急性重肝以肝脾湿热瘀闭为基本病因病理,湿热郁毒一泄,则不上冲而心神得安,昏迷自解。非深度昏迷,热伤营血,可不必开窍凉血之品。又湿与热两层因素,初起当以泄热为主,后继之增加利水药比重,使湿热泻而不伤脾。脾运一转,肝泻得行,则腹胀、腹水、黄疸等诸症可渐次清除。

本案处方包括有古方茵陈蒿汤和小承气汤,意在泻黄通腑,逐湿热下行,配用海金沙、赤茯苓、泽泻、凤尾草等清热利水解毒,仍以泻黄排毒为法,其他疏肝之青皮,宽中利水之大腹皮,利胆退黄之郁金,皆有行气作用,可在增强泻热利湿的同时,疏肝和脾。其后黄疸退,腹水净,大便溏。仅余鼻出血一症,是病机湿热已去,肝阴伤耗与血热余波之象,故转方以凉血解毒为主,清热利湿药退居配伍位置,并加白芍、沙参等以护阴,为恢复期立法。继以清肝和胃、湿热分消治疗,历时 3 个月,康复出院。患者存活 20 余年,疗效甚佳。

产后急性黄疸性肝炎合并急性肾炎

姚某,女,20岁。1970年11月9日入院,1970年12月10日出院。1970年11月11日邀请会诊。

【主症】 精神萎靡,全身浮肿,下肢光亮。腹胀痞满,食欲不振,全身乏力,尿少近闭,时伴见发热。

【病史】 患者于1970年11月3日因妊娠足月,患有先兆性子痫而住当地保健院,6日下午产一女婴。产后大出血,输血850 ml,血压150～130/100～90 mmHg,服降压药降至正常,尿蛋白(+)。入院后发现巩膜及皮肤黄染,追向病史,半个月来食欲不振,厌油,检查尿三胆(+),肝功能病理性升高。于1970年11月9日以急性黄疸型肝炎转当地传染病医院治疗。住院3日后,神差,腹胀甚,不食,尿少近闭,全身浮肿,下肢光亮。尿检查蛋白(+++),红细胞(+++),白细胞(+++),颗粒管型(+)。拟诊产后急性黄疸型肝炎合并急性肾炎。

【检查】 入院检查,神清,发热39.9℃。巩膜及皮肤黄染,腹胀大有移位浊音,肝脾因腹胀边缘不易触及,肝区压痛。咽喉及心肺(-),神经系统(-)。乳房胀,下肢浮肿,阴道无出血,恶露不多,血压112/90 mmHg,"尿三胆"(+),肝功能:麝香草酚浊度18 u,硫酸锌浊度10 u,黄疸指数66 u,谷丙转氨酶75 U/L。舌苔黄腻,六脉弦滑,尺脉见弱。

【西医诊断】 急性黄疸性肝炎,并发腹水,急性肾炎。

【中医诊断】 黄疸,水肿。

【辨证】 产后正虚,内伏湿热,暴发无制,湿遏热郁,蕴于肝胆,发为黄疸。郁于肌肤,水气互结,变见水肿。脾壅土实,满腹隆胀,如鼓似瓮,全身头面肿胀失其原形。此肝、脾、肾三脏俱病,病势已急危矣。

【治则】 急则治其标,利水行气,退黄消肿,疏导其壅塞再议。

【方药】 五皮饮合栀子柏皮汤加减。

益母草15 g	马鞭草15 g	茯苓皮15 g	五加皮6 g
冬瓜皮12 g	花槟榔3 g	广木香6 g	青陈皮各6 g
绵茵陈25 g	炒栀子3 g	炒黄柏6 g	凤尾草12 g
全当归12 g	洗腹皮6 g		

3剂,水煎服,日3次。

二诊(1970年11月14日):药后热退,二便得以通利,3日来解大便2次,小便9次,腹围自78 cm减至72 cm,全身浮肿见减,症情趋向缓和。原方继进3剂,水煎服,日3次。

三诊(1970年11月18日)：精神食欲好转,黄疸减退,尿量增多,腹围递减至66 cm,浮肿与腹水已基本消失,阴道有少量恶露。舌苔薄白,脉转缓和。转方养血止血,佐以退黄清利。

益母草 10 g	全当归 10 g	阿胶 10 g	绵茵陈 24 g
泽兰叶 6 g	栀子炭 5 g	炒荆芥炭 4.5 g	冬瓜皮 12 g
青陈皮^各6 g	棕榈炭 10 g	制香附 10 g	泽泻 12 g

青陈皮^各6 g

5剂,水煎服,日3次。

四诊(1970年11月24日)：阴道血止,恶露已清,肿胀消失,神形困乏,食纳尚差,脉显虚弱。上方去清利药,加健脾药,去止血剂,加益阴剂。处方：

全当归 10 g	绵茵陈 25 g	广陈皮 10 g	炒白芍 12 g
白术 12 g	怀山药 12 g	炒党参 12 g	连皮苓 15 g
炒谷芽 10 g	制香附 12 g	佛手片 10 g	炒麦芽 10 g

5剂,水煎服,日3次。

患者由于经济原因要求出院,出院检查：黄疸指数11 u,硫酸锌浊度12 u,麝香草酚浊度15 u,谷丙转氨酶125 U/L。肝功能尚未恢复正常,自觉症状已基本消除,先后共计服中药16剂。

1年后,患者来合肥出售农业产品,相遇于市,得知已正常劳动生活,但劳累后易感困倦而已。

【按】 妊娠合并病毒性肝炎,由于营养需要量增加,新陈代谢增加,加重了肝脏负担,易至肝脏损害,因凝血酶原时间延长,血清纤维蛋白原减少,分娩时易引起大量出血,从而加剧其病情的严重性。患者又因高血压、蛋白尿、肾功能受损,出现高度水肿,伴有急性肾炎。中医理论认为湿热内郁,水热互结,正虚血虚,此时清热利水对黄疸对水肿均属必要措施。方中栀子、黄柏清热;益母草、马鞭草、茯苓皮、五加皮、冬瓜皮、大腹皮、青皮、陈皮等有五皮饮成分,配合木香、槟榔行气以导水,茵陈合入为栀子柏皮汤。由尤产后用当归护虚,其中益母草、马鞭草退肿主药,因益母草功效有：① 活血祛瘀增强子宫产后收缩恢复;②《本草纲目》载其治大小便不通,有较强的利尿消肿,为肾炎水肿常用药;③ 能清热解毒,对肝炎热毒有治疗的裨助;④ 本品尚有降压作用,可用于高血压。这四点均符合本案病患,丝丝入扣。至于马鞭草,其活血祛瘀功效似益母草,《肘后方》载治大腹水肿,是一利尿退肿药物,现代用治软缩肝脾又有清热解毒之功。故这二药是临床主治急性产后水肿、肝炎的常用之药。

重症急性黄疸性肝炎

徐某,男,45岁。1975年11月1日入院,1976年2月26日出院,共住院116日。入院1周后11月8日当地传染病院特邀会诊。

【主症】 患者出现身面俱黄,似若涂金,发病半个月,住院8日。神识朦胧,精神萎靡恍惚数日。患者素有肝炎病史,肝气已残,近因旅途辛劳,正气益累,致邪盛急暴,一发即重,速迅难挡。

【病史】 患者于1974年11月曾患有急性黄疸性肝炎,已经治愈。有十二指肠球部溃疡病史4年,经常发作,今年春季曾黑便1周,有关节炎史,脊椎肥大等疾病。近期从新疆维吾尔自治区回皖探亲,途中有乏力、厌油、尿黄、减食等不适症状,五六日来午后低热咳嗽,痰浓,胸痛,并伴见上腹痛,进食和晚间加重,右肩放射痛,嗜食酸味,恶心欲呕。于1975年11月1日入院治疗,11月4日查黄疸指数55 u,患者精神萎靡恍惚。邀中医会诊。

【检查】 患者面颈部毛细血管扩张,右耳后方可见一蜘蛛痣,肺呼吸音粗糙,肝胁下1.5 cm,剑突下4 cm,质硬边滑,脾(一)。11月8日黄疸加深(黄疸指数100 u),尿中查到黄柱体,身上有肝臭味。唇红,舌尖红赤,边缘紫暗,苔厚而白腻,中心微黑,脉弦滑而长。

【西医诊断】 重症肝炎,急黄伴有慢肝等。

【中医诊断】 黄疸。

【辩证】 瘀热于中,湿积交困,深防热郁伤营而致变。

【治则】 清泄瘀热,兼以化湿疏中。

【方药】

绵茵陈30 g	垂盆草12 g	海金砂15 g	栀子6 g
炒牡丹皮6 g	败酱草15 g	赤茯苓12 g	黄郁金10 g
佛手片10 g	大腹皮6 g	广木香6 g	

5剂,水煎服,日服3次。

二诊(1975年11月12日):药服5剂,饮食稍进,精神稍好,黄疸仍深。口苦咽干稍减,胃脘嘈杂难受,时觉有热阵阵冲上,两胁疼痛。苔后厚腻,前舌红少苔,脉仍滑盛,右脉尤显。守前方稍作调整。加川楝子6 g、南沙参12 g、陈皮10 g、炒枳壳6 g,去广木香、栀子。5剂,水煎服,日服3次。

三诊(1975年11月19日):病程记录如下。11月9日:体温37.3℃,精神萎靡懒言不答,难受想吐,心音低,心电图示:心室传导阻滞,前导联有明显u波,T波偏低。11月10日:稍进食,大便一次呈灰白色,心律不齐,每隔1~2 min有1次期前收缩。11月11日:早晨进食150 g,体温正常,大便黄,精神好,症状改善。化验结果示:11月11日:黄疸指数91 u,总胆红素161 μmol/L,尿胆红素(+++),尿胆原(一),尿胆素(+++),黄柱体未见,白细胞5.8×10⁹/L,中性粒细胞60%,淋巴细胞40%。11月13日:黄疸指数75 u,硫酸锌浊度14 u,麝香草酚浊度7 u,总胆红素119 μmol/L,谷丙转氨酶256 U/L。11月18日:黄疸指数70 u,谷丙转氨酶180 U/L。

病情逐步减轻,脉趋向平缓,食增力进。湿热外泄在持续中,原方基本未变。

在后续诊疗中,因患者症状在持续好转,原方基本未变。其中 11 月 24 日因睡眠差,加一二味安神药。12 月 3 日大便稀溏,加香橼皮、木香。基本上每周视诊 1 次,患者检查各项肝功项目逐渐减退。其中黄疸指数每周 1 次,由 75 u、70 u、31 u、20 u、8 u,至 2 月 2 日正常;谷丙转氨酶,由 256 U/L、180 U/L、158 U/L、78 U/L、72 U/L,至 2 月 25 日始正常。出院时肝功能各项均正常,症状基本消失。肝脏仍肿大,肋下 3 cm,剑突下 6.5 cm,无压痛感。遂赴山东休养。

【按】 重症黄疸性肝炎兼见夹杂症,影响病情,恢复较慢,但因一般不严重,故仍应以退黄、利水、清热为原则。患者病初期咳嗽吐痰,似与感冒感染有关,中药治疗时支气管炎症状已不显著,是与西药抗菌治疗有关。十二指肠球部溃疡病程中并发不明显,仅吐酸而已。风湿病,肥大性脊椎炎在恢复期出现腰痛、足踝痛等症状。期前收缩在早期未发觉,病中期出现。故在处理上,支气管炎、球部溃疡均未作配合处理,只避选苦寒之药。中期仅选用茯神一类安神定悸药配合。后期稍作调整,秦艽、豨莶草、当归一类养血和络,主症黄疸一去,其他各症也相应稳定。

急性黄疸性肝炎

曾某,男,40 岁。1975 年 11 月 19 日住院,1976 年 1 月 18 日出院,住院共 71 日,于入院 1 周后,1975 年 11 月 26 日邀请会诊。

【主症】 面目全身鲜黄如橘色。脘腹饱胀,自觉胃脘痞塞,尿黄赤短,大便日二次而稀溏,夜眠不稳。

【病史】 患者于 1975 年 11 月初发现尿黄,逐日加深似酱油色,伴随纳少,恶心,嗳气,厌油,脘闷,胁痛,乏力,住当地医院治疗无效。1 周前检查得肝功损害,黄染加深,于 11 月 19 日转入当地传染病医院。病前患者嗜酒,常过量成醉,近有肝炎接触史。

【检查】 神清,巩膜黄染,面、背、上肢均见到散在性蜘蛛痣,心、肺、腹壁均(一),肝上界第五肋,肋下 3 cm,剑突下 5 cm,质中偏硬,边清面平,有压痛,叩击痛,脾(一),黄疸指数 50 u,硫酸锌浊度 10 u,麝香草酚浊度 7 u,谷丙转氨酶 312 U/L。尿胆红素(＋＋＋),尿胆原 1:20,尿胆素(＋＋),白细胞 10.3×10^9/L,中性粒细胞:80%,淋巴细胞:20%,血红蛋白 145 g/L,红细胞 5.13×10^{12}/L,血小板计数 140×10^9/L,凝出血时间正常,会诊前 11 月 26 日出现腹水,移位性浊音(＋),黄疸指数增至 115 u。苔腻滑中黄而干,舌质光红,六脉弦滑。

【西医诊断】 急性黄疸性肝炎,重症肝炎。

【中医诊断】 黄疸。

【辨证】 湿遏热郁。肝热郁极有伤津入营之势,脾败湿阻已成水聚中焦鼓胀之象。

【治则】 退黄利湿,清热解毒,同时适当配以护营养阴之品。

【方药】

绵茵陈 30 g	黄郁金 10 g	田基黄 10 g	垂盆草 12 g
败酱草 15 g	川楝子 6 g	赤茯苓 12 g	泽泻 10 g
大腹皮 10 g	炒枳壳 6 g	赤芍 6 g	北沙参 12 g
鲜石斛 10 g			

5 剂,水煎服,日 3 次。

二诊(1975 年 12 月 2 日):药后食欲见增,精神见好,不觉腹胀,黄疸目测见浅。舌苔已化,转为薄滑,脉滑弦之势稍平。症情出现好转之机。原方去沙参,加炒谷芽 12 g、炒麦芽 12 g。继服 6 剂,水煎服,日 3 次。

三诊(1975 年 12 月 10 日):黄疸渐退,尿量偏少,肝区疼痛,眠食转佳,脉象偏弦。化验检查:12 月 2 号:黄疸指数 85 u,硫酸锌浊度 10 u,麝香草酚浊度 3 u。12 月 4 日:黄疸指数 60 u,总胆红素 136 μmol/L。12 月 6 日:黄疸指数 56 u,总胆红素 85 μmol/L,移位浊音消失,腹围自 72 cm 降至 70 cm。转方。

茵陈 30 g	黄郁金 10 g	败酱草 15 g	延胡索 12 g
川楝子 10 g	炒枳壳 6 g	赤芍 10 g	泽泻 10 g
鸡内金 10 g	炒麦芽 12 g	北条参 10 g	

6 剂,水煎服,日 3 次。

患者于 12 月 15 日能下床活动,精神、睡眠、饮食趋向正常,遗留肝区疼痛。曾连续于 12 月 15 日,12 月 24 日,1976 年 1 月 2 日,直至 1976 年 2 月 8 日出院前共复诊 4 次。处方基本以 1975 年 12 月 10 日原方,药物调整仅限于 1～2 味。患者肝痛缓解,黄疸消失(黄疸指数为 8 u),硫酸锌浊度、麝香草酚浊度正常,谷丙转氨酸亦接近正常 94 U/L,正常值标准 90 以下。

【按】 患者日常嗜酒,原有慢性酒精中毒性肝硬化,感染传染性肝炎,故肝大、压痛、偏硬伴见蜘蛛痣,不久即见腹水,移位性浊音。从症状分析,患者夜眠不宁为肝昏迷先兆;苔中黄而干,舌质红是热毒伤中焦津液,并有伤阴逼营之势;便溏次多,脾虚津伤与苔征相一致,而邪水复聚,邪热又炽,此鼓胀之势刚起,昏迷之预兆甫现,稍微延误,病即不可以治矣。

中医之阳黄、急黄为湿热瘀于阳明,肝胆脾胃四经见症,阳明气分湿热可以熏蒸心包,传营伤阴而至昏迷狂乱,如苔焦黄、舌红绛、脉细弦数,则危险之至。本例为昏迷前期,故以急以清泄解毒为主,少佐生津利水,为求本之治。热泄湿去而神自安、阴自宁,所以用地黄、白芍、牡丹皮、玄参之类以防邪水有据,有碍分利。但用药以甘、苦、寒、淡之品,如田基黄、垂盆草、败酱草、赤茯苓、赤芍、沙参、石斛等,无栀子、黄柏、黄芩、黄连等苦寒之药,此为清湿热中另具一法,证之临床确比苦寒药优越得多,以无伤阴碍中之弊。

慢性乙型肝炎

▶ **病案一**

樊某,男,40 岁。1978 年 8 月 18 日初诊。

【**主症**】 面黄形瘦,精神萎靡。肝区不适,隐隐而痛,睡眠欠佳,梦多纷扰,疲劳易倦,食欲不振,大便偏稀。

【**病史**】 患者追述,1961 年首次发现肝炎,经住院治疗而愈,迨至 1970 年复发,以后经常反复出现不适症状。肝肋下 2.5 cm,剑突下 3.5 cm,质中,脾肋下约 2 cm,质硬。肝功能、麝香草酚浊度、硫酸锌浊度呈病理性升高。肝区隐痛,纳差无力,并伴心慌。1978 年 4 月 29 日检出乙型肝炎表面抗原阳性,诊为慢性乙型肝炎。长期口服注射多种西药,皆已无明显效果。肛旁久有痔疮,以往曾患有胃痛史,然已多年无症状。于 1978 年 8 月 18 日转来就诊中医。

【**检查**】 舌净而边滑,诊脉弦细无力。

【**西医诊断**】 慢性乙型肝炎。

【**中医诊断**】 虚劳。

【**辨证**】 久病邪恋,邪实必体力受耗,气血伤残。病在肝,累及脾与心矣!

【**治则**】 养血以柔肝,益气以健脾,安神以宁心。

【**方药**】

全当归 10 g	炒白芍 12 g	炒潞党参 10 g	炒白术 10 g
白茯苓 12 g	夜交藤 12 g	紫丹参 12 g	春柴胡 6 g
太子参 12 g	佛手片 10 g	炒黄芩 3 g	

10 剂,水煎服,日 2 次。

二诊(1978 年 9 月 7 日):药后食欲睡眠均见好转,但觉口干口苦,小便黄。前数日检查:黄疸指数 13 u。诊脉仍弦细。转方偏重祛邪,增强分利湿热以利黄。

绵茵陈 15 g	黄郁金 10 g	炒栀子 6 g	紫丹参 12 g
云茯苓 12 g	春柴胡 6 g	炒白芍 12 g	海金沙 10 g
全当归 10 g	夜交藤 12 g	佛手片 10 g	北沙参 10 g
太子参 10 g			

10 剂,水煎服,日 2 次。

三诊(1978 年 9 月 21 日):检查黄疸指数 7 u,已降,接近于正常,食欲渐好,睡眠尚可,疲乏存在,近觉口干口苦,咽痛喉燥。时值秋令,燥旱少雨。气阴俱弱之质,难以适应太过之时令。拟益润气阴以祛邪。亦因时而制宜也。

北沙参 12 g	大麦冬 12 g	生白芍 12 g	干生地 6 g
板蓝根 6 g	川楝子 6 g	云茯苓 12 g	紫丹参 12 g
绿萼梅 6 g	绵茵陈 18 g	夜交藤 12 g	玉蝴蝶 4.5 g
太子参 12 g			

10 剂,水煎服,日 2 次。

1978 年 10 月 8 日四诊和 1978 年 10 月 22 日五诊。均用上方,改动幅度不大。检查黄疸已正常,睡眠饮食均可,口干咽燥消失,肝区不累不痛,至 11 月上旬后停药。

六诊(1978 年 12 月 28 日):患者只觉乏力,肝功能检查:硫酸锌浊度偏高,余项皆正常。要求服药巩固。

灵芝片,每次 4 片,每日 3 次。

七诊(1979 年元月 22 日):症状相似,常觉乏力,有轻度腹胀,仍以扶正以增益体力为主。

灵芝片,每次 4 片,每日 3 次。

归芪蜂皇浆,每日 1 支,早晨空腹服。

八诊(1979 年 4 月 15 日):心烦易怒,眼睛视力降低,视物模糊,唇红口燥。舌质偏红,少苔,脉来细弦。此肝阴不足,肝郁化火。治以养阴清肝为宜。

川楝子 6 g	生白芍 12 g	生地黄 6 g	炒牡丹皮 6 g
女贞子 10 g	紫丹参 10 g	茯神 10 g	夜交藤 12 g
桑椹 12 g	栀子炭 5 g	甘菊花 10 g	枸杞子 12 g
当归 10 g			

10 剂,水煎服,日 2 次。

另:右斛夜光丸,每次 1 粒,日 2 次。

九诊(1980 年 5 月 3 日):肝功能近期检查谷丙转氨酶 90 U/L,症状呈乏力,眠差,口干,食少,肝区时时隐隐作痛。舌淡中裂,脉细濡弦。治以养营益气宁神,配以甘淡降酶之剂。

北条参 12 g	太子参 12 g	川楝子 9 g	全当归 12 g
赤白芍各10 g	夜交藤 12 g	生牡蛎 20 g	茯神 12 g
炒二芽各12 g	紫丹参 12 g	垂盆草 12 g	败酱草 10 g

10 剂,水煎服,日 2 次。

【按】 慢性乙型肝炎,为慢性疾病,往往患者不知其起病时日,常在检查中发现,由于病程长,证候类型每具多样化,至会仍为医学难题。

慢性乙型肝炎在稳定期多以扶正为主,以久病多虚,本病的病程长,延绵不止是一大特点,故多正虚。由于病位在肝,受累在脾,肝以血为质,脾以气为用,故需养肝血以柔肝,益脾气以健脾,并根据症情实状,如本病久而伤神,再伍之以宁心。

乙型肝炎活动期,多以清除湿热为主,根据症状,如黄疸则退黄,酶高则降酶。以活动期象征邪伏于中,萌发于内,故以祛邪为主,祛邪又以清化分利为主要方法。

本例后转为肝阴虚,秋燥加临,呈现津干液少,内火郁闭症状。其虽见黄疸,亦不避滋润,而需慎投渗利,这是少见的一种退黄方法,然用之有效,可见中医辨证施治的科学实用价值。

▶ **病案二**

刘某,女,42 岁。1980 年 9 月 27 日初诊。

【**主症**】 脘胁痞满隐痛,食欲不振,睡眠不佳,时有五心烦热,口干泛酸。

【**病史**】 患者追述以往脘胀隐痛不适。临床曾误诊为慢性胃炎,较长时间断断续续吃些中、西药物,不见生效。于今年 4 月 18 日经生化检查,发现乙肝表面抗原阳性,方确诊为乙型肝炎。然肝功能各项尚属正常范围,转诊中医,曾经数年,症情无甚进退,专来就诊。

【**检查**】 诊舌质红,苔少,脉细。

【**西医诊断**】 慢性乙型肝炎。

【**中医诊断**】 胁痛。

【**辨证**】 肝阴不足,血失濡养。

【**治则**】 滋阴疏肝,然滋润之余当须佐以芳香醒脾流气,以防腻滞。

【**方药**】《柳州医话》一贯煎方。

干地黄 6 g	枸杞子 10 g	全当归 10 g	川楝子 6 g
杭白芍 12 g	夜交藤 12 g	云茯苓 12 g	黄郁金 6 g
绿萼梅 10 g	化橘红 6 g	炒枳壳 6 g	银柴胡 10 g

7 剂,水煎服,日 2 次。

二诊(1980 年 10 月 4 日):药后症状有缓和,原方再进。上方加白薇 10 g。7 剂,水煎服,日 2 次。

三诊(1980 年 10 月 11 日):五心烦热已控制。药后有恶心,肝区仍隐痛。苔转润滑,舌质转淡,脉搏虚细。不独阴虚,亦见中虚气弱,转方删其过滋,增其扶中和胃。上方去干地黄、枸杞子、银柴胡、白薇、枳壳,增加白术 12 g、黄芪 10 g、炙鳖甲 10 g、秦艽 10 g、炒延胡索 12 g、柴胡 6 g。7 剂,水煎服,日 2 次。

四诊(时间未记录):药后肝区痛减轻,泛恶已除,胃纳尚差,五心烦热基本控制。舌质偏红而胖,苔薄白,脉细弦虚。原方加减。原方再去绿萼梅、夜交藤,再加炒牡丹皮 6 g、丹参 12 g、炒谷芽 12 g、炒麦芽 12 g。7 剂,水煎服,日 2 次。

五诊和六诊(时间未记录):诸症都减轻,然仍不时觉有肝痛、低热、脘闷等,程度与时间都较前轻而少,处方:

北条参 10 g	炙黄芪 10 g	炙鳖甲 10 g	延胡索 10 g
川楝子 6 g	全当归 10 g	炒白芍 12 g	柴胡 6 g

| 云茯苓 12 g | 黄郁金 6 g | 炒牡丹皮 6 g | 广陈皮 6 g |
| 炒谷芽 12 g | 炒麦芽 12 g | 紫丹参 15 g | |

7剂,水煎服,日2次。

【按】 乙型肝炎是根据已测得乙型肝炎表面抗原(HBsAg)阳性而确诊。临床多为慢性,反复发作,迁延不愈,一般为无黄疸型,患者往往无法诉述具体得病时日,发病率很高。又欠特效药物,为临床难题病种之一。

慢性乙型肝炎之中,属于肝肾阴亏的病例不少,当以舌红、少苔、脉细为指征,然肝病多伴有脘痞胃胀等肝气郁滞及中气亏虚现象,滋腻药应适可谨慎投之,过则滞气伤中,亦增中焦痞塞之症,又在行气舒肝醒脾之中,慎用香燥过温,以妨更削阴血,病必不复,其间用药增减,有分寸焉。

▶ **病案三**

任某,女,32岁。1982年6月29日初诊。

【主症】 肋间疼痛,胃脘闷胀不舒,疲劳无力,头昏食少,口苦口干,五心烦热,失眠。

【病史】 患者于1976年发现有乙型肝炎,未见有黄疸,肝功能不正常,HBsAg阳性。有乏力、厌油、肝区不适等症状。以往有胃痛病史,未发现肝病前,较长时间误诊为胃病,在治疗后,肝功能已转向正常,但HBsAg仍持续阳性,有自觉症状,就中医治疗。

【检查】 苔黄,脉数。

【西医诊断】 慢性乙型肝炎。

【中医诊断】 胁痛。

【辨证】 肝经郁热。

【治则】 拟方清肝宁神之剂。

【方药】

春柴胡 6 g	焦栀子 6 g	炒牡丹皮 6 g	干地黄 6 g
全当归 12 g	炒白芍 12 g	炒酸枣仁 15 g	夜交藤 12 g
黄郁金 10 g	炒川楝子 6 g		

7剂,水煎服,日2次。

二诊(1982年7月6日):药后病情好转,能入睡,心烦易怒,手足心热大为减轻,肝痛亦缓解,觉口中发黏,仍疲劳无力,食欲欠佳。上方去干地黄、炒酸枣仁、焦栀子、夜交藤。加延胡索12 g,佛手片10 g,太子参12 g。7剂,水煎服,日2次。

三诊(1982年7月13日),四诊(1982年7月20日),以后每隔1周复诊1次,症状逐次消失,病情稳定,肝功能一直正常,HBsAg阴转(1982年7月10日复查结果)。至1982年10月28日患者停药。先后服药约3个月。至1983年1月20日复查近3个月后HBsAg又一次呈阳性,再服中药,均本上药稍事增减,患者自觉症状平时不著,稍累则复现。又服药近2个月,病情一直尚处于稳定状态。

【按】 乙型肝炎病毒侵入肝脏,暗耗肝血,疏泄失常,而出现一系列肝郁之症。肝郁所出现的症状是肝本身实体与功用受损的一种信息,肝疏泄失调,是功用的障碍,肝营血耗滞,是实体受损,治疗时清肝疏肝之用,还需养肝之体,使肝阴血养,体充用调,是临床上常用的治肝病大法。焦栀子、炒牡丹皮清肝,炒川楝子、春柴胡疏肝,干地黄、全当归、炒白芍滋阴养血以养肝,炒酸枣仁、夜交藤养血安神,黄郁金解郁宁心。

▶ **病案四**

刚某,男,19 岁。1983 年 12 月 17 日初诊。

【主症】 患者时感觉疲乏无力,恶心欲呕。自述血检化验肝功能,发现谷丙转氨酶升高已 4 个月。

【病史】 患者于 1983 年 9 月 12 日检查肝功能不正常,麝香草酚浊度 20 u,硫酸锌浊度 16 u,谷丙转氨酶 220 U/L,HBsAg 1∶4 960,入县医院住院治疗,经一月治疗效果不佳。1983 年 9 月 30 日出院,于 1983 年 10 月 5 日去某医院复查肝功能,谷丙转氨酶 90 U/L 以上,麝香草酚浊度 11.8 u,住院后仍不显效果。1983 年 12 月 7 日复查谷丙转氨酶 97 U/L,硫酸锌浊度 15 u。出院后于 1983 年 12 月 17 日前来就诊。

【检查】 HBsAg 1∶4 960,谷丙转氨酶 97 U/L。舌苔白,脉细。

【西医诊断】 慢性乙型肝炎。

【中医诊断】 湿浊。

【辨证】 湿毒中阻,肝胃不和。

【治则】 疏肝排毒和胃。

【方药】

绵茵陈 12 g	垂盆草 15 g	败酱草 12 g	黄郁金 10 g
左秦艽 10 g	炒枳壳 10 g	广陈皮 10 g	佛手片 10 g
云茯苓 12 g	炒白芍 12 g	五味子 6 g	

7 剂,水煎服,日 2 次。

二诊(1983 年 12 月 24 日):食入有翻胃感,舌苔白滑。原方去败酱草、茵陈,加柴胡 6 g。7 剂,水煎服,日 2 次。

三诊(1983 年 12 月 31 日):患者自觉症状好转,尚有脘闷嗳腐,但肝功能复查谷丙转氨酶高达 200 U/L。仍以健脾和中、甘寒利尿剂。

炒白术 15 g	潞党参 12 g	广陈皮 10 g	炒枳壳 10 g
全当归 10 g	炒白芍 12 g	云茯苓 15 g	佛手片 10 g
生薏苡仁 15 g	炒谷芽 12 g	垂盆草 12 g	

7 剂,水煎服,日 2 次。

四诊(1984 年 1 月 7 日):自觉症状不明显,唯觉眼内有冒火感。舌边红,脉一般。上方去白术、潞党参、枳壳,加太子参 15 g、甘菊花 12 g、枸杞子 12 g、大青叶 3 g。7 剂,水煎服,日2次。

五诊(1984年1月14日):自觉症状除疲乏欠力外,饮食睡眠尚好。舌边红苔白,脉虚中带弦。原方续进。

六诊(1984年2月25日):患者又转服西药治疗1个月,2月18日复查,谷丙转氨酶仍为200 U/L,近两个月来不见降低。口味不佳,食欲不展,尿黄。苔白,脉弦滑。转方化湿和中,疏肝降酶。

苍白术^各10 g	柴胡 6 g	广陈皮 10 g	制半夏 10 g
炒枳壳 10 g	鸡内金 12 g	炒麦芽 12 g	云茯苓 12 g
佛手片 10 g	炒白芍 12 g	全当归 10 g	五味子 6 g

7剂,水煎服,日2次。

另:五酯片2瓶,按说明服用。

七诊(1984年3月4日):微觉口干,余无异样。上方去苍术、五味子,加太子参12 g。7剂,水煎服,日2次。

八诊(1984年3月11日):苔白、口干、尿黄,眠食尚可。谷丙转氨酶复检仍为200 U/L。转方化肝胃湿热。

鸡骨草 15 g	垂盆草 15 g	茵陈 15 g	人参叶 5 g
炒川楝子 9 g	云茯苓 15 g	炒枳壳 10 g	鸡内金 10 g
黄郁金 10 g	炒谷芽 12 g	化橘红 10 g	

7剂,水煎服,日2次。

建议休息1个月。

九诊(1984年3月17日):症状不明显,建议复查肝功能。去枳壳,加牡丹皮9 g。

十诊(1984年3月24日):患者3月18日得报告谷丙转氨酶降至52 U/L,麝香草酚浊度8 u,余项未见异常,眠食尚好,觉有腰痛。原方去鸡内金,加炒杜仲12 g、川牛膝15 g。7剂,水煎服,日2次。

十一诊(1984年3月31日):患者于3月24日复查肝功能,谷丙转氨酶降至35 U/L以下,转向正常,其他无异样,腰痛消失,累后肝区稍隐有不适。原方去杜仲、川牛膝,加白芍12 g、炒延胡索12 g。14剂,水煎服,日2次。

【按】 本案患者自1983年12月17日就诊以后,经二诊之后,谷丙转氨酶递增,从97 U/L升至200 U/L。从三诊至六诊,谷丙转氨酶持续不降,始终在200 U/L,疗效不理想。按疏肝和胃、化湿降酶治法失效。乃于八诊转用甘寒解毒利尿等降酶药,并配合五酯片治疗,并了解到患者一直未很好休息,建议全休之后,病情方开始较快控制,谷丙转氨酶从200 U/L降至52 U/L,为时仅半月。至十一诊谷丙转氨酶降至正常值,为时刚1个月,收效明显,本案提示吾人之经验是:① 支持对症疗法为主,对活动期疗效不佳,应重点以甘寒利水排毒为好。② 休息对活动期肝炎具有重要意义。患者病程尚在6个月之内,青年人正气体力尚旺,病以邪为主。故药物治疗仍应从邪毒出发,不必顾及功能的调节与气血的扶助。

▶ **病案五**

陈某,男,41 岁。1985 年 9 月 22 日初诊。

【主症】 患者右胁部隐痛,脘腹痞胀,大便稀溏,乏力头昏,嗳逆减食,畏冷多梦。

【病史】 患者于 1982 年 7 月间感染肝炎,诊为无黄疸型传染性病毒性肝炎,经某医院治疗症状无好转。于 1982 年 10 月 18 日赴上海某医院治疗,当时肝功能各项尚正常,独 HBsAg 阳性 1:8,肝肋下 1 cm,脾未触及。症状有腹胀,食欲不振,腰酸乏力,肝区隐痛,体重下降,其他不明显。1982 年 11 月 17 日就诊于安徽某医院,曾持续多次门诊,并曾多次澳抗测定:计 1983 年 4 月 28 日 1:16,1983 年 11 月 10 日 1:16,1984 年 1 月 17 日 1:64,1984 年 3 月 31 日 1:256,1984 年 8 月 15 日 1:128,1984 年 11 月 8 日五项指标 HBsAg 1:16,抗 HBs(一),HBeAg(+),抗 HBe(一),抗 HBc(+),肝肿大波动在肋下 0~0.5 cm,剑突下 2~2.5 cm,始终呈腹胀,嗳气倦怠,便溏次多,肝痛等症状。曾有咽痛病史。于 1985 年 9 月 22 日前来就诊。

【检查】 舌苔微黄腻滑,六脉皆虚滑。

【西医诊断】 慢性乙型肝炎。

【中医诊断】 胁痛。

【辨证】 肝病不愈,久必及肾,脾肾阳虚,旁及心神失养,内蕴湿滞。

【治则】 治宜温肾健脾,宁神化积为法。

【方药】

菟丝子 10 g	淫羊藿 10 g	补骨脂 10 g	潞党参 15 g
焦白术 15 g	五味子 6 g	云茯苓 15 g	黄郁金 10 g
鸡内金 12 g	炒二芽^各 12 g	化橘红 10 g	炒白芍 12 g

7 剂,水煎服,日 2 次。

二诊(1985 年 9 月 29 日):药后大便由稀溏转实,畏冷嗳逆好转,知饥思食,食欲见增。唯觉口干咽燥。舌质转红边。已往有慢性咽炎病史。上方去淫羊藿、补骨脂、化橘红,加柴胡 6 g,丹参 12 g,白术减量为 10 g。7 剂,水煎服,日 2 次。

三诊(1984 年 10 月 6 日):患者症状已不明显,唯觉腹内气体增多。舌质仍偏红,苔微黄滑,脉沉细弦。转方改用舒肝和脾、宁神疏中之剂。

春柴胡 6 g	黄郁金 10 g	炒白术 12 g	白茯苓 12 g
炒白芍 12 g	太子参 12 g	炒谷芽 12 g	炒麦芽 12 g
广陈皮 10 g	紫丹参 12 g	五味子 6 g	鸡内金 12 g

10 剂,水煎服,日 2 次。

四诊(1985 年 1 月 26 日):患者因症状缓解,及笔者外出不在门诊,因而停医辍药。当时 HBsAg 1:16。近来有腹胀气多,腰酸,咽燥。舌红,脉濡。调肝脾为主,兼少少益肾。

太子参 12 g	北条参 12 g	紫丹参 12 g	春柴胡 6 g
炒白芍 12 g	云茯苓 15 g	黄郁金 10 g	大青叶 6 g
炒枳壳 10 g	炒谷芽 12 g	炒麦芽 12 g	炒川断 12 g
菟丝子 12 g	鸡内金 12 g		

7剂,水煎服,日2次。

五诊(1985年2月2日):症状如前,已往有咽痛史,便脓血史,故不免偶有咽干、便夹黏液、腹胀等症状。仍尊原方加减,去川断,加广木香6g。7剂,水煎服,日2次。

六诊(1985年3月16日):因风热咳嗽咽痛,红肿,口干,发热。苔黄,脉浮弦。予银翘散加减。5剂,水煎服,日2次。

七诊(1985年3月23日):风热证轻缓,症状消失或基本消失。现觉异常乏力,困倦。予益气和血。

太子参 15 g	生黄芪 15 g	生白术 12 g	云茯苓 15 g
广陈皮 10 g	黄郁金 10 g	全当归 12 g	枸杞子 12 g
炒川楝子 6 g	生山楂 10 g	紫丹参 15 g	大青叶 5 g

7剂,水煎服,日2次。

八诊(1985年3月30日):病情持续好转。唯午睡后肝区偶有隐痛不适,胃中嘈杂。上方加延胡索12g、白芍15g,去大青叶、山楂。5剂,水煎服,日2次。

九诊(1985年4月7日):其他症状不显,有易饥感。再方继服。

全当归 10 g	黄郁金 10 g	云茯苓 15 g	炒白芍 12 g
川楝子 9 g	紫丹参 12 g	太子参 15 g	枸杞子 12 g
生甘草 5 g	广陈皮 10 g		

5剂,水煎服,日2次。

十诊(1985年6月29日):患者于1985年4月8日查乙肝表面抗原对流电泳阴性,R-PHA法滴度1:4以后停药,至今病情稳定。半月来觉腰酸作坠,疼痛不适。曾有膝关节痛史,以往拟诊风湿,血检阴性,未作确诊。拟予独活寄生汤加益气药。

桑寄生 15 g	川独活 9 g	全当归 12 g	炒川断 12 g
川牛膝 12 g	狗脊 12 g	络石藤 12 g	红花 9 g
云茯苓 15 g	炒白术 15 g	生黄芪 15 g	春柴胡 6 g

5剂,水煎服,日2次。

【按】 患者自1982年10月查出乙肝表面抗原阳性后持续阳性达两年半以上,在治疗中初用温养脾肾之阳,继用健脾益阴。本久病及肾理论认识,予调治肝脾同时佐助益肾药,肝与肾为乙癸同源,须肝肾同治,但肝病特点多脾虚肝郁,凡滋腻碍脾之品不适,又肝体阴用阳,属于刚脏,故温肾阳忌过刚之药,防伤肾肝阴血;忌过腻之药,防有碍脾运与肝疏达之性。本案仅用菟丝子、桑寄生、枸杞子、淫羊藿之类温阳,用枸杞子、当归、白芍、太子参、山楂、丹参之类和营养血,益肝阴。本案以肾阴虚为主,因有慢性咽炎等虚火上炎之症,以脾气虚为主,因有便溏、脘胀、食少、乏力之症。故后转用气阴两补,气血两调。最终使 HBsAg 阴转。该案曾断药 2 次,10 次复诊,中间隔断数月,最后一次就诊病药均与肝病不相涉,药效关键在于气阴两补。

迁延性肝炎

▶ **病案一**

奚某,男,51 岁。1979 年 10 月 13 日初诊。

【主症】 患者以乙型肝炎表面抗原阳性,肝功能检查示谷丙转氨酶 320 U/L,肝大,疲乏无力,肝区不适前来就诊。时伴有脘胁苦满,饱胀堵塞感明显,口干但不多饮。

【病史】 患者自述起病于 1970 年,曾因急性黄疸住院治疗。后于 1976 年、1978 年、1979 年,先后反复住院 4 次,最后一次是 1979 年 4 月 22 日至 1979 年 6 月 18 日,被诊为迁延性肝炎活动期,乙型肝炎。乙型肝炎表面抗原阳性持续多年,转氨酶忽高忽低,但一直未降至正常水平。曾服用中药五味子粉、垂盆草糖浆及各种西药维丙肝、复合维生素 B 等,疗效不佳。

【检查】 肝大剑突下 3 cm,压痛(+)。肝功能检查示谷丙转氨酶 320 U/L。脉虚弱无力,舌质一般,舌苔根部滑腻。

【西医诊断】 迁延性肝炎活动期,乙型肝炎。

【中医诊断】 虚劳,黄疸。

【辨证】 肝脾失调,虚多邪恋之象。

【治则】 治以舒肝疏脾为主,扶正祛邪佐之。

【方药】

春柴胡 6 g	杭白芍 12 g	生白术 10 g	云茯苓 12 g
炒枳实 6 g	广陈皮 6 g	炒二芽^各12 g	黄郁金 10 g
太子参 12 g	败酱草 12 g	夜交藤 12 g	

5 剂,水煎服,日 2 次。

二诊(1979 年 10 月 20 日):服药 5 剂后,症状有好转。原方加佛手片 10 g。5 剂,水煎服,日 2 次。

三诊(1979 年 10 月 27 日):共服药 10 剂。化验:肝功能已恢复正常,谷丙转氨酶<40 U/L,乙型肝炎表面抗原第一次阴转。原方不动继续服用。

1979 年 12 月 15 日来诊,云上方持续服 30 剂,于 1979 年 11 月 21 日复查肝功能各项正常,乙型肝炎表面抗原保持阴性。肝脾脘胁症状已不明显,疲乏大有好转。目前自觉脘部嘈杂不适。脉仍虚弦,苔腻不见。此乃肝经荣血不足,肝气克伐胃土。拟增柔肝养血。原方加全当归10 g、枸杞子10 g、丹参10 g、海螵蛸12 g,去败酱草、炒二芽、夜交藤。5剂,水煎服,日2次。

自服12月15日方后,患者脘中嘈杂感明显好转,后曾用煅牡蛎、煅瓦楞子之类,嘈杂感基本消失。仍转用原方,每隔1日服1剂。截至1980年2月中旬,春节前夕,曾于1980年1月4日第三次复查,乙型肝炎表面抗原保持阴性,肝功能检查各项项目亦属正常范围。

【按】 乙型肝炎表面抗原阳性,如何使其阴转,还是当前临床上一个需待解决的课题。从有关报导材料来看,基于抗原阳性表明体内有病毒存在,因而多倾向于用大量清热解毒药物治疗,但从临床疗效来观察,很难评价其效果,最近在临床上采用调整肝脾,益气养阴入手,着重调整机体脏腑功能结合少量清热解毒药,半个月后即出现乙型肝炎表面抗原转阴。由此可见中医辨证处理疾病的正确性。

患者因久病多次住院,正气受累,内脏失调尤其肝脾失调,相互克伐颇为明显,故主诉以胁症与脘症为主,然患者肝炎病变始终处于活动阶段,转氨酶持续升高,抗原持续阳性,是邪留不退之迹象,但一般乙型肝炎,病损较轻,自觉症状亦较缓和,是邪虽留而不烈,故处方用清热解毒又具活瘀消肿的败酱草一味作为驱邪之用;患者正气受累,病位落实在肝脾,肝体阴而用阳,以阴血为主,脾以津气为主,故扶正药以太子参益气生津为上选,本病重点在于肝脾失调,调肝脾则自觉症状缓解,内脏功能得以矫正,自复力增强,机体调节力康复,故留邪可去,抗原可消失。若一味强调某药能使抗原阴转有特效,则不免失于刻舟求剑了。

▶ **病案二**

王某,男,21岁。1983年1月11日初诊。

【主症】 自诉肝区呈阵发性刺痛,全身无力,胃脘胀气,食不甘味,小便时黄。患乙型肝炎4个余月,曾住院治疗肝功能暂时好转出院,出院后2个月病情转为明显,肝功能又复升高。

【病史】 患者于1982年8月下旬以"食欲减退,恶心乏力起病1周"。去某医院就诊:发现黄疸指数30 u,麝香草酚浊度6.4 u,硫酸锌浊度11.7 u,谷丙转氨酶179 U/L,乙型肝炎表面抗原(+),尿胆原1:20,胆红素(+),尿胆素(+),诊为急性传染性肝炎,超声波剑突下肝大1.5 cm,较密微小波。住某医院传染科治疗一个月后,于11月4日复查肝功能,黄疸指数小于6 u(正常),谷丙转氨酶37 U/L,出院。回家休养,2个月后(1983年1月5日)复查谷丙转氨酶又上升至258 U/L,继服西药,疗效不著。转来中医治疗。

【检查】 脉弦细,舌质偏红。

【西医诊断】 迁延性肝炎。

【中医诊断】 胁痛。

【辨证】 肝郁气滞，湿浊内蕴。

【治则】 拟方疏肝降酶，柔肝止痛。

【方药】

春柴胡 6 g	黄郁金 10 g	云茯苓 12 g	炒枳壳 10 g
鸡内金 10 g	炒川楝子 6 g	炒延胡索 10 g	全当归 10 g
生白芍 12 g	炒白术 12 g	人参叶 6 g	垂盆草 15 g

7 剂，水煎服，日 2 次。

二诊(1983 年 1 月 20 日)：药后自觉症状减轻，便溏，肩沉，肝区疼痛，乏力。舌赤中裂，脉细而弦。似有肝经郁火之象。拟方增添养益肝阴药。上方加炒牡丹皮 10 g、干地黄 10 g、炒扁豆 12 g、败酱草 10 g，去当归、白术、垂盆草、鸡内金。7 剂，水煎服，日 2 次。

三诊(1983 年 1 月 27 日)：自觉症状继续好转，但肝功能呈上升，谷丙转氨酶 324 U/L，患者睡眠不好。上方加夜交藤 15 g、太子参 15 g、垂盆草 15 g、白术 12 g，去干地黄、败酱草。7 剂，水煎服，日 2 次。

四诊(1983 年 2 月 3 日)：患者易感冒头痛，疲乏欲睡但又不易入睡，肝痛已缓解。上方加黄芪 15 g、香橼皮 12 g、炒二芽各 12 g。7 剂，水煎服，日 2 次。

五诊(1983 年 2 月 24 日)：病情渐轻，患者 1983 年 2 月 9 日复查肝功谷丙转氨酶降至 85 U/L，其他正常。肝区累时有隐痛，睡眠欠佳易醒，大便偏溏。舌脉略如前。再方益气健中安神。

焦白术 12 g	炒扁豆 12 g	怀山药 12 g	生黄芪 12 g
太子参 12 g	人参叶 5 g	茯苓神各 10 g	延胡索 10 g
炒白芍 12 g	夜交藤 12 g	炒酸枣仁 15 g	炒二芽各 12 g

7 剂，水煎服，日 2 次。

六诊(1983 年 3 月 15 日)：患者感冒，出现高热 3 日，经抗生素药品肌内注射治疗而退，致原有自觉症状又重复明显，肝功能谷丙转氨酶又升为 114 U/L(3 月 9 日)。肝炎病灶有被激发活动之象，转方加用清热药。

绵茵陈 12 g	炒黄芩 6 g	垂盆草 12 g	春柴胡 6 g
黄郁金 10 g	延胡索 12 g	川楝子 9 g	广陈皮 6 g
炒白芍 10 g	广木香 6 g	云茯苓 12 g	炒二芽各 12 g
焦白术 12 g			

6 剂，水煎服，日 2 次。

七诊(1983 年 3 月 15 日)：大便转实，脘嘈呕吐皆除，脘痛、乏力、背沉仍在。加祛风湿活络药，去清热药。上方加伸筋草 10 g、秦艽 10 g、丹参 12 g、泽兰 6 g、姜黄 9 g，去茵陈、黄芩、垂盆草、柴胡。6 剂，水煎服，日 2 次。

【按】 患者几经肝功能反复，皆因调理失当而致，一复发于出院后，未好好休息，由于对疾病不了解，认为一好即大吉；二复发于 1 月底，以求愈心切，早起活动锻炼较过；三复发于

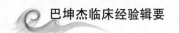

春节交流偏多。可见本病在肝功能刚降,症状缓解,仍以休息为主,方可逐渐趋向稳定。

毛细胆管性肝炎

孙某,女,24岁。1979年12月22日初诊。

【主症】 面目黄染。脘腹胁肋作胀,纳食减少,厌油,皮肤瘙痒。大便次多而量少,小便黄,月经紊乱,一月两行。

【病史】 患者曾患黄疸6年,肝脾肿大2年,曾于1979年8月29日至1979年10月4日住院治疗。诊断为毛细胆管肝炎。

【检查】 巩膜中度黄染,肝肋下1.5 cm,剑突下6 cm,质韧光滑,脾肋下1.5 cm。血常规检查示:白细胞$6.6×10^9$/L,血小板计数$64×10^9$/L,血红蛋白85 g/L。肝功能检查示:转氨酶正常值范围,总蛋白66 g/L,白蛋白38 g/L,球蛋白28 g/L,总胆红素47.6 μmol/L,直接胆红素35.7 μmol/L。尿常规检查示:尿胆素(一),尿胆原1:20。"乙肝五项"示:乙型肝炎表面抗原(一)。口服胆囊造影未见明显异常,肝B超扫描示未见占位性病变。舌嫩,脉濡。

【西医诊断】 毛细胆管性肝炎。

【中医诊断】 黄疸。

【辨证】 脾虚气滞,湿阻热郁。

【治则】 健脾燥湿退黄。

【方药】

绵茵陈14 g	黄郁金10 g	黄郁金10 g	左秦艽10 g
鸡内金12 g	炒白术12 g	制厚朴5 g	炒栀子5 g
淡干姜4 g	制半夏6 g	白茯苓12 g	佛手片10 g
海金沙10 g			

10剂,水煎服,日3次。

二诊(1980年1月5日):自觉症状略有好转,黄疸似亦好转,食入仍作胀。脉舌如前。由于病程较久,阳黄已向阴黄在转化中。再方加白芍10 g、炒谷芽12 g、炒麦芽12 g、广木香5 g,去川厚朴、佛手片。5剂,水煎服,日3次。

三诊(1980年1月21日):诸症同前,上方去半夏,加金钱草12 g。5剂,水煎服,日3次。

1980年1月28日至1980年2月11日来诊2次,无大更动,共服药10剂。

六诊(1980年2月11日):月经提前来潮,牙龈出血,脘腹饱胀,巩膜仍轻度黄染。脉虚滑。此营血有郁热之象。拟增清营止血配伍退黄扶正。

紫丹参12 g	炒牡丹皮6 g	白茅根14 g	炒黄芩10 g

| 绵茵陈 15 g | 黄郁金 10 g | 金钱草 12 g | 当归尾 12 g |
| 杭白芍 12 g | 潞党参 12 g | 炒白术 10 g | 炒枳壳 6 g |

5 剂,水煎服,日 3 次。

七诊(1980 年 2 月 23 日):患者兼染感冒,咳嗽,低热,兼顾及之。拟以利胆退黄,兼予宣肺解热。

净连翘 10 g	甜杏仁 10 g	赤茯苓 10 g	信前胡 6 g
春柴胡 6 g	川朴花 4 g	川楝子 10 g	杭白芍 12 g
白茅根 15 g	鸡内金 10 g	黄郁金 10 g	绵茵陈 15 g
金钱草 15 g			

7 剂,水煎服,日 3 次。

八诊(1980 年 3 月 1 日):血生化复查,肝功能转氨酶仍正常,黄疸指数 12 u。自诉症状轻减,咳嗽已止,外感已尽,上腹尚微胀,程度亦减轻,肝脾仍大,但无压痛,不适感不明显,食欲见增。脉舌同前。仍以清利退黄为法。

绵茵陈 20 g	黄郁金 10 g	鸡内金 12 g	金钱草 15 g
白茅根 15 g	炒牡丹皮 10 g	春柴胡 6 g	炒黄芩 6 g
云茯苓 12 g	炒谷芽 12 g	炒麦芽 12 g	紫丹参 12 g

5 剂,水煎服,日 3 次。

1980 年 3 月 1 日至 1980 年 4 月 5 日期间,患者 1 周 1 次就诊,共计复诊 5 次。1980 年 4 月 5 日复查,黄疸正常。

【按】 本案共诊疗 13 次,初起湿困和脾虚较为明显,故于分利退黄之中加入半夏、干姜、白术之类,温运脾阳,助化湿郁。后来有牙龈出血的症状出现,换方清营活瘀配合。3 个多月的不间断治疗中,始终以分利退黄为主。茵陈、海金沙、金钱草等为行之有效的排黄药,在治疗过程中或配以当归、白芍等柔肝养血,或配以党参、白术健脾扶正,或配以川厚朴、炒谷芽、炒麦芽等理气疏中消导。

本案病史黄疸 6 年,肝大六指,脾亦增大,久经中西医治疗,尤以西药治疗更久,病变较深,然重点在于黄染,故治疗紧紧抓住退黄这一环节。久病积聚(肝脾肿大)黄疸不退,在分利退黄药中适当配合活血祛瘀药如牡丹皮、丹参、白茅根、当归、白芍等之类,对顽固久黄可以大大提高退黄治疗效能,是临床实践中愚者一得之见。

肝炎后肝硬化,脾功能亢进

贾某,男,45 岁。1976 年 6 月 3 日初诊。

【主症】 形瘦面黄,面颊部有赤痕红缕。胁肋部疼痛,脘腹胀满,疲乏无力,口干口苦,时有干呕,心嘈时有烦热。鼻常出血,尤以牙宣出血为重,每唾皆红,舌少苔被血染,大便稀溏。

【病史】 患者于 1964 年发现患迁延性肝炎,经长期西医治疗,未见好转。于 1976 年 2 月,病情发展,曾入某医院住院治疗 3 个月,病情无好转。出院诊断为"肝炎后肝硬化""脾功能亢进"。

【检查】 出院小结说明:肝功能部分不正常,硫酸锌浊度 20u,麝香草酚浊度 12u,白细胞 3.2×10^9/L,红细胞 2.6×10^{12}/L,血小板计数 75×10^9/L,肝胁下 3 cm,剑突下 4 cm,质中,脾可触及。舌少苔,脉细虚弦。

【西医诊断】 ① 肝炎后肝硬化;② 脾功能亢进。

【中医诊断】 胁痛。

【辨证】 肝阴不足,血瘀脉络,血热妄行,并兼脾虚气滞。

【治则】 拟予养肝阴,和营止血,兼益脾气。

【方药】

地黄炭 12 g	炒牡丹皮 10 g	紫丹参 14 g	杭白芍 12 g
女贞子 12 g	白茅根 15 g	茜草根 10 g	干藕节 15 g
太子参 12 g	姜竹茹 10 g	栀子炭 8 g	川楝子 10 g

7 剂,水煎服,日 2 次。

二诊(1976 年 6 月 11 日):病情似有好转,心嘈、口苦、烦热等之象稍煞,牙龈出血仍然,腹胀如前。转方:上方去姜竹茹,加枳壳 6 g、生麦芽 12 g。7 剂,水煎服,日 2 次。

三诊(1976 年 6 月 20 日):出血现象见轻,仍未全止,腹胀转好。转方去牡丹皮、枳壳、栀子、藕节,加阿胶 10 g、蒲黄炭 10 g、炒五灵脂 6 g。7 剂,水煎服,日 2 次。

另:明矾泡水漱口,不拘时。

四诊(1976 年 6 月 27 日):患者诉述,晚间临睡用明矾水漱口,翌晨牙唇不再见血痂,平日除刷牙尚有出血外,其余时间不再见血。并见肝区疼痛亦轻减见好。腹胀不著,能食,便后微溏,仍每日一次,精神见好,倦乏见轻,脉舌如前。原方获效,原方续服。

五诊(1977 年 1 月 25 日):患者自述自去年 6 月接受治疗后,至 7 月已见症状部分好转,尤以出血现象不多见,于是自购原方,服药约 90 剂,停药后,血出停止,饮食增进,二便如常,睡眠转佳,已恢复半日工作。现在数日来出血又偶见,肝区在侧卧时不适。肝掌稍退,蜘蛛痣仍如前。肝功能检查:麝香草酚浊度 10u,硫酸锌浊度 14u,谷丙转氨酶>40 U/L。血常规检查:血小板计数 90×10^9/L,白细胞 5×10^9/L,红细胞 4.5×10^{12}/L。体检:肝胁下 1.5 cm,剑突下 3 cm,质中,脾刚触及。舌质偏红少苔,脉来虚弦。再予滋养肝肾之阴血,调益中焦之脾气。

白茅根 15 g	炒牡丹皮 10 g	地黄炭 8 g	炒阿胶 10 g
蒲黄炭 10 g	女贞子 12 g	川楝子 10 g	黄郁金 10 g
延胡索 12 g	太子参 12 g	生谷芽 12 g	生麦芽 12 g

白术炭 10 g　　　　炙鳖甲 14 g

肝硬化一病预后较差,症状可缓解或稳定一时,但不能达到根治,故本例患者于 1976～1980 年期间,每年约有半年时间在服药,病情一度稳定,亦达到带病延年目的矣。

【按】　肝硬化其主要病变为肝脏弥漫性发炎,纤维组织增生,肝细胞变性,坏死,再生,假小叶形成,引起变硬变形,肝脾肿大,肝掌,蜘蛛痣,出血等症状表现。中医称为"癥块""痞块",产生原因属于血瘀,由于肝郁气滞,气不行血必瘀,临床上兼见阴虚者为多见,因阴虚火旺,血热妄行,可出现鼻衄、牙衄、呕血、便血等。

明矾水漱口含而后吐,对止血有明显效果,以味涩有收固脉络之故,对多种牙龈出血,用之无不理想。

肝硬化血虚血热证,主症为肝脾肿大,口鼻出血,口苦咽干,形体消瘦。脉细而弦,舌红少苔。此时,脾困水臟症状不突出,故用地黄不嫌其腻,用牡丹皮、栀子不虑其寒,一以滋养肝阴,二以清肝郁热可也。

肝硬化伴随糖尿病

赵某,女,68 岁。1980 年 2 月 9 日初诊。

【主症】　患者自觉口干口苦,时时欲饮而不多,胃脘嘈杂,食欲亢进,食入腹胀,胀减欲食。满腹痞胀,大便稀溏,每日 3 或 4 次,乏力耳鸣。

【病史】　患者患肝病多年,曾于 1975 年出现肝硬化腹水,经市内多家医院治疗,疗效不著,经人介绍来诊。患者肝脾肿大,腹胀腹水,牙龈出血,面现蜘蛛痣,手现肝掌,经予养血柔肝,疏脾利水,诊治半年,症状改善,腹水消失,食增神振,无出血征而停药。于 1979 年冬又查出糖尿病,治疗近 3 个月,血糖、尿糖均阳性未好转。故而于 1980 年 2 月 9 日再来就诊。患者述肝病一直稳定,惜原病历已经丢失。

【检查】　舌苔黄厚微干,脉寸关弦滑,尺部虚不应指。

【西医诊断】　肝硬化,糖尿病。

【中医诊断】　癥瘕,消渴。

【辨证】　肝脾失调,肝木横逆,克脾而气虚而滞,郁热中蕴,诸症杂呈。

【治则】　拟方调理脾胃为先,余留后议。

【方剂】

煨葛根 10 g	炒黄连 5 g	炒黄芩 6 g	煨木香 6 g
天花粉 12 g	云茯苓 15 g	生薏苡仁 20 g	炒山楂 12 g
五味子 3 g	大腹皮 10 g	制川朴 6 g	焦白术 12 g

5 剂,水煎服,日 2 次。

二诊(1980年2月15日)：腹泻便溏已减少，腹胀亦松，口干仍旧，口苦稍轻，久病体虚，缓慢调理，以尽天年。

生白芍 12 g	天花粉 12 g	粉葛根 15 g	生白术 10 g
白茯苓 12 g	太子参 15 g	香橼皮 10 g	炒扁豆 15 g
五味子 10 g	炒阿胶 10 g	大麦冬 12 g	

5剂，水煎服，日2次。

三诊(1980年2月21日)：口苦又重，舌脉如前。上方加黄连5g、生麦芽12g。5剂，水煎服，日2次。

四诊(1980年2月26日)：口渴未已。上方加玉泉散[包煎]15g、玄参10g。5剂，水煎服，日2次。

五诊(1980年3月2日)：诸症同前，尿糖稳定，时阴时呈阳，血糖已减：10 mmol/L。上方加黄芪10g、丹参12g、杜仲12g。5剂，水煎服，日2次。

六诊(1982年，具体日期未记录)再来就诊：自述症状好转，稳定约一年。近又复发，症状呈口干口渴，多尿便稀，脘腹胀痛，腰痛。舌苔中黄而干。处方：

粉葛根 12 g	炒黄连 5 g	云茯苓 10 g	北条参 12 g
大麦冬 12 g	炒扁豆 12 g	肥玉竹 12 g	炒川断 10 g
炒枳实 5 g	青木香 10 g	佛手片 10 g	

5剂，水煎服，日2次。

七诊(具体日期未记录)：腰酸浮肿，腹胀便溏，口干稍好。脉左弦滑数。上方加炒杜仲12g、鸡内金10g、炒二芽[各]12g、桑寄生10g，去玉竹、枳实、川断、青木香。5剂，水煎服，日2次。

后未再至。

八诊(1983年2月26日)：晨起头晕，乏力，不思饮食，口干苦，便偏溏。舌中心黄干，脉寸滑余部皆虚。处方：

白蒺藜 12 g	炒白芍 12 g	麦冬 12 g	生牡蛎 20 g
云茯苓 12 g	鸡内金 12 g	炒扁豆 12 g	枸杞子 12 g
煅瓦楞子 15 g	玉泉散 10 g		

7剂，水煎服，日2次。

九诊(1983年3月6日)：药后头晕解除，大便稍干，味酸涩。脉关见滑。虚风内旋，中焦被伐。上方加天花粉10g、海螵蛸15g、川贝母10g。7剂，水煎服，日2次。

后每周复诊1次，病情相应减轻，但时好时甚，均以原治则稍事增删，给予巩固。

【按】 肝病日久，势必克土。脾胃乃气机枢纽，气血生化之源，后天之本。治疗关键紧紧抓住中焦脾胃，斡旋中焦脾运，积极截断病情的发展。肝脾失调，肝木横逆，克脾而气虚而滞，郁热中蕴。中焦郁热，故而消渴，而出现口干口苦，胃脘嘈杂，食欲亢进。脾虚失运，故而食入腹胀，胀减欲食，大便稀溏，乏力耳鸣。故选用炒黄连、炒黄芩清中焦郁热，煨葛根、云茯苓、白术升清健脾,木香、厚朴、大腹皮理气,以疏肝运脾,天花粉清热生津,生薏苡仁清热利湿,炒山楂消食化瘀,五味子补肾收涩。复诊时患者腹泻减少,腹胀亦松,口苦稍轻,此皆肝郁脾虚之象有缓解,然久病脾运转钝,肝火灼中,益脾勿燥,清润防滋,故转方益气养阴以护本。

晚期肝硬化腹水出血证

张某,女,40 岁。1982 年 2 月 16 日初诊。

【主症】 面容黄浮,中脘饱胀,腹如筥箕。腹水已年余,已不复省记起始日期。牙龈、鼻腔时时渗血,顷刻唾血满口,唇有血痂,四肢皮肤显现赤脉血缕。

【病史】 患有肝炎病史 7 年,曾经服药治疗症状缓解而稳定,近于一年前因腹胀、减食、肝区痛、乏力等。经西医检查方发现有腹水,在当地传染病医院住院治疗数月,诊为肝硬变晚期。每日不离氢氯噻嗪类利尿剂,服利尿剂腹水暂减,旋速复涨,口齿鼻腔出血严重。乃要求出院转来门诊就中医治。

【检查】 舌润少苔,质淡,六脉虚细而弦。

【西医诊断】 肝硬化腹水。

【中医诊断】 鼓胀,癥积。

【辨证】 血瘀气滞水聚,肝脾气血受损。

【治则】 养营和络,活瘀止血兼以疏脾利水。

【方药】

全当归 12 g	紫丹参 12 g	白茅根 15 g	赤白芍各 9 g
蒲黄炭包 10 g	小蓟炭 10 g	黄郁金 10 g	小青皮 9 g
洗腹皮 12 g	鸡内金 12 g	白茯苓 15 g	生薏苡仁 30 g

6 剂,水煎服,日 2 次。

二诊(1982 年 2 月 23 日):口腔出血较甚,腹胀尿量少,病情未见轻减。脉细弦,舌润少苔而淡。口渴不敢饮。血虚湿胜,血不循络,肝阴有告竭之虞,水聚三焦,有气壅脾败之势。拟予滋阴利水,活血止血。上方加骨碎补 10 g、断血流片 9 片、炒阿胶 10 g、泽泻 12 g、猪苓 10 g,去大腹皮、青皮、郁金、薏苡仁、太子参。6 剂,水煎服,日 2 次。

三诊(1982 年 3 月 2 日):药后尿量递增,腹水与浮肿已接近消退,牙龈鼻腔出血大见好转,约减 3/4。食后尚微胀。舌润少苔,脉来虚濡无力。仍拟在猪苓汤基础上配伍活瘀止血助运药。

当归尾 12 g	紫丹参 12 g	赤白芍各 10 g	陈阿胶 10 g
骨碎补 10 g	蒲黄炭 10 g	福泽泻 12 g	猪苓 10 g

| 云茯苓 15 g | 白茅根 15 g | 炒白术 12 g | 鸡内金 12 g |
| 生麦芽 12 g | 断血流片 9 片 | | |

7 剂,水煎服,日 2 次。

四诊(具体日期未记录):上次就诊由自行车带到,因颠簸过度,回家后忽大出血一次,估约 200 ml 以上,数日来腹水虚浮又见增甚。脉细弦虚数转加。转方上方加孩儿茶 6 g、生牡蛎 30 g,阿胶增至 14 g,去赤芍、丹参、断血流片。7 剂,水煎服,日 2 次。

五诊(具体日期未记录):症状再次缓解,尿量由少增多,出血减少。舌净苔少,脉仍细弦。久病气滞血瘀,失调紊乱,正气伤残,前方有效。当守法守方。

白茅根 20 g	孩儿茶 6 g	陈阿胶 15 g	骨碎补 10 g
泽泻 15 g	猪苓 12 g	云茯苓 15 g	鸡内金 12 g
黄郁金 10 g	小青皮 6 g	生麦芽 12 g	赤白芍 各 10 g
当归尾 12 g	紫丹参 12 g		

7 剂,水煎服,日 2 次。

六诊(1982 年 3 月 23 日):腹水已基本消失,腹部 B 超探查阴性,广泛出血已基本控制,已减至 95% 以上,仅刷牙有血染而已,尿量增多,嘱原方继服观察。7 剂,水煎服,日 2 次。

【按】 肝硬化是一种以肝脏损害为主要表现的慢性全身性疾病,肝脏变形,质地变硬,故称肝硬化。其临床表现为肝功能减退和门静脉高压所引起的一系列症状和体征。

本病是由于肝、脾、肾受病,气滞、血瘀、水蓄而成。由肝脾内伤,肝失疏泄,致气郁结,横逆犯脾,使脾失健运,形成肝郁脾虚,又气滞则血行不畅,脉络瘀阻形成癥积。脾不布津则水湿内停,腹渐大而成鼓胀。久累及肾,气化无权,水益聚而胀并重;或肝肾阴虚,虚火上炎而耗血动血。故有脾肾阳虚和肝肾阴亏之分别,或两者兼有之。

本症采用猪苓汤滋阴利水收到良效,猪苓汤原方用治伤寒邪传阳明或少阴化热,水热互结,水气不化,小便不利之方。本症水蓄于内而致腹水,又因内热伤及肝肾之阴而致鼻齿出血。为热蕴伤阴征象,综合病机,亦正是水热互结,故投之使水去而热消,热消而血止。

阿胶甘平质黏,为血肉有情之品,乃治血虚要药,能补肝血、滋肾水、润肺燥。借其滋补黏腻之性,善于凝固血络,又有止血之效。骨碎补苦温性降,能补肾而收浮阳,活血而疗折伤,尤能固齿止痛止血。小蓟甘凉,止血破血,属热出血者最为适宜。孩儿茶苦涩性凉,《本草纲目》记载:内服功专清上膈热,化痰生津,并治一切吐血、便血、崩漏等症。因黏滞有碍胃气故很少内服。白茅根甘寒,清热、凉血、生津,有养阴利尿,和络行痢,凉血止血之效。以上数味止血药物之所以适用于肝硬变广泛出血之原因,不外养阴清热,降逆凉血,收涩固络数端。其中骨碎补的缺点是偏温,其优点是镇浮阳,与众多性凉药为伍,是弃性取用之意。孩儿茶虽因黏滞多为外用,今本李时珍经验,作为内服,取其清膈热、化痰生津、涩血之优点,此药虽碍胃而不碍脾,对气化行水无碍。白茅根活络行瘀不伤正,生津利水不损阴,凉血甘寒不碍气。实为肝硬化最为理想之良药。

其他利尿药,行气药,均本着利水不伤阴,如泽泻、茯苓等。行气破气而不过分耗气耗阴,如青皮、腹皮只作佐药,且量小,仅作行水之催导作用而已。

肝硬化早期,脾功能亢进

翟某,男,39岁。1982年10月12日初诊。

【主症】 患者体形消瘦。肝区右胁与上脘疼痛,牙龈出血,夜间加剧,晨起血痂满口,睡眠不佳,多梦纷纭。食欲异常亢进,易饥胃嘈求食,口干咽燥,但不求多饮。大便偏燥,脘腹微胀。

【病史】 患者述于1971年前后,下放农林期间,经常有乏力感。去医院检查诊断为肝炎,有黄疸、肝功能异常,经住院治疗很快好转恢复出院,以后曾复发三四次,均服中药,肝功能也较快恢复正常,就不曾再住院和较好休息了。今年夏季因疲乏,口鼻出血住某医院,诊为肝硬化早期,脾功能亢进。住院后肝功能有改善,症状好转不明显,出院来就诊。

【检查】 血常规检查示:血红蛋白116 g/L,白细胞$3.5×10^9$/L,中性粒细胞58%,淋巴单核细胞3%,血小板计数$31×10^9$/L,脾大:6 cm,肝大剑突下3 cm,肋下1.5 cm,有触痛不适感。苔少质红,诊脉细中弦长。

【西医诊断】 肝硬化早期,脾功能亢进。

【中医诊断】 血虚,出血。

【辨证】 夫脉细为血少,阴血不足,肝亢不疏,郁火犯中,脾土受制,肝火郁胃之征。

【治则】 养阴清肝,和胃宁心。

【方药】 二至丸加味。

女贞子12 g	墨旱莲炭9 g	杭白芍12 g	全当归10 g
白茅根15 g	焦栀子6 g	炒牡丹皮9 g	生甘草3 g
春柴胡6 g	炒川楝子6 g	云茯苓12 g	夜交藤12 g
炒酸枣仁12 g			

7剂,水煎服,日2次。

二诊(1982年11月21日):血常规检查示:血红蛋白105 g/L,白细胞$3.4×10^9$/L,血小板计数$66×10^9$/L。自觉食量减少,亢进缓解,脘胁痛减轻,有灼烧样痛,感觉近来消瘦明显。脉如前,苔后微腻。上方加肥百合12 g、太子参12 g。7剂,水煎服,日2次。

三诊(1982年12月17日):病情在不断进步中,牙衄已大减但未全弭,口干口苦,舌红,脾大。仍守滋阴益血,并予软坚凉血为治。处方:

炙鳖甲^{先煎}15 g	生牡蛎^{先煎}20 g	牡丹皮 10 g	赤白芍^各10 g

炙鳖甲^{先煎}15 g　　生牡蛎^{先煎}20 g　　牡丹皮 10 g　　赤白芍^各10 g

熟地黄 12 g　　紫丹参 15 g　　白茅根 15 g　　阿胶^{烊化}12 g

炒栀子 6 g　　蒲黄炭^{包煎}10 g　　藕节炭 15 g

7 剂,水煎服,日 2 次。

四诊(1983 年 1 月 15 日):经 3 个月治疗,白细胞升高,牙衄仅半夜时分见些微少量,其他均趋正常,脉尚弦细,舌质红中见淡。拟予滋阴止血中少加益气,以助归脾。处方:

生地黄 10 g　　熟地黄 10 g　　女贞子 15 g　　阿胶 12 g

炙鳖甲 15 g　　仙鹤草 12 g　　蒲黄炭 12 g　　白茅根 15 g

炒牡丹皮 10 g　　墨旱莲炭 6 g　　藕节炭 15 g　　太子参 12 g

炙黄芪 12 g

7 剂,水煎服,日 2 次。

五诊(1983 年 1 月 30 日):血小板计数已上升至正常幅度为 $92×10^9$/L,白细胞 $4.5×10^9$/L。自觉症状已基本消失,患者要求巩固,拟当丸剂调理。

二至丸,2 瓶,每次 10 g,每日 3 次。

鳖甲煎丸,250 mg,每次 10 g,每日 3 次。

【按】 脾功能亢进指脾脏功能的异常增强,临床上表现为一种或多种血细胞显著减少,骨髓增生和脾脏肿大。本病有继发性和原因不明的两种。中医历来是按血虚、出血等病证治疗,并认为积聚、血瘀是第一因,出血、血虚是继发,有标与本的不同。

本例患者中年体瘦,舌红少苔,脉象细弦,此乃阴虚火旺之体。患者以牙龈口腔出血为主症,血色鲜红夜甚。阴血为虚火所迫上炎,离经妄行。又因持久出血而致血更虚,血不养心,出现眠差多梦;血少肠燥而致便燥;血不上濡而致口干咽噪,但不欲饮。因出血而血虚,因血虚而至阴亏液燥,阴亏液燥又转使虚火加旺,恶性循环,然病属肝脾,肝血不藏由于肝火郁甚,火郁于中则食思亢甚,易饥嘈杂。中焦为脾胃所居,脾开窍于口,胃脉荣行于龈,故口齿出血不止。然深究一步,肝脾均肿大,是癥积之症,气滞血瘀,气滞则郁火不伸,血瘀则蕴热,血行失调易致离经外溢。本证乃瘀、火、虚三个环节交相致病,降火凉血活瘀治其标,滋阴益血退阳治其本。故方用牡丹皮、栀子泄肝火又凉营止血;阿胶、熟地黄滋阴止血;白茅根、藕节、仙鹤草、蒲黄活血止血,二至丸佐阿胶滋阴益血止血;鳖甲、牡蛎滋阴软坚而涩血,其他茯苓、酸枣仁、夜交藤等皆养血安神之剂,神安则虚火自潜,所有用药以止血为前提,或泻火,或滋阴,或软坚散结,或活瘀和络,或安神……皆为全面促进之用。

肝硬化腹水

张某,男,36 岁。1984 年 11 月 27 日初诊。

【主症】 患者形瘦骨立,腹膨如鼓,发现肝腹水已一年多。尿量很少,大便稀溏,日见数次。肢凉畏冷,口腔牙龈出血,胁肋胀痛。

【病史】 患者自述于 1981 年 6 月间患急性痢疾,腹痛腹泻,里急后重,大便带血,一日多次,较为典型,农村治疗不够及时和彻底。拖延至翌年春间,在某医院查诊为阿米巴痢疾。服西药后部分症状好转,但仍便溏次多,未能根治。至 1983 年 8 月中旬,因腹部胀满再去某医院检查,超声波检查证实出现腹水。即就诊中医与西医同时治疗,腹水旋消旋涨,愈治愈甚,腹大如鼓,形体消瘦。前医表示预后不良,束手无策。至 1984 年 11 月 27 日经他人介绍来门诊就治。

【检查】 舌苔薄少,脉细。

【西医诊断】 肝硬化腹水。

【中医诊断】 鼓胀,积聚。

【辨证】 中焦虚寒,阳不化气,水聚于中,然气水壅盛太过,急须疏利,以通为补,否则水壅气窒,土败木横难救。

【治则】 疏肝以利气,运脾以利水,兼温运中阳。

【方药】 用五苓散合木香槟榔丸加减。

福泽泻 15 g	猪苓 12 g	云茯苓 15 g	嫩桂枝 6 g
焦白术 15 g	广木香 10 g	花槟榔 9 g	青陈皮^各9 g
制川朴 9 g	大腹皮 12 g	砂仁 9 g	

5 剂,水煎服,日 2 次。

二诊(1984 年 12 月 27 日):患者服上方后略感尿多,人感觉舒适,即自行续购数次,计共服药 20 余剂。现大便次数减少,尿量增多,腹水明显消退,腹围减小,畏冷肢凉情况亦轻。现腹水轻度,大便尚溏,口腔出血未已,虚寒阴水之症。拟上方去桂枝,加宣木瓜 10 g、草豆蔻 5 g、黄郁金 10 g、骨碎补 10 g。10 剂,水煎服,日 2 次。

三诊(1985 年 1 月 23 日):来函述病,要求加减,病情 10 日来无改善,自觉疗效不及前方。上方去草豆蔻、宣木瓜、骨碎补,加川椒目 10 g、香橼皮 15 g。10 剂,水煎服,日 2 次。

四诊(1985 年 2 月 5 日):脘腹膨胀隆起,上腹胀满较剧,腹水阴性,脾脏肿大,便溏。脉细,舌苔薄少。此积聚之症,予消积聚,扶脾利水之剂。

福泽泻 15 g	猪苓 15 g	云茯苓 15 g	焦白术 15 g
京赤芍 10 g	当归 10 g	大腹皮 10 g	花槟榔 9 g
广木香 10 g	青皮 9 g	黑郁金 9 g	炒三棱 6 g
炒莪术 6 g	沉香^{后下}6 g		

10 剂,水煎服,日 2 次。

五诊(1985 年 3 月 3 日):嘱原方再服 10 剂。

六诊(1985 年 4 月 21 日):患者连继服原方 30 剂。复诊时,精神振健,食欲增进,体力有较多恢复。肝未触及,脾大。上腹仍呈膨满感,小便正常,大便仍时见便溏,偶见白冻。苔白。拟遵前方消积聚,并兼顾进健脾化湿剂。

青陈皮^各6 g	川郁金 10 g	广木香 10 g	花槟榔 10 g
大腹皮 10 g	炒三棱 6 g	炒莪术 6 g	炒党参 12 g
炒白芍 15 g	炒白术 15 g	白茯苓 15 g	砂仁 5 g
炒二芽^各12 g			

青陈皮^各6 g、川郁金 10 g、广木香 10 g、花槟榔 10 g、大腹皮 10 g、炒三棱 6 g、炒莪术 6 g、炒党参 12 g、炒白芍 15 g、炒白术 15 g、白茯苓 15 g、砂仁 5 g、炒二芽^各12 g

10 剂,水煎服,日 2 次。

【按】 中医理论认为腹水多源于土壅脾败,患者久痢腹泻历年不愈,脾土伤残,中阳不运水湿,是正虚一面。由于水气壅盛,脾愈加困,肝失疏泄。疏肝所以利气,运脾所以利水,气为水母,气行水行,兼又温运中阳为佐,为疏利邪实的另一面。

处方用五苓散温阳化气,健脾利水,桂枝温运中阳化气利水,白术健脾燥湿,而以淡渗利水的茯苓、猪苓、泽泻为主,用木香槟榔丸只用其中主药部分,方中黄连、黄柏为燥湿清热药,大黄、黑丑、芒硝等为峻下遂水药,皆不与证合,故去之,木香槟榔丸为利气泻下剂,治积、热、实证,此则为积、寒、虚证,两者不一。

证初为水气壅塞,以利水利气为主,后水去而积聚存,药转活瘀化积,最后稍加益气健脾药为扶正之用。并嘱长期服用鳖甲煎丸作为化积化癥之缓图。

附记:患者于 1985 年 4 月已开始从事农副业轻微劳动,每日放养鸭子,并参加割麦,健康情况一直良好。

肝大囊肿

鲁某,男,48 岁。1992 年 6 月 22 日初诊。

【主症】 神疲乏力,右上腹胀痛,食欲不振,大便微溏,小便淡黄。

【病史】 曾因肝区胀痛就诊于某医院,临床触及肝肿大,经 B 超检查,显示大面积光团、无声影,疑诊肝内肿瘤,继经 CT 复查,排除原诊断,确诊肝大囊肿,囊肿呈多发性,最大直径达 5 cm,右肋下能触及肝脏和包块。

【检查】 舌质淡,苔薄白,脉虚弦滑。

【西医诊断】 肝大囊肿。

【中医诊断】 胁痛,痞积。

【辨证】 邪潜侵致肝失疏泄,气滞继发水血内郁而渐成。

【治则】 以益气升阳为本,活血清柔为佐。

【方药】 自制肝囊肿方。

生黄芪 20 g	炒党参 15 g	春柴胡 6 g	炒白术 10 g

广陈皮 10 g	升麻 3 g	炒枳壳 10 g	黄郁金 10 g
炒白芍 12 g	延胡索 10 g	云茯苓 15 g	蒲公英 15 g
全当归 10 g	广木香 10 g		

7剂,水煎服,日2次。

二诊(1992年6月29日):脘胁胀痛大减,精神见振,二便食欲均好转,病情有转轻之势,仍给前方治疗,随证略有加减,先后配用过红花10 g、川芎10 g等活血药,续服40余剂,自觉症状全部消失。

1992年8月5日复查B超,显示肝囊肿消失,肝肿大缩复,体健为常。

【按】 近年来因检测先进,B超和CT的应用,本病发现率大为提高,多无病史可追寻。初症不显,临床仅脘胁轻胀痛,常误诊为胃病,个别囊肿很大,肝受挤压,症即明显,易疑误为肝肿瘤。古中医文献属胁痛胀范畴,重者与痞积相类,乃邪潜侵致肝受损,气滞继发水血内郁而渐成,因病渐起,久从虚治,又因气滞、血瘀、水蓄、蕴热诸多因机皆标实之症。方用李氏益气升阳之补中益气汤为基础,用黄芪、党参、白术、陈皮、当归、柴胡、升麻启动肝之舒发气化,配炒枳壳、黄郁金强化疏泄之力,佐延胡索、白芍活血柔肝,茯苓、蒲公英行水散热结。方药13味,以治虚治本,促健复功为主导,配伍诸药紧扣各病理继发环节,清除其有形与无形病理产物(痰、水、血、热)。从而有重点又全面综合治理囊肿的形成因素,达到减病和愈病目的。

食管中下段癌

徐某,女,32岁。1984年1月10日初诊。

【主症】 患者食入上膈觉有梗塞感,须臾方下,稀饭在呕稀情况下尚可。每日只能进食流质、半汤、豆浆等,稍稠即感困难,时时有稀涎痰水上泛,颈下锁骨窝淋巴肿大可触及,大便干燥,面色黧黑,右上肢呈走动性痛麻。

【病史】 患者于1983年9月份感觉进食吞咽时胸膈有梗阻感。在此症发生之前,4月间开始发生胃病,未予重视,未作治疗。延至10月12日赴镇卫生院检查。胃肠钡餐透视:食管通过管壁扩张良好,未见明显异常,胃泡囊状存在,无潴留液,胃呈钩形,张力蠕动位置尚属正常,黏膜增粗紊乱,稀钡充盈,胃壁光滑,移动度良好,未见明显龛影,幽门管居中,开放自如,十二指肠球部呈三角形,升降段正常,肠曲不大。意见:胃部炎症,建议复查。病情持续进展,呈进行性吞咽困难,伴胸部疼痛。于同年12月24日至某医院检查,食管钡餐造形、片示:相当食管中段长约8 cm显示黏膜中断,管壁僵硬感且不规则,通过较缓慢,呈不规则充盈缺损。意见:食管中段癌。患者于同年12月26日再至某医院放射科做食管钡餐:X线片示:食管中下段管腔明显狭窄,边缘不规则,长约5 cm,钡剂通过受限,黏膜破坏,管壁僵硬,狭窄上端管腔中等度扩张,其余未见明显异常。意见:食管中下段癌。患者于同年 12 月 30 日又再至当地肿瘤防治所检查,食管片示食管中下段癌。范围长约 6 cm,宽约 0.5～1.2 cm,右后面见小龛影。右侧气管旁可触及一固定质硬肿大之淋巴结。通过 3 次钡餐检查均已肯定确诊后,患者乃于 1984 年 1 月 10 日来我院门诊就治。

【检查】 舌苔中白,舌质红中隐见紫蓝色,脉濡。

【西医诊断】 食管中下段癌。

【中医诊断】 噎膈。

【辨证】 临床印象为气滞血郁。由于抑郁气结,胸中气机不通,结而生痰,血亦继聚。胶结于上焦导致食管狭窄,食饮不下。

【治则】 用舒郁化痰,开膈降逆法。

【方药】

黄郁金 10 g	制香附 12 g	制半夏 10 g	炒枳壳 10 g
代赭石 20 g	旋覆花^包 5 g	云茯苓 15 g	砂仁 6 g
广木香 10 g	沉香 5 g	炒谷芽 15 g	全当归 12 g
川芎 6 g			

7 剂,水煎服,日 2 次。

二诊(1984 年 1 月 17 日):泛痰稍少,仍觉气逆,进食仍梗塞,有疲乏感。脉舌如前。上方加炒潞党参 12 g、生姜 2 片,去广木香、川芎、旋覆花。7 剂,水煎服,日 2 次。

三诊(1984 年 1 月 24 日):进食梗塞程度有缓和,可进稍稠稀饭,手臂酸麻作痛未轻,患者精神状态见好,舌脉如前。处方:

黄郁金 10 g	制香附 12 g	砂仁 6 g	炒枳壳 10 g
制半夏 10 g	代赭石 20 g	云茯苓 15 g	炒谷芽 15 g
沉香 10 g	炒党参 15 g	全当归 12 g	红花 6 g
天仙藤 12 g	豨莶草 12 g		

10 剂,水煎服,日 2 次。

四诊(1984 年 2 月 16 日):近来梗塞程度有进一步缓解,每日能进稠米糊与稀饭,大便干燥,右上肢仍走动性阵发酸麻痛,背部发胀,泛涎已明显减少。苔白转薄,舌质仍显有紫蓝色,脉象濡细偏数。仍守原法续进。

黄郁金 10 g	制香附 12 g	制半夏 10 g	化橘红 10 g
砂仁 6 g	炒枳壳 12 g	沉香 10 g	全当归 12 g
大桃仁 10 g	炒党参 15 g	生牡蛎 20 g	代赭石 30 g
天仙藤 12 g			

10 剂,水煎服,日 2 次。

【按】 食管癌的临床症状和中医的噎膈极为类似。其证型李士材认为"脉大有力当作热治,脉小无力,当作寒治,色黄白而枯者为虚寒,色红赤而泽者为实热,以脉合证,以色合脉,庶乎无误"。本案患者脉濡细小数,面色黑暗黄枯,似属土材所云虚寒型。在治法上沈金鳌云:"或阴伤火旺,法宜养血,或脾伤阴盛,法当温补,或健脾理痰,不得偏任辛燥,有妨津液,或滋阴养血,不得偏任清润,有害中州,此临证权衡之要也。"本案患者起于抑郁,致气结胸中生痰,食管不畅,食难入胃,食饮精微不足生化,脾家气血两虚,血液枯干,津液不溉。脾胃不运,津液壅滞,化为痰结,气血胶阻,系为病机所在。病程至今方四个月,尚处中年。张鸡峰云:"噎当是神思间病。"精神抑郁为发病之因,故以解郁宽中为主,古人有枳缩二陈汤(枳实、砂仁、白茯苓、贝母、陈皮、苏子、瓜蒌仁、厚朴、香附、川芎、木香、沉香、甘草),该方化痰利气宽中。沈氏有香砂宽中丸主治噎症初起,方中有二陈、香砂、槟朴、香附、生姜等。程钟龄氏启膈散有沙参、丹参、茯苓、川贝母、郁金、砂仁壳、荷叶等。参证前人经验,本案:① 属本质偏虚,不用槟榔、厚朴,嫌其攻泄耗气伤阴。② 属偏寒,不用沙参、贝母、丹参、荷叶之属虑其清,而取其解郁之郁金、砂仁、生姜、香附。又虚人古有补法:① 补脾气促生化运津。② 滋血取其润液滋干,本案用党参、当归之属有顾本复正之意,且当归与桃仁配,活瘀润通,此本案处方之大要也。特记其来龙去脉,学古而化裁。

胃窦癌广泛转移手术后中药配合化疗

许某,男,53岁。1982年6月22日初诊。

【主症】 患者自诉上腹部痛偏左隐痛,阵阵发作,嗳气频作,口干欲饮,乏力,自汗,气急,夜寐欠佳,大便尚可。

【病史】 患者多年胃痛病史,经常反复发作。1981年曾做纤维胃镜检查显示"慢性萎缩性胃炎,十二指肠球部溃疡"。经常上腹痛,由西医西药治疗,疗效不显。延至1982年4月不愈,每日上午10时,下午3~4时,夜间3~4时,每次痛作约20 min后方渐暂缓解。1982年4月7日出现黑便,稀溏,每日4~5次,纳差,嗳气,剑突下偏左压痛,腹软,血压:100/60 mmHg。至5月4日进行胃肠X线检查,提示胃窦部大弯侧癌。肝脾未扪及,腹水征(一),巩膜无黄染。腹平软,无明显包块,左锁骨上可触及肿大之淋巴结,质软活动,无触痛。于5月5日收入院治疗,5月11日做胃大部切除,及胃、空肠吻合术(结肠前),术中顺利,出血不多,手术中发现癌肿已有广泛转移,无法清扫干净,住院25日。于6月1日以刀口愈合良好,患者一般情况尚可而出院。出院后腹痛,呈阵发性,恶心,腹肌紧张,左上腹有明显压痛,未触及包块。在中医治疗期间,于7月18日医院建议二次住院,诊为肠粘连,从8月19日起开始进行化疗。

【检查】 舌质鲜红,苔黄厚腻,中干,脉象细弱而滑。

【西医诊断】 胃窦癌广泛转移手术后,肠粘连。

【中医诊断】 胃痛,虚劳。

【辨证】 证属脾胃虚弱,湿热熏灼,瘀毒内阻,体虚气逆,中焦不运,升降失常,胃失和降。

【治则】 治以行气和胃,清化湿热,佐以调益气血之法。

【方药】

广陈皮 9 g	姜半夏 6 g	吴茱萸 3 g	黄连 5 g
广木香 5 g	炒白芍 10 g	大佛手 10 g	玉蝴蝶 4 g
木莲果 10 g	蒲公英 12 g	炒川楝子 6 g	炒二芽各 10 g
全当归 10 g	太子参 12 g		

5 剂,水煎服,日 2 次。

二诊(1982 年 7 月 1 日):药后嗳逆已除,脘中隐痛减轻,为时短暂,口干口苦,食欲稍佳,曾大便稀溏数日,刻已恢复。苔黄。上方去当归、白芍,加焦白术 12 g。5 剂,水煎服,日 2 次。

三诊(1982 年 7 月 8 日):中焦湿热积滞在轻退中,嗳气呕逆已控制,脘腹痛仍不定时无规则出现,大便溏稀,日 2 次。苔中黄腻,脉虚弱。再方以辛开苦降,继续和中。处方:

炒黄连 5 g	吴茱萸 3 g	广陈皮 10 g	台乌药 10 g
广木香 6 g	炒川楝子 6 g	炒延胡索 12 g	炒白芍 12 g
佛手片 10 g	败酱草 12 g	焦白术 12 g	炒党参 12 g
大麦冬 10 g			

6 剂,水煎服,日 2 次。

四诊(1982 年 7 月 15 日):诸症均在好转,逐步消失与减轻。嗳逆,呕吐,自汗,便溏均已消失。腹痛口苦已减轻,食欲睡眠稍有进步。诊舌苔仍黄腻,脉细弦欠力。正虚气血伤残是本,湿热气血滞积邪实是标。仍以三补七泻比例治疗。

炒黄连 5 g	吴茱萸 3 g	炒建曲 12 g	青陈皮各 6 g
云茯苓 12 g	炒川楝子 10 g	炒延胡索 12 g	炒白芍 12 g
广木香 6 g	败酱草 12 g	炒黄柏 5 g	沉香后下 3 g
焦白术 12 g	太子参 12 g		

7 剂,水煎服,日 2 次。

五诊(1982 年 8 月 7 日):于 7 月 18 日近检查认为肠粘连,住院半月,保守治疗。出院后胃脘手术局部时有紧收样痛,予解痉剂。

杭白芍 15 g	生甘草 6 g	肥百合 12 g	炒黄连 5 g
吴茱萸 3 g	延胡索 12 g	炒川楝子 10 g	广陈皮 10 g
广木香 10 g	半夏曲 12 g	太子参 12 g	全当归 12 g

7 剂,水煎服,日 2 次。

六诊(1982 年 8 月 14 日):两日来脘腹剧痛,呕吐黄色苦水,继而大便泻黄稀水,后始觉腹内轻松,痛胀俱止,似饮食欠慎引起,现觉口干。转方,上方加麦冬 10 g、南沙参 10 g、茯苓 12 g、炒二芽^各12 g,去百合、当归、太子参。7 剂,水煎服,日 2 次。

七诊(1982 年 8 月 21 日):每日午后 4 时阵发腹痛,7 时后肠鸣腹胀,午夜后平静。苔黄腻,脉虚弦。仍议先祛邪后议治本。

白豆蔻^{后下}6 g	广木香 9 g	炒枳壳 10 g	半夏曲 12 g
广陈皮 10 g	云茯苓 15 g	炒神曲 15 g	炒二芽^各12 g
炒黄连 5 g	炒黄芩 9 g	炒党参 12 g	炙甘草 5 g
南沙参 12 g			

7 剂,水煎服,日 2 次。

八诊(1982 年 9 月 2 日):病情好转。去沙参、茯苓。加白通草 5 g、赤茯苓 12 g。7 剂,水煎服,日 2 次。

九诊(1982 年 9 月 16 日):腹胀明显,腹痛已缓,食欲见振。苔黄腻。再方苦降辛开,使升降之机复则中焦和泰,证可缓解。

炒黄连 5 g	炒枳实 6 g	半夏曲 12 g	炒黄芩 6 g
淡干姜 6 g	潞党参 12 g	云茯苓 12 g	大枣 5 个
洗腹皮 9 g	制川朴 6 g	广木香 9 g	炙甘草 3 g

7 剂,水煎服,日 2 次。

十诊(1982 年 9 月 23 日):药效,苔黄腻清退大半,腹痛腹胀已大半消除,脉象和缓。原方再服 10 剂。

患者每隔一周或一旬前来复诊一次,药物变动不大,曾在 10 月 7 日感冒咳嗽一次,予宣肺解表止咳,一周后痊愈。自汗多,曾予黄芪、牡蛎,旋止。12 月 2 日曾出现半夜嘈杂,用海螵蛸而消失。又于 1983 年 1 月 6 日因恼怒气滞,加化疗出现一些反应,加用解郁生津药。现患者除嗳气颇多,时有胃嘈,无他不适,现体重增加 10 kg,能骑自行车前来就诊,由原来车送,人陪。至此康复不可不谓为一大跃进。临床症状基本消失,治后生存 2 年半。但于 1984 年 12 月下旬复因家庭纠纷,情绪恶劣,致病发死亡。

【按】 湿热积滞,痰气互郁是胃癌的致病因素之一,造成气机阻滞,运化不足,升降失常,是产生疼痛、嗳气、便稀诸症的病机。本案以通为补,以降为和,祛邪所以安正,这是符合胃的生理病理特点的。故方药始终以左金丸合二陈汤加疏理气机药物为原则,取得了显著的近期疗效。但终因患者情志不调,诱致癌毒发作,郁闷而终。

泌尿生殖系统疾病

急性肾炎

▶ *病案一*

姚某,男,10岁。1945年12月8日初诊。

【主症】 患儿面目、四肢、全身浮肿,全身皮肤光亮。呼吸气促声粗,喉有痰声漉漉,偶尔微咳。发热恶寒,肤闭无汗,不思饮食,口干,尿少点滴近闭,大便秘。

【病史】 患儿母亲代诉:患儿于6日前开始右颊腮肿胀,微寒热,牙酸不便嚼食,曾用土方法局敷。自认为因2日前食生萝卜后,渐至全身浮肿,尿闭。病情加重而邀诊。

【检查】 苔黄,脉浮数。

【西医诊断】 急性肾炎。

【中医诊断】 水肿。

【辨证】 水泛高原,洪溢莫制;风热郁表,风鼓浪高。殊岌岌可危。

【治则】 拟予宣肺疏表,通调水道。然非斩关夺门之药,无能为力矣。

【方药】 越婢汤和麻黄连翘赤小豆汤为主合五皮饮加减。

西麻黄3g	生石膏15g	生姜皮3g	杏仁10g
炒荆芥5g	净连翘6g	赤小豆15g	细辛1g
泽泻10g	蟋蟀一对	冬瓜皮10g	郁李仁3g

2剂,水煎服,日3次。

二诊(1945年12月10日):药效,小便增多,浮肿较轻,微汗热退,大便已解一次,口已不干,但精神欠佳,食欲不好。苔仍水黄,脉数较缓。转方:去麻黄、石膏、细辛、郁李仁、蟋蟀,加苍术5g、白术5g、广陈皮5g、茯苓10g、香橼皮10g、炒谷芽10g。

3剂,水煎服,日3次。

三诊(1945年12月13日):浮肿全消,尿量大增,食欲增进,脉转和缓。原方加党参5g、生薏苡仁15g,去连翘、荆芥、生姜皮、泽泻。

按:本例系风热上受,发为痄腮,没有及时疏宣,邪壅表实,肺卫失宣,肺气不行,水道不能通调,因而水气内阻,风邪相激,急起浮肿,其伴有微热、恶风、无汗、喘促、口干、尿少、便秘,皆一片内热之象,故用石膏、连翘清透宣泄,麻黄、荆芥祛风散表,其他皆利水之剂,方药取越婢汤、麻黄连翘赤小豆汤为主,合五皮饮之意,用诸皮分利去水。

二诊时,已热退肿减,尿增得汗,大便通下,故转方改用白术、苍术、陈皮、谷芽,着手于祛邪之时,寓佐护正之意。迫至三诊,浮肿已消,食欲已复,邪去正虚,肺脾待复,方加党参、薏苡仁用意即在于此。而一切祛风退热发表之药全部撤除,不使过量,免伤无辜。

本例为1945年的验案,当时限于医疗条件,未作任何化验项目,用中药疗效之速,印象犹深。当时曾整理成文在《徽州日报》上发表,署题为《水肿病》。现今据原案记录,病为急性肾炎似无疑。方中用蟋蟀一对,对利尿泄水功效殊为佳良,回忆学医时,业师常用于实性急剧浮肿尿闭,均奏殊效。可惜未作统计,然目睹身践不只一例,特记之。

▶ 病案二

王某,女,40岁。1969年1月21日初诊。

【主症】 全身浮肿,头面变形。呼吸不利,卧时喉鼾气促。胸闷体重,咽颈部位自觉紧束不畅,整日洒洒恶寒,蒸蒸而热,尿黄短少而频急。

【病史】 患者先因右足趾脚癣,搔痒抓破,溃烂疼痛,连续2日,影响睡眠不好。至当地诊所取磺胺类软膏外涂,并口服复方磺胺甲噁唑片,每次2片,每日2次。先觉下肢浮肿,没有在意,翌日晨起,即迅速遍及全身而发病。

【检查】 体温37.8℃,肤肌按凹不起。舌苔水滑,微黄津润,脉沉细。

【西医诊断】 急性肾炎。

【中医诊断】 水肿(风水)。

【辨证】 湿毒内侵,风邪外袭,肺气不宣,表阳受郁,水气壅盛于肌表。

【治则】 通阳发汗,利水退肿。

【方药】 麻黄汤加减。

西麻黄3g	嫩桂枝3g	北细辛1.5g	西菖蒲5g
茯苓皮15g	炒泽泻10g	苦杏仁10g	川厚朴3g
广木香5g	香橼皮10g	洗腹皮6g	

3剂,水煎服,日3次。

二诊(1969年1月24日):服药3剂,汗出肿消,尿量增加,频数渐减,色黄亦淡。患者尚觉人困乏力,行动气促。换方去通阳发汗药,加益气健脾药,利水行气原法不变,但药量作一些调整。处方:

潞党参10g	焦白术10g	茯苓皮15g	泽泻4.5g
生薏苡仁12g	广木香4.5g	香橼皮12g	大腹皮6g
全当归6g			

3剂,水煎服,日3次。

【按】 急性肾炎是一种常见内科疾病,中医称为风水。《灵枢·论疾诊尺》篇云:"视人之目窠上微肿,如新蚕卧起状,其颈脉动,时咳,按其手足,窅而不起者,风水肤胀也。"其水肿是先有肺、脾、肾三脏病变,造成水湿内郁,又外感风邪所致。治则上当祛风利水,内外分消。所谓"腰以下肿皆利小便,腰以上肿当发汗乃愈"。急性浮肿皆由颜面开始,符合发汗原则。采用祛风利水法治疗急性肾炎浮肿多例,效果甚佳。

本例患者病起 5 日,浮肿出现第 3 日,即来就医,经上方处理,共计就诊 2 次,先后服中药 6 剂,即告痊愈。患者于停药后一星期,便去某医院化验检查,尿常规已正常。其后多年来未再复发,远期疗效良好。

第一方是采用麻黄汤去甘草加淡渗利水,辛散行气药,其中细辛一味外解风寒,内化水饮,对水肿有一定作用。本案因热象不重,时值冬令,风冷遏阳为显著,故未采用越婢法运用石膏,是化裁的一面。利水药用配合利气药,是促气行水化之意。迨第二诊时,浮肿已消,风水速退,即去表汗法,转用平补法,用四君子汤去甘草,配合利水行气药,肺气已通畅,肌肤无壅邪。恢复措施关键在健益中焦脾胃,脾健则余水可尽,尽而不生,病愈不复,疗效极佳。

急性肾小球肾炎

马某,女,30 岁。1982 年 4 月 12 日。

【主症】 患者面色㿠白,目胞浮肿如蚕。小便黄赤,腰酸,头昏,口干。病程已历 1 月有余。

【病史】 患者先患有荨麻疹,于 1982 年 3 月 17 日,发现全身浮肿,曾经当地医院检查血压 150/90 mmHg,浮肿(+++)。在本单位医务室住院注射青链霉素,至 4 月 8 日尿检:蛋白(++),颗粒管型:偶见,脓细胞:偶见。症状未消失,来门诊就中医治疗。

【检查】 舌净少苔,脉弱。

【西医诊断】 肾小球肾炎。

【中医诊断】 水肿。

【辨证】 阴虚之体,风邪内博。

【治则】 拟方养阴益肾,祛风清利。

【方药】

生熟地各6 g	怀山药 12 g	莲蕊须 12 g	潼沙苑 10 g
车前子 15 g	白茅根 12 g	炒黄柏 6 g	赤茯苓 12 g
粉萆薢 12 g	净蝉蜕 5 g	生黄芪 12 g	

6 剂,水煎服,日 2 次。

二诊(1982 年 4 月 19 日):药后自觉症状尚好,尿量增多。只觉脘闷微胀,食欲欠佳。尿常规检查示:尿蛋白(+),上皮细胞:少量。舌苔如前。阴虚型肾炎,但平常胃纳不佳,加减兼顾及之。上方加白术 12 g、陈皮 10 g、知母 6 g,去生熟地、怀山药。6 剂,水煎服,日 2 次。

三诊(1982 年 4 月 26 日)：药病两适,证情减轻。尿常规检查示:尿蛋白(一),红细胞:少量,管型:未见。血压正常,浮肿消失,食欲转佳。转方脾肾两治。处方:

生白术 12 g	广陈皮 10 g	生黄芪 15 g	净蝉蜕 5 g
车前子 12 g	粉萆薢 12 g	赤茯苓 12 g	炒黄柏 6 g
潼沙苑 10 g	莲须 10 g	菟丝子 12 g	

6 剂,水煎服,日 2 次。

四诊(1982 年 5 月 3 日)：病情稳定良好,腰酸清除,已无他不适,尿常规检查各项均正常,要求续服上药巩固。上方继服 6 剂,水煎服,日 2 次。

【按】 肾小球肾炎与过敏性有关,荨麻疹属风湿在肌肤,入内部踞脾肾,则水肿由生,症属风水,皮水之类,风为阳邪化热伤阴,可见舌赤口干,腰酸尿黄,养阴清热利水有效。但患者胃素不健,转觉脘闷,复诊去滋腻滞气药,加健脾药,然清热利水原则仍守之。蝉蜕现报道有脱敏作用,可治肾炎蛋白尿,患者曾有风团出现,蝉蜕祛风热使达表气,黄芪益气有助他药固肾以治蛋白管型。知母、黄柏滋阴泻火,车前子、赤茯苓、萆薢祛湿热,是祛邪部分,沙苑子、莲须、菟丝子诸药则固肾与黄芪、白术等为扶正部分。是肾精封藏,脾精不泄,湿浊下渗。为急性肾炎善后之方。

慢性肾炎

▶ **病案一**

陈某,女,28 岁。1979 年 11 月 26 日初诊。

【主症】 患者晨起目脸虚浮,下肢微肿数月。患者长期尿常规检查显示尿蛋白、红细胞、白细胞等异常,其临床症状轻微不著。今夏以来,增见脘腹胀气、嗳气甚则作呕,大便偏溏,下肢微肿,早间面目虚浮,口微干苦,尿偏黄少。

【病史】 患者于 1973 年曾患急性肾炎,出现全身浮肿,口干,恶寒发热,尿少。经西药抗生素,利尿剂治疗,症状消失,但尿液仍见尿蛋白微量,颗粒管型 1~2 个,红细胞(+),后因长期不愈。转向中医治疗,曾先后运用过益气、滋阴、温阳、分利诸法。尿蛋白长期阳性(+~+++)。且极易感冒,稍一感冒发热,尿检查尿蛋白阳性即升高,平日轻度浮肿、乏力。至 1979 年就诊时,病程已历八年之久。

【检查】 尿常规示:尿蛋白阳性(+),颗粒管型 1~2 个,红细胞(+)。舌质偏胖,中被黄苔,脉细而滑,左甚于右。

【西医诊断】 慢性肾炎。

【中医诊断】 水肿。

【辨证】 下焦肾阴伏热,中焦脾胃气机失调。

【治则】 清利以祛邪,调中以助正,邪去正安,气血自趋平调,然滋阴之品难进,苦寒伤中须慎。

【方药】

南沙参 10 g	蒲公英 12 g	白茯苓 12 g	生薏苡仁 15 g
白茅根 15 g	鲜藕节 15 g	生白术 12 g	炒扁豆 15 g
青木香 6 g	川朴花 6 g	香橼皮 12 g	绿萼梅 9 g
生白芍 12 g	白莲须 14 g		

6 剂,水煎服,日服 2 次。

二诊(1979 年 12 月 3 日):近又感冒,鼻塞泛呕,原有慢性鼻炎,通常最易感冒。

原方加苍耳子 6 g、姜炒竹茹 10 g。

去绿萼梅、青木香、生白术。7 剂,水煎服,日服 2 次。

三诊(1979 年 12 月 10 日):大便偏稀,脘胀有气,舌苔厚腻。

原方加炒谷芽 12 g、炒麦芽 12 g、生白术 10 g、藿香 5 g。

去南沙参、香橼皮。7 剂,水煎服,日服 2 次。

患者每周来诊一次,第二次尿检红白细胞消失,第三次蛋白尿(一),偶见微量,症状减轻或消失。后陆续又复诊二次,大致多原法原方无甚增损。患者隔一个多月后,于 1980 年 2 月 4 日再度就诊。症状有轻微嗳气,食欲差,晨起面目尚时见微浮。尿检查蛋白尿仍阴性。

【按】 慢性肾炎蛋白尿是临床上正在有待解决的一个较难课题,临床治疗经历了不少病例,遇到较多曲折,殊多不理想,在曲折中摸索前进,总结经验,吸取教训的体会中,认为在治法上有清、补、温、涩四个方面,根据症状的表现,辨证施治处方,可达到一定的效果。

慢性肾炎临床多以脾肾阳虚论治,习以为常。时尚多喜用参芪六君或八味肾气之方,往往温补疗效欠佳。此案用清利之剂,以患者有口干、口苦、尿黄、苔黄等症,为邪热内伏下焦,加之易感冒,患鼻炎,邪热因正不足而不断缠绵尚恋,这种邪实一面,不应久病多虚而忽视。开宣肺气,调畅中焦,分利邪热,每每比一味蛮补效益增多矣。临床实践一得,记之。

▶ 病案二

鲁某,女,17 岁。1992 年 7 月 20 日初诊。

【主症】 晨起面浮,夜间足肿。尿中蛋白(＋＋＋～＋＋＋＋)阳性,尿少便溏。

【病史】 患者自 1990 年起有尿路感染病史,1990 年 9 月 12 查尿中蛋白(＋＋＋＋),肌酐 113 μmol/L。肾图示:双肾分泌功能佳,上尿路排泄延缓。后因治疗不彻底,1991

年夏间已转为慢性肾炎。1992 年 7 月间前来就诊,当时尿检查蛋白曾一度出现
(+++)。

【检查】 舌淡,脉濡弱。

【西医诊断】 慢性肾炎。

【中医诊断】 水肿。

【辨证】 脾虚不运水湿,肾精不固。

【治则】 予以健脾固肾利水。

【方药】

炒党参 20 g	炒白术 15 g	嫩桂枝 5 g	茯苓皮 15 g
五加皮 10 g	玉米须 15 g	赤小豆 15 g	广木香 10 g
大腹皮 8 g	香橼皮 15 g	怀山药 15 g	菟丝子 15 g

5 剂,水煎服,日 2 次。

二诊(1992 年 7 月 25 日):药后自觉舒适,症状缓和,尿时黄。苔薄腻。上方加黄芪 30 g、莲子肉 15 g、扁豆 20 g、杜仲 15 g、白芍 15 g、滑石^{包煎}15 g,去山药、菟丝子、香橼皮、大腹皮、五加皮、桂枝。7 剂,水煎服,日 2 次。

三诊(1992 年 8 月 3 日):8 月 3 日尿常规检查:尿蛋白(++)。便溏好转。原方去滑石、扁豆,加五加皮 8 g、炒黄柏 5 g。7 剂,水煎服,日 2 次。

四诊(1992 年 8 月 10 日):小便转清,仍觉腰痛。

五诊(1992 年 8 月 17 日):病情稳定,且尿蛋白转阴。

六诊(1992 年 8 月 24 日):病情稳定,且尿蛋白转阴。原方去滑石、扁豆,加用半边莲 15 g、制苍术 8 g、黄柏 6 g、熟地黄 10 g、赤小豆 15 g。7 剂,水煎服,日 2 次。

七诊(1992 年 8 月 31 日):症状缓解,尿蛋白转阴。处方。

生黄芪 30 g	潞党参 20 g	炒黄柏 10 g	制苍术 8 g
广陈皮 10 g	制半夏 10 g	半边莲 12 g	茯苓皮 20 g
全当归 10 g	炒白芍 15 g	赤小豆 20 g	玉米须 15 g
炒杜仲 12 g			

14 剂,水煎服,日 2 次。

八诊(1992 年 9 月 7 日):原方加西洋参 4 g。

自五诊后至十三诊(8 月 17 日至 10 月 31 日)尿蛋白一直维持阴性,而停药。今年(1993 年)1 月 14 日因劳累而觉腰俞酸痛,担心病复,前来检查就诊服药,经尿检查正常,予以健脾补肾药,2 次共服药 2 周,腰痛消失停止治疗。

就诊日期 1992 年 7 月,集中治疗一段时间后,转为断续服药至 1993 年 1 月 30 日。

【按】 慢性肾炎蛋白尿属"尿浊"范畴。《素问·阴阳应象大论》云"清阳出上窍,浊阴出下窍",以及李东垣认为脾胃在精气升降运动中的枢纽作用。蛋白是谷气的精华,它不升而下泄,是脾阳的上升不力,由于脾虚气陷,精微下注,或肾的封藏失职,不能制约浊液

下流,故多属脾肾亏损所致。故治疗过程紧紧抓住脾肾二藏,炒党参、炒白术、怀山药、菟丝子补益脾肾,玉米须、赤小豆清热利水消蛋白,桂枝、茯苓皮、五加皮、广木香、大腹皮、香橼皮温阳行气利水以消水肿。后期加减选药,也是遵循上述原则,或用黄芪补气升清,或莲子肉、扁豆等健脾,杜仲、白芍、熟地黄等补肾,滑石、半边莲、黄柏等清热利水。

慢性弥漫性肾小球肾炎

柏某,女,35岁。1980年3月1日初诊。

【主症】 患者面色虚黄,精神萎靡,全身浮肿。口干不欲饮,脘胀食少,大便干、稀不一,尿液短少,腰部酸胀,扶持不耐久坐。月经3~4个月停闭不行。曾出现鼻大出血,头昏乏力。

【病史】 患者5年前曾患病急性全身浮肿,经治疗消退,后多次反复,长期面部浮肿。于1979年11月24日病情增剧,诊为早期尿毒症,收住某医院,1980年1月30日出院。代谢性酸中毒,电解质紊乱得纠正。但尿蛋白(+++),白细胞0~1个,红细胞3~4个。肾功能明显损害,症状仍较重,每日丙睾25 mg,肌内注射,隔日1次。醋酸泼尼松30 mg,每日3次。

【检查】 尿常规:尿蛋白(+++),白细胞0~1个,红细胞3~4个。舌质淡而无华,苔白而干,脉细弦劲。

【西医诊断】 慢性弥漫性肾小球肾炎。

【中医诊断】 水肿。

【辨证】 本病属脾虚水聚,血脱之后,虚阳湿浊上泛,标本虚实之象。

【治则】 益气健脾,佐以分利去水,又须辅以凉血柔肝,以降虚阳降浊之势。

【方药】

生黄芪12 g	生白术12 g	太子参12 g	五加皮12 g
茯苓皮20 g	冬瓜皮15 g	车前子14 g	菟丝子12 g
炒牡丹皮10 g	赤白芍各10 g	白茅根15 g	炒川断12 g

3剂,水煎服,日2次。

二诊(1980年3月3日):药后病情平稳,仍觉面热,鼻热。原方加炒川牛膝12 g。5剂,水煎服,日2次。

三诊(1980年3月8日):面热、鼻热消失,小便稍多,精神稍好,食欲不振,脘闷作饱,口干不思饮水,偶见作呕。苔白,舌质淡胖而少津。转方拟去凉营柔肝之品,增加化浊和中之药。

| 潞党参9 g | 白术12 g | 制半夏10 g | 广陈皮10 g |

生薏苡仁 30 g　　　炒枳壳 10 g　　　广木香 5 g　　　香橼皮 15 g

炒谷芽 12 g

5 剂,水煎服,日 2 次。

四诊(1980 年 3 月 15 日):精神好转,浮肿逐步见轻,饮食稍增,呕恶消除,大便干少,全身发痒。原方去广木香,加地肤子 10 g、白茅根 15 g。5 剂,水煎服,日 2 次。

五诊(1980 年 3 月 22 日):自觉面部及鼻、目出火症状,有时犹隐隐出现,夜睡多梦,白带多而腰酸。脉细弦。仍用原方加牡丹皮 6 g、白芍 12 g、山药 12 g、杜仲 12 g、太子参 12 g,去党参、半夏、陈皮、地肤子、炒枳壳。5 剂,水煎服,日 2 次。

【按】 慢性肾炎由急性肾炎演变而来,其临床表现,大都有水肿,尿检以蛋白尿、管型、红细胞为主,常伴有高血压与不同程度的肾功能减退。中医认为本病的发生是"外邪侵袭,内伤脾肾"。脾肾功能失调,气化障碍,水精不布,盈溢皮肤而成。

患者久病脾虚气弱,水湿不运,溢聚肌肤,关键必须健脾利水。然而失血之后,则营阴失养,虚阳上亢,是虚而挟热,连累肝阳,故不可用温阳利水法,而辅以凉营柔肝之药。待三诊后,营热上逆稍息,然中虚浊逆尤见,故转方以降逆化浊和中为治。至五诊,面热又隐隐有复现之时,仍转用清营柔肝药。药随证转,法随因变,不可拘一,是中医治病之精义所在。

脾胃喜温而恶寒,喜燥而恶湿;肝热宜清而忌温,宜柔而忌燥,其中矛盾相互牵连,先后缓急,轻重比例,最宜斟酌用药,使肝经虚阳浊逆潜降,尿中毒得以纠正,又不致过量伤害脾胃中阳的运用,健脾利水可使水退肿消,但若温燥过量,又势必助阳上逆,伤营劫液,加重尿毒症之情。其中见微知著,见微之间,宜举足轻重焉。

慢性肾炎、子宫功能性出血

李某,女,20 岁。1983 年 6 月 30 日初诊。

【主症】 腰酸腰痛,尿蛋白(＋＋),自云已四年有余。月经时停时潮,先后无定期,经量初行偏多,继则淋漓不尽。患者形瘦面黄,晨起目胞浮肿,下肢足跗亦时有轻浮,食欲不佳,大便干燥,形神疲乏。

【病史】 患者于 16 岁入学体检中发现尿蛋白(＋＋),拟诊隐性肾炎蛋白尿。平日有晨起目胞微肿,乏力,食欲欠振等症状。继就诊于西医药治疗,症情渐有加剧,曾一度入某医院住院治疗,服过激素及肌内注射卡那霉素等,始终尿蛋白阳性,时重时轻,伴有腰酸,多则尿蛋白(＋＋＋),少则微量。转诊用中医中药治疗,叠用苦寒清热利水剂。后出现月经紊乱,时止时潮,继则经血淋漓不尽,诊为子宫功能性出血。又入妇科住院,中西医药杂进,不效。两年来,经潮量多,延长 20 余日不净,每月很少有净日。患者在门诊询问两次,方得遇诊。

【检查】 舌红苔黄而润滑,脉细虚弦。

【西医诊断】 慢性肾炎,子宫功能性出血。

【中医诊断】 水肿,崩漏。

【辨证】 肾阴不足,精气久泄,精伤累气,脾虚不统,血不循经。病本以虚为主,又挟蕴热湿郁,尚有实邪,病较复杂。所幸青年,生机尚旺,病有可图。

【治则】 予两益脾肾,固涩其精,清泄其邪,使正旺制邪,邪去正复。

【方药】

大熟地 10 g	全当归 10 g	炒白芍 12 g	淮山药 12 g
菟丝子 12 g	枸杞子 12 g	苏芡实 12 g	炒川牛膝 12 g
车前子 12 g	玉米须 12 g	半边莲 12 g	五加皮 10 g
生黄芪 12 g			

6 剂,水煎服,日 2 次。

二诊(1983 年 7 月 5 日):药后目胞浮肿见消,食欲见增,蛋白尿检复查首次出现阴性,精神见好,情绪转佳,阴道出血见好,白带较多,白带中仍夹见血丝。舌润无苔,脉来右弦左虚。上方去川牛膝、熟地黄、五加皮,加荆芥炭 5 g、莲子肉 12 g、莲蕊须 12 g、炒阿胶 10 g、血余炭 10 g。6 剂,水煎服,日 2 次。

三诊(1983 年 7 月 12 日):药后白带夹血已止,白带清稀、形神较振。舌润少苔,脉象细弦。前方养阴益脾,泄敛兼施,已获效果,仍遵前法。处方:

全当归 12 g	炒白芍 12 g	枸杞子 12 g	怀山药 12 g
菟丝子 12 g	莲子肉打 15 g	白莲须 12 g	车前子 12 g
玉米须 12 g	半边莲 12 g	血余炭 12 g	焦白术 12 g
生黄芪 15 g			

7 剂,水煎服,日 2 次。

【按】 隐性肾炎蛋白尿,是西医学显微镜下的借助诊断,乃中医一新课题。按中医理论,肾主封藏,为藏精之器,蛋白见于尿中,显然与主二便功能之肾攸关。又脾主升精,虚则下流,故白带与蛋白下流,其机制与脾亦息息相关,况蛋白一多,浮肿即呈加剧,精伤湿聚,真精与邪水紧紧相联的病理。与脾不无关系,久病食少,白带多,蛋白尿,漏下等证,皆脾失统摄,故应双益脾肾着手,益其功能,增其固密与统摄,是治长期蛋白尿的治疗原则。又脾肾一虚,肝经相火,邪热相扰,能加剧蛋白的流失,阴精不宁其宅,则无论其血,其带,其精,皆陷下受逼。故有邪火、虚热,均应清之、泄之,故火去精宁也。

肾炎一证,初为风水郁热,有汗法如越婢汤之类;水聚肿甚,有分利祛湿法,所谓洁净府,如五苓散、猪苓汤之类;后期阳虚,有温阳利水法如真武汤之类。然隐性肾炎,浮肿不显,水邪不盛,仅见精流滑而已,若执分利一法,势必加剧其伤阴耗气,损肾虚脾。脾虚则不统血,不升精,从而月经量多,渐至淋漓漏下,尿蛋白反增多。血、蛋白、白带皆属阴性物质,其流失,必至伤肾,肾阴将告匮乏,如此而日,此本难治之证,乃病如此,非医之过也,然乎? 否乎? 观本案可以有所省悟矣!

慢性肾小球肾炎

彭某,女,37岁。1997年2月28日初诊。

【主症】 全身高度浮肿,按之凹陷没指,凹而不起。腹大,尿少,腰酸,纳差几不能食,微咳,便稀,尿黄。慢性肾病史,病程年余。

【病史】 患者起病于1995年冬,初起头昏、腰酸、乏力、低热、浮肿。自认为受"粪毒"(一种秽物过敏)而致。经历当地卫生所治疗不效,乃赴某医院诊治,经检验,诊为肾小球肾炎。服西药,注射抗生素,效不理想,转诊另一家医院门诊。因断续治疗,症状增剧,住进医院,历时半年以上,病势日甚,病危通知,建议换肾。家属因经济困难及转院等因素,中止治疗出院,换用附近农村医生授给单方治疗,又延续2月余,病亦危急,乃寻找上门,请求出诊。

【检查】 舌红,脉沉数无力。

【西医诊断】 肾小球肾炎。

【中医诊断】 水肿。

【辨证】 久病脾肾两伤,肾不主水,脾不化湿,水湿壅塞,泛溢全身,正虚邪壅,大有壅塞不通之变。

【治则】 拟健脾化湿,清热利水。

【方药】

生白术15 g	生薏苡仁25 g	玉米须15 g	苦杏仁15 g
西当归10 g	广木香10 g	福泽泻15 g	生黄芪25 g
茯苓皮20 g	五加皮15 g	炒冬瓜皮15 g	大腹皮12 g
赤小豆20 g	益母草20 g		

7剂,水煎服,日2次。

二诊(1997年3月7日):药后病情似有缓和之势。头面、上半身浮肿略觉轻减,小便稍多。上方去杏仁,加川萆薢15 g。7剂,水煎服,日2次。

三诊(1997年3月14日):大便仍稀,每日2~3次,浮肿仍甚,口干。湿遏清阳,加减以发越水气。上方加嫩桂枝5 g、粉葛根15 g、西麻黄3 g,去当归、杏仁、益母草、黄芪。7剂,水煎服,日2次。

四诊(1997年3月21日):药后表阳已通,水湿发越,周身浮肿在渐消减中,唯大便仍多而稀。转方仍以通阳健脾,利水退肿。

生黄芪 15 g	生白术 15 g	生薏苡仁 25 g	玉米须 15 g
五加皮 15 g	粉葛根 15 g	生麻黄 3 g	嫩桂枝 6 g
大腹皮 12 g	煨木香 15 g	茯苓皮 20 g	泽泻 10 g

7 剂,水煎服,日 2 次。

五诊(1997 年 3 月 28 日):浮肿较初诊减轻,但势仍重,尿尚黄少,腰酸痛,大便转干而次多,晨起咽喉痰涎上泛,饮食不佳,咳嗽稍增,口干。舌体不红,苔显微黄,脉沉细小。水湿壅聚,脾不胜湿,肺气不布,肾气受损。用小半夏加茯苓汤,配合宣肺益肾。

化橘红 15 g	姜制夏 12 g	茯苓皮 30 g	生姜皮 6 g
杏仁 15 g	生白术 15 g	生薏苡仁 25 g	五加皮 15 g
大腹皮 12 g	泽泻 15 g	广木香 10 g	炒杜仲 20 g
知母 10 g	嫩桂枝 4 g	生黄芪 20 g	

7 剂,水煎服,日 2 次。

六诊(1997 年 4 月 4 日):浮肿头面在渐轻退,咳减,痰略少,口干不甚。上方去杏仁、知母,加量制半夏至 15 g、加香橼皮 20 g。7 剂,水煎服,日 2 次。

七诊(1997 年 4 月 11 日):头面上肢浮肿减退明显,腹部仍肿胀大,下肢仍肿甚,便溏次多,咯白痰。脾虚气弱,湿困痰聚。再方加益气燥湿化饮,行气利水。

化橘红 15 g	姜半夏 15 g	白茯苓 20 g	生白术 15 g
生薏苡仁 30 g	嫩桂枝 5 g	白干参 6 g	生黄芪 20 g
大腹皮 15 g	广木香 10 g	泽泻 15 g	五加皮 15 g
淮山药 20 g			

7 剂,水煎服,日 2 次。

八诊(1997 年 4 月 18 日):浮肿渐消,便次多,便溏好转,饮食不振,黎明时分恶心痰泛。上方去薏苡仁、桂枝、白干参、五加皮,加炒竹茹 12 g、炒二芽[各] 12 g、白豆蔻 8 g、制川朴 6 g。7 剂,水煎服,日 2 次。

九诊(1997 年 4 月 25 日):肿尚未消尽,晨呕痰泛转轻,便溏多次。脉沉细小。仍用益气温阳化饮续投。加生姜二片、制附片 6 g、红参 6 g,去竹茹、二芽、白豆蔻。7 剂,水煎服,日 2 次。

十诊(1997 年 5 月 3 日):每日早晨咳嗽黏液痰水,持续 1～2 h 方止,痰饮上逆。仍以温化痰饮。

化橘红 15 g	姜半夏 15 g	白茯苓 20 g	生姜 2 片
嫩桂枝 6 g	焦白术 12 g	大腹皮 12 g	泽泻 15 g
紫菀 15 g	沉香 6 g	桑白皮 10 g	香橼皮 20 g
杏仁 15 g	红参 6 g		

7 剂,水煎服,日 2 次。

十一诊(1997 年 5 月 9 日):药效明显,晨起咳涌痰升,药后已得到控制,口微干,自觉头面四肢肿消趋向正常,尿多,腹不胀,唯腹腔仍膨肿而大。再调整。上方去桂枝、紫菀,加生薏苡仁 30 g、炒冬瓜皮 15 g、山药 15 g。7 剂,水煎服,日 2 次。

十二诊(1997 年 5 月 16 日):大便渐转干,咯痰已很少,浮肿在渐消。上方加生黄芪 15 g、五加皮 10 g、生姜皮 6 g、茯苓 15 g,去沉香、生姜、桂枝、香橼皮、杏仁。7 剂,水煎服,日 2 次。

十三诊至二十一诊(1997 年 5 月 23 日至 7 月 18 日):病情平稳,咯痰已痊愈,腹肿胀已全消退,形瘦减重,索食易饥,纳食尚可,二便如常。脉尚虚,微滑数。病进入恢复期,邪气已退,正虚待充。转方加当归 10 g、炒白芍 12 g、炒二芽各 12 g,肉桂减量为 4 g,去大腹皮、泽泻、生姜、木香。14 剂,水煎服,日 2 次。

二十二诊(1997 年 8 月 1 日):病情稳定,近日遍发搔痒,皮肤起疙瘩,抓破滋少量水,风湿外泄。加减。

制苍术 12 g	生薏苡仁 20 g	白鲜皮 15 g	全当归 10 g
生姜皮 5 g	生白术 12 g	白干参 10 g	赤白芍各 10 g
地肤子 15 g	淮山药 15 g	茯苓神各 15 g	大枣 3 个
徐长卿 15 g			

7 剂,水煎服,日 2 次。

二十三诊(1997 年 8 月 8 日):瘙痒平息,小便见少,浮肿已无,形体瘦弱。上方去地肤子、白鲜皮、徐长卿、生姜皮、制苍术。加陈皮 12 g、佩兰 12 g、泽泻 10 g、枸杞子 15 g、生黄芪 20 g。7 剂,水煎服,日 2 次。

二十四诊(1997 年 8 月 22 日):患者自觉症状已消失,唯小便复查仍有尿蛋白(＋＋＋＋)。转方以益气健脾固正补肾。

淮山药 20 g	菟丝子 15 g	生黄芪 20 g	生白术 15 g
全当归 10 g	炒白芍 15 g	大枣 5 个	白干参 10 g
山茱萸 15 g	熟地黄 10 g	云茯苓 15 g	玉米须 15 g
生薏苡仁 20 g			

7 剂,水煎服,日 2 次。

至 1997 年 10 月 24 日病情相似,一月来仍守上方,稍有调整治疗。到此患者已经可以在家人的陪同下前来门诊就诊,患者体力在增进康复中。

【按】①患者本为急性肾小球肾炎,中医为风水之证,但患者未接受正规治疗,门诊断续进行抗生素治疗,疗程、剂量均不够,致延误病机,拖延而重。住院治疗,某医院曾用过量补养药品,病情渐渐加剧,建议换肾,又因条件不够,嘱于转院赴沪进行,患者家庭担负无力,未采纳而出院。在家转求于乡间郎中,用中药单方,验其药为木贼草、草决明、大黄等。脾阳进一步受损,水湿壅滞全身,体液代谢、排泄功能损极而有壅闭内脱之危。此患者诊前病史就诊史存在三次失误。②初诊诊为脾肾阳虚湿聚,因舌红、尿少而黄,脉沉数而无力,似湿壅郁闭,续发有郁热之象,取健脾清热利水法。二诊后病势稍稍缓解,热象不显,水壅仍极甚,势仍危重,诊为全身皮表清阳被遏,改用《金匮》越婢汤加味,发越清阳。

三、四、五诊后,头面浮肿减轻,仍腹胀足肿甚,便溏泛呕等脾困湿壅。六、七、八次诊,因脾虚阳虚严重,转治法为温脾肾之阳、益气利水,病情二次取效,全身浮肿逐渐消减。九诊以后,患者晨间呕逆痰涎,量大约一大碗(近 200 ml)时长 1～2 h,后整日尚平安,此阴寒痰饮上逆,遵《金匮》有痰饮者当以温药和之之训,用小半夏茯苓汤,加桂枝附片人参,再次获效。十三诊痰饮得蠲,症状消失,浮肿至此已全退(原头面四肢肿消而腹大如鼓,肿仍不消,按凹陷,腹水不著)。二十四诊前,症状消失,形瘦虚弱,腰酸,尿蛋白(＋＋＋＋),治疗再次转轨,纯用补益脾肾,固精秘气为治蛋白尿,以促肾功能病理康复。治疗先后历经四个阶段,四种治法。③ 病情中间出现一次"插曲",即突然出现全身瘙痒块垒,为风湿块垒,转用祛风燥湿,很好控制,症状消失。又患者曾 2～3 次昏厥,皆以温化降逆益气而复。

输尿管上段结石

钱某,男,24 岁。1991 年 2 月 3 日初诊。

【主症】 左侧腰部酸胀,隐痛,累则痛胀见重,痛引右少腹,尿黄,尿时有不适感。唯蹲下身起来时觉有头晕眼花现象,夜晚口作干。饮食一般,大便正常,睡眠尚可。

【病史】 患者健康营养良好,于 1990 年秋劳累后发作腰腹剧痛,就医服止痛药缓解。曾因饮酒劳累,出现腰部(左侧)作胀不适。经县医院造影摄片,诊断为左肾输尿管上段结石,片显示结石约蚕豆样大,服消石片。腰部剧痛,服止痛药,痛势减轻,腰部胀,隐痛未断。嗣于 11 月下旬再至市医院检查,摄片示与上次同。中西药治疗,胀痛症状未消失。于 1991 年 1 月 21 日再至县医院诊治,经摄尿路平片,显示左输尿管末端见蚕豆大小不规则光影结石阴影一枚,诊断为输尿管结石,建议手术。后于另一家医院再次摄片相同,患者对手术忌虑,要求服中药。

【检查】 舌苔薄白,左脉弦滑。

【西医诊断】 左肾输尿管上段结石。

【中医诊断】 砂淋。

【辨证】 下焦湿热。

【治则】 利湿热滑尿窍,调气血导下行。

【方药】

金钱草 20 g	生鸡内金 12 g	炒川牛膝 15 g	炒川断 15 g
炒枳壳 10 g	小青皮 10 g	飞滑石^包15 g	炒白芍 15 g
炙甘草 4 g	车前子 12 g	广木香 10 g	全当归 8 g

10 剂,水煎服,日 2 次。

1991 年 3 月 12 日来信,信述说上药服 10 剂后,感觉尚可,腰部酸胀痛感有一定缓和,按原方继购服 2 次,共服完 30 剂。于 1991 年 3 月 6 日去县医院重查摄片:片示左输尿管末端见一花生米大小结石阴影,与 1991 年 1 月 21 日片比较,位置略下移呈横位于开口处。要求再开处方续服。回信按原方加冬葵子 10 g。连续服 1 个月复查。

1991 年 4 月 29 日晚来信,附来第三次摄片,4 月 22 日片示与 3 月 6 日片示相仿。患者以喜悦笔调述云:4 月 28 日写信给您谈病好了很多,就在 29 日下午 6 点左右,小便时有花生米一样大小的结石从小便口排出来了。他同我们谈这情况,我们大家都很高兴,并询问是否需要再处方服药,回信告知不必再服。

【按】 本方用金钱草排石,生鸡内金消石,滑石、车前子利尿,配伍青皮、木香、枳壳利气分,当归、白芍养血活血,川断治腰痛,牛膝引下行,甘草作调味使药。由于养血活血,理气导行,起调整功能,以助排石,故疗效高于单行排石药。

慢性前列腺炎

▶ **病案一**

于某,男,47 岁。1976 年 6 月 16 日初诊。

【主症】 小便时阴茎作痛,阴体作坠,会阴穴胀痛不适,尿次增多,尿后不爽,尿色乳白,病起 2 月余。

【病史】 患者起病于本年 4 月初,得病于旅途醉酒之后,自觉小便时尿道刺痛,尿解不畅,尿后余沥不净,尿液中夹见乳白黏液,经常失眠。曾服用西药强力霉素及磺胺类等抗炎药物治疗无效,故而来诊。

【检查】 肛检查前列腺稍增大,质硬无触痛。尿检查:常规正常;前列腺液镜检查:卵磷脂(＋＋),白细胞(＋＋),红细胞少许。诊舌质淡,苔薄滑,脉沉弦。

【西医诊断】 前列腺炎。

【中医诊断】 淋症。

【辨证】 肾气虚弱,湿热蕴结膀胱,精失固密,本虚标实。

【治则】 当先以分清泌浊,予祛湿浊之中,还须寓固本治肾。

【方药】 萆薢分清饮加味。

粉萆薢 12 g	石菖蒲 6 g	炒白术 12 g	台乌药 6 g
生甘草 4.5 g	白茯苓 12 g	白莲须 12 g	石莲肉 30 g
菟丝子 12 g	杭白芍 12 g	蒲公英 12 g	川楝子 6 g
橘核 12 g			

5剂,水煎服,日2次。

二诊(1976年6月22日):服完中药5剂症状有明显好转。原方去乌药,加车前子12g。10剂,水煎服,日2次。

三诊(1976年7月2日):尿时阴茎疼痛已消失,会阴穴处仍有胀坠感,尿次减少至正常,乳白尿不见,尿呈淡黄。此膀胱湿热实邪已祛,拟应益脾补肾以扶正。处方:

粉草薢12g	熟地黄10g	怀山药12g	白茯苓12g
泽泻4.5g	生黄芪12g	石莲肉15g	白莲须12g
杭白芍10g	菟丝子12g	生甘草4.5g	台乌药6g

10剂,水煎服,日2次。

四诊(1976年7月12日):近日来病有复发之象,尿黄,阴茎痛。此皆余邪湿热未净之故。原方去补益剂,加清利湿热剂。上方去黄芪、熟地黄、山药、泽泻。加黄柏6g、砂仁3g、蒲公英12g、车前子12g、石菖蒲6g。10剂,水煎服,日2次。

五诊(1976年8月7日):患者来述,服中药期间症状即消失,中间曾停药数日,又有尿时阴茎不适感。要求巩固,但汤药久服又表示不方便,为其开丸药巩固,处方如下:

粉草薢60g	石菖蒲30g	生甘草24g	白茯苓60g
菟丝子60g	石莲肉150g	莲蕊须60g	缩砂仁15g
炒黄柏30g	车前子60g	苏芡实60g	淮山药60g
蒲公英60g			

上药晒、烘研未过筛混合装入胶囊,每日3次,每次10粒。

患者自服丸药2剂后即停药,病情稳定,数年未再复发,远期疗效满意。

【按】 慢性前列腺炎指各种病因引起前列腺组织的慢性炎症,是男科最常见疾病。中医辨证有虚实寒热之分,虚证多见于中年以后,久病或体弱患者,原由于肾气虚损,虚证又多于寒密切相关,常常伴见。实证一般病程不长,以膀胱及后尿道刺激症状为主,皆因湿热下注,蕴毒膀胱而致。但临床上虚实互见的更为多见,每因久病气滞血瘀常发生疼痛。因此治疗前列腺炎,应以此三者为纲进行辨治。

患者脾肾虚而不固摄是本,膀胱湿热下注,炎症潜在是标。本病初起,以草薢分清饮加味是以祛下焦湿浊为主,加清热固涩药,是以泄为主,泄固兼施之法。先后用药有六味地黄丸、茯菟丹、治浊固本丸数方增减,又补益又祛邪,开始以清热利湿为主体,后以健脾固肾为主体。

在配方经验上,用黄柏必用砂仁,用菟丝子、白莲须及芡实、山药等涩剂时又必伍白茯苓、车前子等。这样,清下不伤中,固精又能利湿,体现寒温结合,涩利互用的相反相成配伍。实践告知可以提高药效,减少反应。

▶ **病案二**

张某,男,52岁。1982年4月15日初诊。

【主症】 体型肥胖。下腹胀痛,睾丸作坠,小便不畅,淋漓不尽,夜尿频多,约四五次,大便次多而溏,阴茎不举,龟头常湿,腰俞重坠。

【病史】 患者于1973年就确诊患有慢性前列腺炎,经治反复,治疗不效。近两年来,体重增加明显,前列腺炎的症状也逐渐加重。

【检查】 舌质胖,边不整,脉濡。

【西医诊断】 慢性前列腺炎。

【中医诊断】 淋症。

【辨证】 中气虚弱,脾运失司,阳明不润宗筋,气不摄精,气化不旺。

【治则】 益气升阳。

【方药】 宗金元李氏补中益气汤法。

生黄芪 15 g	生白术 12 g	春柴胡 6 g	石菖蒲 10 g
潞党参 15 g	炙甘草 5 g	升麻 3 g	台乌药 10 g
潼沙苑 12 g	川楝子 10 g	无花果 12 g	荔枝核 15 g
菟丝子 15 g			

6剂,水煎服,日2次。

二诊(1982年4月22日):服药后,下腹胀痛减轻,夜尿减少,夜起2次,睾丸下坠消失,龟头溢液不见,大便成形,头昏头痛好转。唯觉口苦。舌胖脉濡。药已获效,稍事调态,守方再服。上方去荔枝核、无花果,加炒黄柏5g、陈皮10g。6剂,水煎服,日2次。

【按】 阳明主润宗筋,脾者主散津以濡五脏,中气一虚,脾与胃均失所司,气不升举,则脑为之昏痛;中焦不运,气滞而痛胀作;气机下陷,胀坠见于下腹与睾丸;夜尿频,龟头润,尿渐沥,皆气不摄护,津水不固,但本症以脾气不升为主,肾虚不固较次,故以益气升阳,气旺则诸症自轻,因便溏肠滑,不用当归,又加菟丝子、潼蒺藜、乌药、无花果等,以固精缩尿实便为佐。复诊口苦,下焦阴火加黄柏以泻之,用陈皮佐以运脾。本病初起多湿热,久病多阴虚或阳虚,或虚中见实兼见血瘀者有之。治以肾为常规,本证型为该病较少见类型。

▶ 病案三

陈某,男,42岁。1983年1月23日初诊。

【主症】 患者患有尿黄,小便有灼热感,腰酸,每周有两次遗精,睾丸及少腹两侧,海底会阴处作胀,隐痛。

【病史】 患者得病两年多,曾经前列腺液检查:白细胞(＋＋),脓细胞(＋),卵磷脂小体减少,被确诊为前列腺炎。历经中、西医药治疗,曾获得短期控制,但转入慢性期,出现阳痿,性生活能力低下,遗精等功能减退现象。西医屡用胎盘片,中医多用温阳壮精等药物。至1982年12月中旬以后,又转入急性发作,出现尿浊,每次小便均有黏液随下,经中药治疗没有控制,延至 1983 年 1 月 23 日前来我处就治。

【检查】 舌体较胖而舌质红赤,上被黄腻苔,脉象弦细而长,左脉为著。

【西医诊断】 慢性前列腺炎。

【中医诊断】 热淋(湿热型)。

【辨证】 此肾阴虚膀胱有湿热也,虽阴虚是本,湿热为标。

【治则】 标急于本,当以治标为先。用养阴为辅,清热利水为主。

【方药】

炒黄柏 6 g	炒牡丹皮 10 g	石莲肉 20 g	白莲须 12 g
生白术 10 g	福泽泻 9 g	云茯苓 12 g	全当归 10 g
杭白芍 12 g	熟地黄 10 g	煅龙牡^各20 g	

7 剂,水煎服,日 2 次。

二诊(1983 年 1 月 30 日)和三诊(1983 年 2 月 7 日)。原方共服 21 剂。

四诊(1983 年 3 月 12 日):病情减轻,诸症仍在,遗精已基本控制。脉,舌大略如前。

转方:

炒黄柏 9 g	肥知母 10 g	生熟地^各10 g	怀山药 15 g
炒牡丹皮 10 g	土茯苓 15 g	苏芡实 15 g	沙苑子 10 g
菟丝子 12 g	炒川楝子 9 g	石莲肉 15 g	广陈皮 10 g

7 剂,水煎服,日 2 次。

【按】 初诊处方用黄柏、牡丹皮一清肾火,一清肝火;白莲须、石莲肉一清湿热,一涩精气;四物去川芎养血滋阴;五苓去猪苓之燥,桂枝之温,取白术、泽泻、茯苓和胃利水;龙骨、牡蛎收涩,用药基本符合滋阴清热利湿,使证有所减,然进度缓慢,乃于 3 周后转方用熟地黄、山药,因山茱萸缺售以菟丝子取代,增强养阴一面,又增知母配黄柏加强清肾火一面,改茯苓为土茯苓去湿浊之邪,而以陈皮和胃换替白术之燥,川楝子疏肝止痛,生地黄、牡丹皮凉阴凉血以佐,沙苑子固肾益肾较龙骨、牡蛎纯为固涩更符证情,使证情进一步加快好转,比上方利水力减少,删白术均为免其伤阴。因患者舌体虽胖,但气虚不占主要地位,可暂不涉及。

五诊(1983 年 3 月 19 日):药后症状减轻已达 1/3,尿液见清,尿中黏液亦稀少,尿仍有热感。原方加石韦 10 g、淮木通 5 g,去菟丝子。7 剂,水煎服,日 2 次。

六诊(1983 年 3 月 26 日):尿热,尿黄均递减,黏液转清而少。舌质仍红。重点加强凉阴清热。上方去熟地黄、陈皮,加车前草 15 g、淡竹叶 10 g。7 剂,水煎服,日 2 次。

七诊(1983 年 4 月 2 日):用原方,再服 7 剂。

八诊(1983 年 4 月 16 日):小便热、黄均已消失,睾丸坠痛已减轻,溢精较少。舌苔微黄,质红但见滑润。上方加车前子 10 g、炒牡丹皮 10 g,去车前草、淡竹叶。7 剂,水煎服,日 2 次。

九诊(1983年4月23日)：用原方,再服7剂。

十诊(1983年4月30日)：尿清,溢精消失,口干已解,唯觉睾丸坠重,阴器附近区域有蚁行感,诸症在消失之中。原方加桃仁6g、王不留行9g。7剂,水煎服,日2次。

【按】 病情经历一段时间治疗之后,除残存睾丸坠胀一症轻而未愈之外,余症已逐次消除。方再转为通淋泄火,不用滋阴,最后配用活血祛瘀之法。睾丸坠胀病机一属热郁,二属血瘀,热清则痛坠减,然彻底清除坠痛之症,恐非活瘀不可,此善后之法,如活瘀不理想,下一步拟增软坚药,若气虚再拟升麻、柴胡、黄芪以升举之。盖久病,根基较厚,病机复杂,凉阴解毒兼固肾,实为急性发作之治疗措施,急性病程一过,热象一解,则养阴活瘀继之,否则凉甚则凝,慢性之病灶必不易消退,此病尚在继续施治之中,下一步用活瘀要注意不耗伤正气,用软坚药辅之,如证不转舌淡红气虚之证,则不必升。故活瘀、软坚、升益,实治疗上善后之三法也。

慢性睾丸炎

戴某,男,35岁。1983年6月18日初诊。

【主症】 患者自述左侧睾丸肿大,下坠,作痛,精索亦较正常肿胀,小便黄,口作干。病起一年多,加剧约半载。

【病史】 患者自述一年多来每逢性交之后,即感睾丸隐痛,阴茎不适,全身酸困疲乏如病后,1日后始复常,渐有早泄,交媾时间短促之感。曾找中医治疗,认为肾虚,投以温补,服壮阳药。曾经自购龟龄集等药服用,唯以补养为务,不见好转。渐至精索水肿,睾丸肿大,左侧为甚,坠胀、疼痛,阴茎萎缩,缺乏性欲,食欲减退。曾作西医检查,前列腺液无明显异常,排除前列腺炎。睾丸增大、坚硬、触痛。精索肿胀,初步认为慢性睾丸炎。施用抗炎针药不见效果。思想顾虑深重,前来门诊就医。

【检查】 舌苔黄腻,脉象右滑左虚。

【西医诊断】 慢性睾丸炎。

【中医诊断】 癞疝,子痈。

【辨证】 此下焦有湿热,气血瘀阻,而本质肾阴亏欠。

【治则】 拟方以泻下焦湿热,兼佐活瘀软坚。

【方药】 取橘核丸之意。

焦栀子6g	车前子12g	福泽泻12g	生甘草3g
炒白芍12g	全当归12g	延胡索12g	炒川楝子9g
橘核12g	生牡蛎20g	海藻15g	大桃仁6g

青木香 10 g

6 剂,水煎服,日 2 次。

二诊(1983 年 6 月 25 日):睾丸坠胀作痛如前未减。并有左侧头痛,乏力明显,他症如前。拟加减,增益气药。上方去桃仁、海藻、橘核,加乌药 10 g、川芎 9 g、黄芪 12。7 剂,水煎服,日 2 次。

【按】 二诊较一诊虽有改动,治疗总则无大变化,药后疗效不著。因睾丸肿胀,故考虑从癫疝角度治疗的思路,取橘核丸,意图活瘀行气以达消肿效果。又以胀坠一证,因脉虚久病,疑气虚下坠因素夹见,故二诊加黄芪,因患者主诉乏力明显,稍稍减去破瘀药如桃仁,软坚消肿药海藻等。虽患者有尿黄口苦,清泄湿热成分尚未占主要比重。这是证辨不细,用药决心不大的失误。

三诊(1983 年 7 月 2 日):患者睾丸隐痛肿胀如前,口苦口干,尿黄食少,乏力,脘中不适,头痛,阴茎萎缩,无性欲。舌苔黄腻。拟重点以清泄下焦湿热为主,兼以扶正。

龙胆草 6 g	焦栀子 6 g	淮木通 6 g	车前子 12 g
川芎 6 g	春柴胡 6 g	全当归 12 g	炒川楝子 9 g
炒白芍 12 g	福泽泻 12 g	台乌药 10 g	生黄芪 12 g

7 剂,水煎服,日 2 次。

四诊(1983 年 7 月 9 日):药后睾丸痛胀见轻。仍尿黄、口苦,阴茎萎缩,无性欲,不举阳,饮食差。苔黄滑腻,脉仍右滑弦左虚无力。乃下焦湿热,兼见阴虚中虚。用龙胆泻肝汤加味。

龙胆草 6 g	焦栀子 6 g	生熟地^各 6 g	全当归 12 g
淮木通 6 g	春柴胡 6 g	车前子 12 g	泽泻 10 g
炒川楝子 9 g	菟丝子 12 g	淫羊藿 10 g	潞党参 12 g

7 剂,水煎服,日 2 次。

五诊(1983 年 7 月 23 日):药效,药后左侧头痛已止,睾丸痛坠大减,肿亦微消,口苦不欲饮,小便黄赤。脉如前述,舌后苔黄,质偏红而略胖。拟再用前方。

龙胆草 6 g	焦栀子 6 g	淮木通 6 g	生甘草 5 g
炒黄芩 6 g	生地黄 10 g	车前子 12 g	炒川楝子 9 g
全当归 12 g	春柴胡 6 g	福泽泻 10 g	菟丝子 12 g
潞党参 12 g			

7 剂,水煎服,日 2 次。

【按】 自转方用龙胆泻肝汤方后,药效明显,症状轻减,痛、胀、坠、热等象递减,所以下决心用清泻肝经实热之剂。原因是:患者介绍以往服温热药史,门诊患者多时促,前数次追询病史不细,因囿于患者阳痿无性欲为功能低下属虚的常规偏见,及食少胃不适之症状,故下不了用苦寒药之决心。从药效来看,清泄湿热实火之后,热去而痛、胀、肿随减,当属实证,亦为以往药毒而致。胃脘不适,肝火伐胃亦为因素,故生地之属无碍胃之弊,且亦见轻。脉左虚尚为阴虚之象,右滑弦,苔黄腻则湿热明显,又均病左侧,更可见肝火为病,以肝用见于左。此案有经验,有教训,故实录之以戒以后。

性功能障碍

李某,男,25岁。1982年4月27日初诊。

【主症】 发现阳痿无性交能力为时3个月左右。心烦急躁,情绪不安,口干口苦,腰酸眠差,饮食不香,知饥能食。大便偏干,每日1次,小尿黄赤。下腹觉有拘急不适感。

【病史】 患者自述于1982年春节结婚,新婚中阴茎不举,勉强鼓劲犹软不能纳入阴道。多方求医,多医给予补肾温阳治法,服药不效。心情更加急躁。

【检查】 舌苔黄腻,脉象弦洪而有力。

【西医诊断】 性功能障碍。

【中医诊断】 阳痿。

【辨证】 此肝经实火。

【治则】 清肝经实火。

【方药】 拟仿龙胆泻肝汤加减。

龙胆草5 g	焦栀子6 g	春柴胡5 g	生熟地各10 g
车前子12 g	福泽泻6 g	炙甘草5 g	炒白芍12 g
云茯苓12 g	川牛膝12 g	制何首乌12 g	菟丝子12 g
淫羊藿12 g			

6剂,水煎服,日2次。

二诊(1982年5月11日):患者情绪振奋,一扫愁容,自述2周来服药后,在第五剂时,试交即显药效,能入港尽欢,心烦躁扰已除,食已知味,夜眠安宁。口味晨起仍觉苦。苔仍黄厚腻,脉弦较缓静。前方获效,仍用原方稍事加减。上方去龙胆草、菟丝子、牛膝、泽泻。加炒黄柏5 g、陈皮10 g、当归10 g。7剂,水煎服,日2次。

【按】 阳痿一证,多因精气虚寒,命门火衰而致,然病程长,常有滑精,腰酸肢冷,六脉沉细等见证,治疗不外温肾补元方剂如张景岳氏的右归丸、赞化丹等。但也偶尔可见到思虑惊恐,情绪紧张而致者,如本例起于新婚,由于心情紧张,虚火内炽,阴茎松弛,不坚不举,更致急躁惊惧,相火郁火以起,故烦躁失眠不宁,尿黄,口苦。急则就医,前医又投以丙睾素肌内注射和鹿角霜等温补肾阳药,益见肝火炽盛,故投以清肝泻火佐以滋阴助肾,所用益肾药温而不燥,其药性不烈,所以奏效迅速明显。

乳糜尿

▶ **病案一**

马某,女,42 岁。1971 年 8 月 21 日初诊。

【主症】 形瘦神疲。尿呈米泔状,时轻时重,尿次频多,解时尿道有刺痛不适感。脘闷食少,嘈杂难受。病程多年。

【病史】 患者乳糜尿病史已 8 年,曾反复发作。近两年来几乎每次小尿均呈米泔状,时轻时重,经常反复发作。

【检查】 尿常规检查:蛋白(＋＋＋),脂肪球(＋＋＋),红细胞(＋),白细胞(＋)。舌质胖边缘不整,苔黄腻,脉濡数。

【西医诊断】 乳糜尿。

【中医诊断】 膏淋。

【辨证】 久病正虚,脾肾不固,但现时湿热较盛。

【治则】 当以先标为急,拟清化下焦湿热,分泌清浊。

【方药】 萆薢分清饮合八正散加减。

粉萆薢 12 g	石菖蒲 10 g	甘草梢 4.5 g	台乌药 6 g
萹蓄 15 g	车前子[布包]12 g	白茅根 15 g	小蓟 10 g
炒黄柏 10 g	蒲公英 12 g	杭白芍 10 g	飞滑石[布包]15 g
关木通 3 g			

4 剂,水煎服,日 3 次。

二诊(1971 年 8 月 25 日):服完 4 剂,尿频已减,尿道疼痛感消失。尿浊仍然,嗳气脘闷,全身乏力,腰酸膝软。苔转白腻,脉呈濡弱。湿热邪势稍减,正虚之象有待补复。转方以益脾固肾为主,兼清邪热。

粉萆薢 15 g	石菖蒲 10 g	台乌药 6 g	车前子[布包]12 g
蒲公英 12 g	炒白芍 10 g	淮山药 14 g	菟丝子 14 g
石莲肉 20 g	煅牡蛎 15 g	白茯苓 12 g	炒白术 12 g
炒党参 12 g			

5 剂,水煎服,日 3 次。

三诊(1971 年 9 月 1 日):尿浊较轻,胃脘嘈杂好转,精神较佳。再方更偏重于补固。

粉萆薢 14 g	石菖蒲 10 g	台乌药 10 g	白茯苓 12 g
炒白芍 12 g	淮山药 14 g	湘莲肉 15 g	煅龙牡[各]30 g

菟丝子 12 g　　　　金樱子 12 g　　　　车前子^{布包}12 g　　　　生黄芪 14 g

生白术 12 g

5 剂,水煎服,日 3 次。

四诊(1971 年 9 月 10 日):上药连服 10 剂,尿色转清,症状消失,尿检查正常,原方继服 15 剂以巩固。

患者于 1979 年陪送女儿来诊,自述 9 年来病愈正常。曾于 1976 年春节因多食荤油与劳累过度,一度出现尿浊,有复发趋势,随即寻取原病历自购 5 剂即愈,至今一直良好。

【按】　乳糜尿由于血丝成虫寄生于人体淋巴系统,使肾盂、输尿管的淋巴管阻塞破裂,乳糜液进入泌尿道而从小便排出而产生。根据辨证近似于中医的"膏淋"和"尿浊",其病因为湿热下注,蕴结下焦以致气化不利,不能约制脂液下流,故尿如米泔,称为尿浊。如伴有尿道热涩疼痛,称为膏淋。久病则导致脾肾受损,脾虚气陷则精微下注,肾虚失固则脂液下流,病呈本虚标实之象,临床多见虚实夹杂之症。

尿浊一症,重在虚实之分,但临床多虚实互见,皆因久病脾肾两虚,湿热蕴伏,其中纯虚、纯实之症并不多见。分利下焦湿热,益脾固肾,标本兼顾,按虚实多少比例用药。此例先以治实,继以治虚,治虚又以益脾为主,固肾兼之。

选方用萆薢分清饮,去辛热固涩之益智仁,是因为本例无肾气元阳虚弱之症。用八正散不用栀子、大黄是证候并非单纯实证,且见有中虚之象,故无需大苦大寒泄热降火之品,仅用黄柏、蒲公英佐利水通淋药萹蓄、车前子等足矣。所以本病治实有泻火利便与利水通淋之别,治虚有健脾和益肾之分。

▶ **病案二**

黄某,男,42 岁。1984 年 1 月 3 日初诊。

【主症】　尿呈乳白色,膏稠成块,排尿不畅,腰酸,上午较轻,午后及夜晚见重。患者患有乳糜尿,病史十余年,近年来频发,今 3 个多月来复发至今不愈。

【病史】　原有乳糜尿病史十余年,尿呈乳白色,曾经血丝蚴血检 2~3 次,均未发现阳性,并经抗丝虫药物治疗,效果不明显。接受中西药治疗,自回忆曾经一中医治疗症状得以控制,多年来病情比较稳定,每每于劳累或食含脂食物过多时曾多次举发,发病后即服中药旋即好转。这次自 1983 年 10 月份发病以来,屡服中药,病情未能控制,排尿不畅,时有结块。至今 3 个多月,乃来就诊。

【检查】　尿常规检查示:乳糜蛋白定性(＋＋＋＋),蛋白(＋＋＋),色黄白,质混浊。舌苔黄腻,脉象细滑。

【西医诊断】　乳糜尿。

【中医诊断】　膏淋。

【辨证】　湿热内扰,肾虚失固,湿浊精津下流而然。

【治则】 予利湿热,泌清浊为主,佐以固涩。

【方药】 萆薢分清饮为主方加减。

石莲肉 30 g	粉萆薢 12 g	炒黄柏 10 g	六一散^{包煎} 15 g
福泽泻 10 g	车前子^{包煎} 12 g	云茯苓 12 g	生白术 12 g
怀山药 15 g	苏芡实 15 g	金樱子 12 g	煅牡蛎 30 g
粉葛根 12 g			

7剂,水煎服,日2次。

二诊(1984年1月10日):患者述药后一二剂即见药效,小便转清。但第三剂后,症状又复旧如前,色仍浑浊稠如泔汁,食欲不佳。苔仍黄腻而厚。上方加制苍术 10 g、石菖蒲 10 g、肥知母 10 g,去泽泻、白术。7剂,水煎服,日2次。

三诊(1984年1月24日):尿浊已大减,腰痛。舌苔黄白而厚,脉滑。仍守前方,稍事加减。

粉萆薢 15 g	石菖蒲 10 g	台乌药 10 g	石莲肉 15 g
炒黄柏 10 g	金樱子 15 g	苏芡实 15 g	生白术 12 g
飞滑石 15 g	云茯苓 15 g	福泽泻 10 g	煅牡蛎 30 g
沙苑子 10 g			

7剂,水煎服,日2次。

四诊(1984年2月7日):药效,病情基本控制,尿浊不时仍偶尔可见。上方加煨葛根 15 g、柴胡 9 g,去乌药。7剂,水煎服,日2次。

五诊(1984年4月24日):乳糜尿经治疗后,痊愈一个多月,今又复发,腰酸,每逢午后睡起和晨间起身后尿浊明显,脉滑。仍予原法。

粉萆薢 15 g	石菖蒲 10 g	台乌药 10 g	石莲肉 15 g
炒黄柏 10 g	生白术 12 g	云茯苓 15 g	福泽泻 10 g
煨葛根 15 g	煅牡蛎 30 g	广木香 6 g	炒黄连 3 g

7剂,水煎服,日2次。

六诊(1984年5月3日):病情相似,尿时清时浊,原方加减。上方加金樱子 15 g、制苍术 9 g、六一散^{包煎} 15 g,去广木香、黄连、乌药。7剂,水煎服,日2次。

【按】 乳糜尿属于膏淋,白浊范畴,以尿为泔浆,排尿无痛感为主证,发病与脾肾有关。若苔黄腻,胸闷口渴,脉濡滑数等,为湿热下注膀胱,治宜清化分清。若久虚面白,舌淡脉虚,为脾虚气陷,精微下注,宜益气升提。若烦热尿黄,舌红脉细数,为肾阴亏虚,热在膀胱,宜滋阴清热。若面白肢冷,神瘁,脉沉细,为下元虚衰,气化不行,宜温肾固涩。虽病机有异,但外因皆为湿浊,或兼热兼寒而已,内因皆脾肾亏虚,或脾精不升或肾精不固而已。治疗方剂虽多,可以萆薢分清饮为主方加减治疗,临床见症往往不典型,数因兼具,仅辨其主次可也。如本例病患,病史久有虚象,脾肾不固为本,暴发时,初多湿热,故以萆薢、菖蒲、乌药、茯苓四药为主,去温肾之益智仁加滋阴清热之知母、黄柏,固涩法配合以固脾肾、牡蛎、水陆二仙丹、沙苑子、石莲肉之属。升清法健脾在治虚陷,葛根、柴胡为选,白术、苍术为佐。利尿法为祛湿渗利,茯苓、泽泻、车前子、滑石等。本案虽治兼多法但有重点,即去湿热升脾精。故本案病机应属脾胃湿热下注,清气不升,浊湿下流。故无温肾药,无甘补药,无滋阴药,此乃随机而变。又复发时病机未变。立法用药亦基本未变。

神经与精神系统疾病

血管性头痛

▶ *病案一*

徐某,女,39岁。1980年5月24日初诊。

【主症】 形瘦面黄。患者有风湿病史多年,遍身疼痛,游走无定,又因风邪上窜,病久入血,血络受病而发左侧偏头痛,经前加重,经行后痛减,经尽痛止。病亦三载以上,今离行经将壹周,头痛头胀又作。

【病史】 患有风湿史6年,平日不定期反复发作,尤以阴暗天气明显,三年来左侧偏头痛,经常发作,尤其在月经临行之前,痛即发作,月经行后,痛又缓解转向消失。曾经西药、封闭及镇痛剂治疗无效,继经磁疗1周均无效而放弃,中药也曾断续服用,对风湿关节炎发病似有减轻,对头痛无明显效果,因来就诊。过去在就医服药中,曾增加病胃痛不舒,致求医几失信心。

【检查】 舌苔薄白,舌质偏瘦,诊脉细中带弦。

【西医诊断】 血管性头痛。

【中医诊断】 偏头痛。

【辨证】 病邪仍以风为重,病体仍以血虚为主。

【治则】 养血和络息风,兼以和胃。

【方药】

全当归 12 g	炒白芍 12 g	炒荆芥 5 g	川芎 6 g
细辛 1 g	制何首乌 12 g	钩藤 12 g	露蜂房 2 g
海枫藤 12 g	炒白术 10 g	潞党参 12 g	炙甘草 3 g

5剂,水煎服,日2次。

二诊(1980年5月31日):月经比预期提早两日来潮,药后,头痛减轻,未见严重发作。经量偏少,经色不鲜,过去长期如此,但此经行反应减轻,身痛亦稍有好转。日来觉得胃部不适,有饱胀感。脉舌如前。转方加鸡血藤10 g、陈皮6 g、青木香6 g,去党参、炙甘草。5剂,水煎服,日2次。

三诊(1980年6月7日):头痛已消失,日来睡眠差,休息不好,头仍有隐痛感觉,胃仍有微胀微痛不适,关节痛亦轻,仍偏在上半身。仍以祛风养血,通络安神施之。

全当归 12 g	川芎 6 g	炒荆芥 5 g	细辛 2 g
钩藤 15 g	滁菊花 10 g	枸杞子 12 g	制何首乌 12 g
茯神 12 g	广陈皮 6 g	炒二芽^各 12 g	露蜂房 3 g

5 剂,水煎服,日 2 次。

四诊(1980 年 6 月 13 日):头痛已完全不见,胃纳增进无不适,精神振奋,无疲劳感,夜睡亦稍有进步。日来天气阴沉,关节觉痛明显,就诊目的,要求关节痛投药。

左秦艽 10 g	片姜黄 10 g	海枫藤 12 g	鸡血藤 10 g
炒桑枝 15 g	全当归 12 g	红花 5 g	川芎 5 g
杭白芍 10 g	夜交藤 12 g	茯神 12 g	威灵仙 6 g

5 剂,水煎服,日 2 次。

【按】 血管性头痛是一种由于血管舒缩功能障碍引起的发作性头痛,可有视幻觉,偏盲等脑功能短暂障碍的先兆。发作时常有恶心、呕吐等自主神经功能紊乱表现,病因尚不明了,临床女性多见,每次头痛持续约数小时,有的可达 1～2 日,发作次数及间隔时间无定,有的与月经周期有密切关系。中医称头痛,又称头风,根据《证治准绳》记述:"浅而近者名头痛,其痛卒然而至,易于解散速安也。深而远者为头风,其痛作止不常,愈后遇触复发也。皆当验其邪所从来而治之。"因此,偏头痛应属于头风一类。

痹证与头风,同时出现在此例患者身上,疾病的病因病机是相联系的,以风为主,一以风湿入络为行痹;一为风乘阳位上入头面。两病又都为病邪入营血,故经行病发或加剧,经过则安然无恙。

患者脉细弦,是血虚是本,血瘀为标,补血痛络,正是治风必治血,血行风自灭之意。

祛风湿药每每辛燥伤中,治头痛证,世多喜用苦寒平降,常常引起苦寒伤胃,本例中焦胃病是治疗之过,然病不深,势不重,以药调之,予为保获可矣。

▶ 病案二

时某,女,76 岁。1984 年 3 月 15 日初诊。

【主症】 头痛恶风,前额巅顶俱痛,戴帽避风稍适。时伴有耳鸣,痛甚呕吐恶心,口泛酸水,口苦口干不欲饮。

【病史】 宿疾头痛病史多年,今又举发,病历月余。其余未详细记录。

【检查】 舌苔薄白,舌质正红,诊脉右大左虚。

【西医诊断】 血管性头痛。

【中医诊断】 头痛。

【辨证】 风扰清空,胃失和降。

【治则】 治宜祛风以解痛,佐以和胃气,清郁热。

【方药】

| 川芎 9 g | 炒荆芥 5 g | 香白芷 6 g | 白蒺藜 12 g |

白僵蚕 5 g	云茯苓 12 g	化橘红 10 g	炙甘草 5 g
当归 12 g	炒白芍 12 g	钩藤 15 g	焦栀子 10 g

6剂,水煎服,日2次。

复诊(1984年3月22日):患者药后,头痛解除,恶心呕吐,口苦口干亦罢,病衰八九。原方继续6剂,以巩固疗效。

【按】 头痛一病,六淫七情,内外诸因,皆可致病。暂者为痛,久者为风。既易治,亦难疗。因头为诸阳之会,凡手足三阳经脉皆上会于首,又为精明之府,髓之海也,故内外阴阳各证均可见到。虽然,证型甚多,因机复杂,但其辨治要则不外有三,一为祛风,因头位最高,唯风可到,风药升散,故外风可以辛散,寒则辛温,热则辛凉。内风可以平息,或介类潜熄,或滋养熄风。随证运用。二为解痉止痛,痉挛则痛,解痉可以止痛,多可取虫类药,如蜈蚣、全蝎、蜂房等。以救治其急。三为濡养气血,可视体质阴阳之偏胜而选用养血活瘀,或益气升发。作为配伍,以祛邪护正。内因可以重其剂量,以扶正祛邪,或配温阳,或配滋阴。明乎此,则治法基本可概括矣!

本案头痛恶寒,头恶风吹,是风寒外因致病也。但原有宿疾,年事又高,女性以血为主,故用四物去熟地,以养血止痛,是顾及虚的一面。而主药则系川芎、白芷、荆芥、僵蚕、蒺藜等辛温祛风止痛剂。又患者有两组症状,一为头痛恶寒;另一为口苦口干,恶心呕吐,泛酸。此以风寒为本,续发郁热之象。因患者发病已历月余,邪久必郁而化热,热是标。热郁上逆,中气失调,故用二陈汤去半夏加栀子、钩藤和中降逆泻郁火。综观全方处理有三:① 祛散风寒;② 和中泻郁热;③ 养血柔肝缓急。此其方药面面观也。

顽固性头痛

黄某,男,11岁。1990年7月21日初诊。

【主症】 面黄神靡。两侧太阳穴疼痛,上午较轻,午后转甚,痛时有恶心感,头昏易忘。

【病史】 患儿于1985年起病头痛,初呈感冒症状,感冒后头痛持续。经住院西医诊治,服西药后,昏昏嗜睡,头痛暂时控制。出院后长期服药,不能离断。头昏头痛,时轻时重,面黄食减,入睡后时惊,偶见四肢抽动不宁,记忆力锐减,学习成绩下降,日显不支,继服中药,效亦不显。由其父母携来门诊就诊。

【检查】 舌苔白薄,脉象弦而见细。

【西医诊断】 顽固性头痛,头痛待查。

【中医诊断】 头风,头痛。

【辨证】 风邪上受,清阳受蔽,邪稽日久,气血受耗。

【治则】　予祛风止痛,和中养血。

【方药】

川芎 8 g	炙全蝎 3 g	白蒺藜 10 g	蔓荆子 8 g
明天麻 8 g	炒荆芥 4 g	钩藤 15 g	煅龙牡^各30 g
潞党参 12 g	全当归 8 g	炒白芍 12 g	广陈皮 8 g

7 剂,水煎服,日 2 次。嘱禁食辛辣刺激物,晚按时早睡。

二诊(1990 年 7 月 30 日):药后头痛发作次数减少,痛疼程度亦轻,睡眠较差,一时不能入睡。原方去荆芥,加炙甘草 2 g、茯神 12 g。7 剂,水煎服,日 2 次。

三诊(1990 年 8 月 6 日):头痛轻减,每周转为午后发痛 1～2 次,约 2～3 h,饮食好转,精神转佳,睡眠见静。上方加白僵蚕 5 g、苦丁茶 4 g、枸杞子 15 g,去陈皮、茯神、钩藤。7 剂,水煎服,日 2 次。

四诊(1990 年 8 月 13 日)和五诊(1990 年 8 月 20 日):病情相似,痛仍日 1～2 次,持续时见短约 1 h 左右,每日下午 4 时左右出现。原方无变化,继服观察。

六诊(1990 年 8 月 27 日):曾出现胃痛一次,据父述可能服冷饮而致。原方加砂仁 5 g。7 剂,水煎服,日 2 次。

七诊(1990 年 9 月 4 日):曾出现咽痛便稀溏。原方去当归,加连翘 10 g、煨木香 6 g。7 剂,水煎服,日 2 次。

八诊(1990 年 9 月 11 日):头痛转为每周发作 1 次。

九诊(1990 年 9 月 18 日):头痛已轻微不明显。均为原方无变化,继服观察。

十诊(1990 年 9 月 25 日):头痛消失。服药巩固。处丸剂方药:

全当归 10 g	枸杞子 15 g	炒白芍 12 g	潞党参 12 g
炒白术 10 g	白茯苓 12 g	炙甘草 3 g	川芎 6 g
熟地黄 8 g	明天麻 8 g	钩藤 20 g	炙全蝎 3 g
白僵蚕 4 g	煅龙牡^各20 g	广陈皮 6 g	

上方 6 剂,研制为末,过细筛加蜂蜜为丸,瓶贮,每日早晚服 10 g。

【按】　引起头痛的病因不外外感和内伤,外感头痛是由六淫之邪侵犯经络,上犯头目,使清阳之气受阻而引起头痛。内伤头痛多由脏腑阴阳气血失调引起,两者的辨证治疗不同。在选药组方时,要注意头痛的部位、性质,根据经络循行加以鉴别。以及审证求因,需加引经药。例如:太阳经运用羌活、蔓荆子;阳明经用白芷、葛根;少阳经用柴胡;太阴经用苍术;少阴经用细辛;厥阴经用吴茱萸、藁本。

本例患者系风邪上受,清阳受蔽,邪稽日久,气血受耗。故治宜祛风止痛,和中养血。选用川芎、炒荆芥、蔓荆子祛外风,炙全蝎通络息内风,白蒺藜、明天麻、钩藤、煅龙牡平肝潜阳。全当归、炒白芍养血柔肝。潞党参、广陈皮健脾和胃。治以祛风为主。追风祛痛轻后,再转方补养肝血为主,辅以潜阳息风,以丸剂巩固疗效。

外伤脑震荡

王某,女,41岁。1982年2月15日初诊。

【主症】 头痛久久不愈,病历有数年,时轻时重,经常复发,春来发甚。

【病史】 患者5年前因家庭纠纷,被其夫抓住前额头发,猛摔撞墙,曾昏迷约3~5 min,苏醒后即病头痛,痛甚恶心呕吐,曾经屡治,均未痊愈,时轻时重,经常复发。脑电图检查无实质性病变。今春以来,复发较重,特来就诊。

【检查】 舌苔白滑,舌质偏淡,脉来右虚左弦。

【西医诊断】 脑震荡。

【中医诊断】 头痛。

【辨证】 脑为髓之海,因情志不遂,肝血不濡,以致头痛久久不愈。而其起源系由外伤,脉络受损,髓为荡激所导致。春来发甚,春气在头,巅高之上,唯风可到,清阳之气被阻,气血阻瘀络道之故也。

【治则】 拟予以疏风散邪治其标,养肝血清肝火治其本。

【方药】 川芎茶调散加减之。

大川芎6 g	细茶3 g	炒荆芥穗6 g	细辛2 g
香白芷5 g	全当归12 g	炒白芍12 g	云茯苓12 g
制何首乌12 g	钩藤15 g	白菊花12 g	广陈皮6 g

7剂,水煎服,日2次。

二诊(1982年2月23日):药后感觉头脑轻松,疼痛持续时间缩短。遇风吹仍头痛,伴有眩晕,心慌,乏力。守方续服,以冀缓解。上方去荆芥、陈皮,加潞党参12 g、煅龙骨20 g、煅牡蛎20 g。7剂,水煎服,日2次。

三诊(1982年3月7日):头痛已减2/3,唯阴雨天仍觉不适,心慌亦稍平静。脉右虚左弦,苔白,舌边有牙印。上方去白芷、钩藤,加枸杞子12 g、炙甘草5 g。7剂,水煎服,日2次。

四诊(1982年3月13日)和五诊(1982年3月20日)均病情稳定,原方续服。

六诊(1982年3月27日):前日月经来潮,曾觉心慌,连日来头痛又有发作,但极为轻微,约2 h不适,后即为常人。拟方气阴两补,清火潜阳。

川芎6 g	炒白芍12 g	全当归12 g	熟地黄10 g
枸杞子12 g	太子参12 g	炙甘草6 g	云茯苓12 g
细茶6 g	炒栀子5 g	白菊花12 g	紫丹参12 g
煅龙骨30 g	煅牡蛎30 g		

7剂,水煎服,日2次。

【按】 头痛是临床上常见的自觉症状,可见于多种疾病之中,病因多端,但不外乎外感和内伤两大类。治疗大抵外感以疏风散邪为主,内伤以平肝、滋阴、补气、养血、祛瘀、化痰等法为主。

头为清阳之府,髓海所在,外力振荡,髓受振伤,气血逆乱,清阳之气被阻抑,法当养血益气以资助其康复,祛风活血平肝清火以疏利气血,宁静和畅达其清阳,祛邪扶正两兼治之,方可令久痛复发趋向平复痊愈。

《临证指南》邹时乘按:"头痛一证,皆因清阳不升,火风乘虚上入所致。"叶氏于头痛治法亦不外此。

川芎为主药,取其辛温走窜、散风、活瘀、止痛。本症驱风活血清火,配合滋阴益气养血,以川芎茶调散为基础方合四物汤。

三叉神经痛

董某,男,45岁。1984年5月25日初诊。

【主症】 患者左侧偏头痛,头脑昏沉不清爽,同侧眼睛视物觉模糊,伴有口苦,食欲不振。同侧鼻腔堵塞,嗅觉减低。左上肢及手指振颤。另有腰痛,阴雨劳累加甚。

【病史】 患者左侧偏头痛,病史已两年多,伴有口苦,食欲不振,经常反复发作。另有腰痛,阴雨劳累加甚。双侧骶棘肌痉挛,腰肌压痛。两年来曾经西医检查治疗,诊断为① 三叉神经痛;② 腰肌劳损。服药,推拿,均只暂时缓解。近发作每日依靠镇痛剂度日,食欲日亦不振,乃就诊于中医。

【检查】 舌苔滑腻,诊脉弦数。

【西医诊断】 ① 三叉神经痛;② 腰肌劳损。

【中医诊断】 偏头痛。

【辨证】 头位最高,唯风能到,痛引眼鼻,不闻香臭,窍道阻塞,皆风之象。病位左侧乃肝胆经络邪壅。乃肝经湿火之证。

【治则】 拟方清肝熄风再议。

【方药】

龙胆草6g	黑栀子10g	杭菊花12g	钩藤15g
川芎9g	炒荆芥5g	净蝉蜕5g	白僵蚕6g
刺蒺藜12g	杭白芍15g	炙甘草3g	生龙牡^各20g

6剂,水煎服,日2次。

二诊(1984年6月2日):症状见减轻,微觉疲乏。上方加太子参15g、龙胆草9g,去蝉蜕。6剂,水煎服,日2次。

三诊(1984年6月9日):头痛已止,食欲见好,鼻塞见通,唯仍觉口苦,尿黄。舌苔黄腻。再予调整,以加强清泄实火,化浊利湿。

龙胆草9 g	黑栀子10 g	茵陈15 g	赤茯苓12 g
福泽泻12 g	刺蒺藜12 g	甘菊花12 g	川芎6 g
炒神曲12 g	广陈皮10 g	炙甘草3 g	

6剂,水煎服,日2次。

四诊(1984年7月7日):服龙胆泻肝汤加减后,肝胆实火,三焦湿热以逐渐见清退。头痛、口苦、尿黄、目涩等症均已基本消失。食欲见增,脘腹胀满见除。目前唯见乏力,腰痛。苔腻滑,脉虚弦。邪去正虚。转方以养肝阴,清湿热,冀希康复。

生熟地各10 g	炒栀子10 g	龙胆草10 g	淮木通9 g
炒神曲15 g	春柴胡9 g	白茯苓15 g	绵茵陈15 g
全当归10 g	炒川牛膝15 g	广陈皮10 g	车前子15 g
太子参12 g			

6剂,水煎服,日2次。

患者服药一个多月,临床症状基本消失,病情趋向痊愈,后嘱停药换龙胆泻肝丸长期服用。

【按】 李东垣的龙胆泻肝汤,以龙胆草泻肝胆实火,除下焦湿热为主药,黄芩、栀子苦寒泻火为辅药,本案黄芩未用,用茵陈配合柴胡透达湿热,木通、泽泻、车前子清热利湿为佐。患者有脘闷、食差、苔腻,故加用陈皮、神曲以和中化浊,当归、生地黄、熟地黄、甘草起护正作用。该方配伍合理,用于实火湿热引起肝经疾病均收良好效果。本案曾先用一些祛风药,后用一些补益药,但均以龙胆草为主的泻肝汤为中心。临床证实效果理想。

眩晕

程某,女,45岁。1984年6月12日初诊。

【主症】 患者素体丰盛。眩晕频作,每作于上午辰巳之分(约8~10时),过则作止。伴见食欲不振,心嘈难受,心嘈一作,则口泛清涎,肩背畏风而疼。大便多溏,脘腹作胀。

【病史】 眩晕起病20余年,多医不效。

【检查】 苔白,脉缓。

【西医诊断】 眩晕待查。

【中医诊断】 眩晕。

【辨证】 素体丰盛,肥人气虚痰盛,痰气升逆则头眩;脾虚不运,津壅痰生,则大便多溏,脘腹作饱,食欲不振,心嘈;气弱推动气化不足,脉络淤阻,则肩背畏风而痛。证属痰湿中阻,痰挟气虚之证型。

【治则】 主因痰气一去,脾阳复健,诸症自罢。

【方药】 二陈汤加味。

制半夏 10 g	胆南星 6 g	化橘红 12 g	白茯苓 15 g
白蒺藜 10 g	潞党参 12 g	炒白术 15 g	生黄芪 12 g
怀牛膝 10 g	宣木瓜 12 g	生薏苡仁 20 g	汉防己 9 g
白豆蔻 6 g			

6 剂,水煎服,日 2 次。

二诊(1984 年 6 月 19 日):服上药后,阵发眩晕,心嘈泛涎等症已大为好转。多年来首次停止发作。痰气已降,气化行痰不聚之明征也。唯大便仍稀溏,胃脘仍饱,中阳不健,水饮不化。当以温药和之。上方去牛膝,加桂枝 6 g。6 剂,水煎服,日 2 次。

【按】 眩是眼花,晕是头晕,发病原因与治疗论述颇多,唯《丹溪心法·头眩》认为"无痰不作眩",提出"治痰为先"的好方法。《景岳全书·眩运》指出"眩运一证,虚者居其八九,而兼火兼痰者不过十中一二耳"。认为"无虚不作眩",治法"当以治虚为主"。本证属于痰湿中阻,痰挟气虚之证型,眩晕虽有痰、火、风、虚之别,可单见亦又互见,本例患者体肥、面白、脉缓、便溏,此皆中气不健,有气虚见证,又眩见于辰巳,乃脾胃主时。气虚痰升而作,丹溪论痰有挟火之证,但此证则无之,且见中阳不足,阳虚不得伸发,患者见肩背恶寒痹痛。便溏而气坠,中虚气弱。本案标本兼治,二陈、白术加木瓜、薏苡仁、防己之类燥痰利湿以治标,党参、黄芪、白术益气以治本,因脘闷食少,加白豆蔻化浊开胃,因眩在头,病位最高,非风不达,加白蒺藜以祛风,又用牛膝引痰气下行不致上冒,复诊加桂枝,取温阳化气,温药和之的痰饮治法。

三诊(1984 年 6 月 26 日):肩背畏风痹痛消除,全身轻度浮肿已消减,眩晕未作。脘腹尚胀气,肢凉,嗳气。转方:

制半夏 10 g	化橘红 12 g	白茯苓 15 g	炙甘草 5 g
炒白术 15 g	嫩桂枝 5 g	淡干姜 6 g	煨广木香 10 g
白豆蔻 6 g	宣木瓜 12 g	佛手片 10 g	生薏苡仁 20 g
炒枳壳 6 g			

6 剂,水煎服,日 2 次。

四诊(1984 年 7 月 12 日):药后全身浮肿,脘腹作胀均见缓解。日来头眩有小发作迹象,眩作再欲呕清涎,四肢关节酸痛,便仍溏。此仍为痰饮走窜也,中阳虚寒。祛风痰外,温补辅之。

明天麻 10 g	炒白术 15 g	煨木香 10 g	化橘红 12 g
制半夏 10 g	白茯苓 15 g	嫩桂枝 6 g	左秦艽 10 g
生薏苡仁 20 g	生姜皮 6 g		

6 剂,水煎服,日 2 次。

【按】 半夏天麻白术汤是治风痰眩晕常用之方,而苓桂术甘汤温脾化饮,二陈汤和胃降浊,燥湿化痰,木香、豆蔻调气实便,其余皆助其利湿以清痰源而已。前两诊兼补,末两诊带健,又微妙不同也。

腓肠肌不自主颤抖症

杨某,男,20岁。1983年9月17日初诊。

【主症】 形体消瘦,两下肢肌肉跳动,不能自主。得之于卧后受凉,迄今一年有余未愈。

【病史】 患者自述于1981年冬季,午睡未盖被,敞息,醒来觉两下腿有酸痛感觉,当时亦不在意,数日后,经活动而症状不明显。不久,渐觉下小腿肌肉有些抖动,在静态下发生,行动后即消失,初以为疲劳或饥饿的原因。然而日益发作频繁,渐至抖动不止,意志不能控制,凡坐下、卧倒即产生,有时站立亦出现,非至入睡后方停止,走路短时无碍,但难坚持走1 h以上,即感疲劳酸胀不适。曾经某医务室治疗,长期服过维生素 B_1,复合维生素B等片剂,并且肌内注射过针剂,不见效果。去某医院神经科检查,叩击肌群,可见肌束颤动,建议肌电图检查,因机器损坏待修,未成,给予镇静剂,诊断未明确。一年多来未见疗效,影响学习和睡眠,乃就中医门诊治疗。

【检查】 舌一般,脉濡。

【西医诊断】 腓肠肌不自主颤抖待查。

【中医诊断】 痉病。

【辨证】 夫脾主肌肉,足太阳膀胱主肤表,风冷中于脉络,肤表肌肉阳气被郁,气血不畅,失其濡养则振振而动。

【治则】 祛风舒络,和营益卫。

【方药】 蚕矢汤加减。

晚蚕沙12 g	宣木瓜12 g	木防己10 g	生黄芪15 g
生薏苡仁20 g	秦艽10 g	炒川牛膝12 g	全当归10 g
络石藤12 g	茯神12 g		

7剂,水煎服,日2次。

二诊(1983年9月24日):自述上药服至第三剂即见效果,服完1周后,肌肉颤动的时间缩短,频率减少,自觉症状已减轻至1/3,嘱前方再服7剂,以资巩固。

【按】 患者20岁,青年盛期,病起突然,起于午睡受风受凉,邪着于肌肤,致肌表卫营气血一些受阻,病属实邪,病虽在下,如及时予以宣痹和络则邪去而不留。今乃延续失治,故经脉络气血失和而抖动,腓肠肌为太阳膀胱经脉荣行之处,合阳、承山、飞扬诸穴皆在其地,病虽久而邪限于局部,全身功能未受影响,发病机制有类似于正常人常于醒后发作的"腓肠肌痉挛",俗称脚转筋,揉抚片时,气血一行即好,故方药选用黄芪、当归和气血,壮营卫,畅表气,用蚕沙燥湿祛风以治久病风寒湿痹,宣木瓜、生薏苡仁祛湿舒筋,通利关节,防己具利水祛风通络止痛药,络石藤亦祛风湿之下焦药,秦艽祛风湿和营血,川牛膝祛风湿壮筋骨,茯神祛湿安神。用药特点:① 动则为风,但此风属外风,病位在经络,故用祛风湿和筋舒络之外风药治疗。② 病位在下肢,故祛风湿药多选用下行药,且用牛膝下引。③ 病虽实,然久病局部气血障碍失调,实中见虚,故用当归、黄芪补益气血。秦艽、茯神之类亦属祛邪扶正两具之药。

病虽顽固,病史较长,多认为肌肉神经疾患,为之束手无策。其实如按中医理论去分析用药,则可收意外效应,故中医理论具有治疗实用意义,并不"玄乎",只是较难掌握而已。

全身肌肉抽搐跳动症

吕某,女,51 岁。1996 年 2 月 14 日初诊。

【主症】 患者面色萎黄,全身肌肉拘急抽动、疼痛,影响睡眠。左下腹痛胀,肠鸣,大便不畅,小便色黄。

【病史】 患者追忆起病迄今已 20 余年,病发生于分娩之后。初仅觉上肢手指不时发麻,后上臂肌肉不自主跳动,呈阵发,为时不长,以后渐渐加频发作。曾经西医检查,排除风湿病,叠服中西药物,如祛风湿通经络剂、镇静安神剂,疗效不显。自去年 12 月以来,西医认为伴有心脏病,开服新美灵药片。服后 3 日,全身发生频繁剧烈抽搐,跳动,乃暂止用药。数月来为之苦痛不宁,于 1996 年 2 月 14 日前来就治。

【检查】 舌苔中心薄黄,六脉寸关俱弦,尺中虚弱。

【西医诊断】 全身肌肉抽搐跳动待查。

【中医诊断】 痉病。

【辨证】 夫肝主动,主风,肝风内动则变作;脾属土,主肌肉,运化,脾虚肝旺,木乘于土,则全身肌肉风动,旋发旋止,无有宁时。肝主疏泄,肝胆乘脾,则腹痛肠鸣,大便频而不畅,有似痛泄之状。

【治则】 舒筋柔木,和中益脾。

【方药】 王孟英蚕矢汤合痛泻要方加减。

炒白芍 15 g	广陈皮 10 g	青防风 6 g	炙甘草 5 g
宣木瓜 12 g	晚蚕沙 10 g	茯苓神^各10 g	生薏苡仁 15 g
左秦艽 10 g	白蒺藜 12 g	何首乌 12 g	生牡蛎 30 g

6 剂,水煎服,日 2 次。

二诊(1996 年 2 月 21 日):服前药后,全身肌肉抽搐,跳动现象已开始减少。关节仍疼痛,大便有黏液,头昏头痛。舌苔黄滑,脉象弦数。脾虚湿困,肝强木亢,风旋未已。再予加减。上方去茯神、陈皮,加炒白术 15 g、黄连 3 g。6 剂,水煎服,日 2 次。

三诊(1996 年 2 月 28 日):关节肌肉酸痛,抽搐,跳动现象又进一步递减,程度约轻大半,但仍头痛胸痛。再予调治。

宣木瓜 12 g	晚蚕沙 10 g	生薏苡仁 15 g	汉防己 6 g
生黄芪 15 g	制何首乌 12 g	生牡蛎 30 g	广陈皮 10 g
蔓荆子 12 g	炒杜仲 12 g	川芎 6 g	白蒺藜 12 g

6 剂,水煎服,日 2 次。

四诊(1996 年 3 月 6 日):现觉腰以下肌肉抽搐、跳动现象已基本控制,唯腰以上虽较轻犹未止。上方去汉防己、晚蚕沙,加秦艽 10 g、炒白芍 15 g。6 剂,水煎服,日 2 次。

五诊(1996 年 3 月 15 日):二十余年宿疾,经治疗后已基本消除,肌肉关节跳动,抽搐,痛疼等均已不显,接近痊愈。腹痛肠鸣亦不明显。目前患者尚觉胸闷气,有紧束感,关节不时仍痛。处方:

宣木瓜 12 g	晚蚕沙 10 g	秦艽 10 g	黄郁金 10 g
砂仁 6 g	生薏苡仁 15 g	千年健 10 g	豨莶草 12 g
炙黄芪 15 g	炒白术 12 g	炒白芍 12 g	制何首乌 12 g
生牡蛎 30 g			

6 剂,水煎服,日 2 次。

【按】 本例案主症,从五脏主五体,五脏配病因,五脏属五行来推断,可以确定病位,探求病因,和脏与脏的病理关联。如肌肉属脾,筋系肝,脾恶湿,肝生风,肝属木能制克脾土等,可以此来解释症状的发生原因和机制。从而可以确定治法,选择药物。本案主药之宣木瓜、晚蚕沙、生薏苡仁,实仿王孟英蚕矢汤之意。此湿热蕴于经络,用以化湿祛风,舒筋活络,既和胃又除痹。牡蛎一味潜阳息风实为要药。其他健脾益气壮卫、养血柔肝、祛风湿、通经络药均为佐辅而已。本证有肠胃证,脾胃湿阻,故用痛泻要方配合。本证虽有风,但湿重于风,不可与热甚动风、血热风动等相混。且两者症状也大不相同,一为阵阵强直性抽动;一为不自主,且无规则的自发性跳动、抽动,并只限于局部肌肉,各肌肉群发生跳动时,各不关连,多有先后。病属慢性,思维清醒,是其鉴别之处。

神经症

▶ 病案一

于某,女,37 岁。1980 年 9 月 27 日初诊。

【主症】 胸闷气梗,如有物堵,食进无碍,嗳气胸闷。

【病史】 患者病史多年,时常觉胸闷气梗,如有物堵,疑有食管病变,透视无异常发现,食进并无障碍,并有胃痛史,嗳气胸闷,胸前痛走窜不定,时而引起背部疼痛。

【检查】 舌淡苔白,脉弦滞而不利。

【西医诊断】 神经症。

【中医诊断】 郁病。

【辨证】 肝胃失于和降,痰气搏结于胸。

【治则】 理气舒郁,降逆化痰。

【方药】 厚朴半夏汤加减。

苏叶梗^各5 g	制半夏 6 g	川朴花 5 g	云茯苓 10 g
炒枳壳 6 g	黄郁金 10 g	广陈皮 6 g	佛手片 10 g
制香附 10 g	炒白芍 10 g	全当归 10 g	炙甘草 5 g

7 剂,水煎服,日 2 次。

二诊(1980 年 10 月 7 日):上述症状觉有减轻,胸前疼走窜不定,伴见背痛。脉弦。上方加秦艽 10 g、广木香 5 g,去苏叶。7 剂,水煎服,日 2 次。

三诊(1980 年 10 月 21 日):胃内不适,自觉比人怕冷,易感冒,气堵现象仍有,上逆嗳气较甚。加减调卫温阳,降气解郁。上方加川桂枝 5 g、代赭石 15 g,去秦艽、佛手片。7 剂,水煎服,日 2 次。

【按】 神经症是一组神经功能性疾病的总称,常见多神经衰弱、癔症、强迫症及各种内脏(如心血管、胃肠等)神经症。精神因素在其发病上起着重要作用。神经症当归属中医郁病范畴,其发生是由于情志所伤,肝气郁结,并可引起五脏气机不和。朱丹溪有六郁之说,气郁日久,由气及血,肝郁抑脾,可致湿、痰、热、血、食等郁。治则以舒肝行气解郁为主。

七情过极,气机怫郁,徐大椿云:"郁者,滞而不通之意。"肝失疏达,土运受抑,产生气逆痰阻,胸为气海,病位在胸膈,故常觉胸闷气梗,如有物堵,一般疑有食管病变,而透视又无异常发现,进食并无障碍。张仲景有炙脔证治,李梴有梅核气之说,今人有癔症之论。然本症觉堵在胸不在咽,病位虽有别,而病机相一致。诊脉弦滞不利,舌淡苔白。并有胃痛史,嗳气胸闷,皆肝胃失于和降,痰气搏结于胸。治用理气舒郁,降逆化痰。

本案疏肝解郁重在肝和胃,痰与气。因证情无肝郁化火之象,故不用牡丹皮、栀子一类清肝泻火之药,却有恶寒易感之征,方加桂枝、苏梗一类和卫温散之品。气逆较显,故采用代赭石加重枳壳、厚朴、半夏之降逆,不用升散之柴胡,此常法之变法,又方用一派辛温香散之品,虽畅肝气有利肝用,不免耗散阴血,不利肝阴,未有肝阴受伤而肝气条畅者,故必须配当归、白芍一类养肝血药,相互促进,提高药效,减少反应。

▶ 病案二

王某,男,34 岁。1983 年 7 月 30 日初诊。

【主症】 平日乏力,易汗,汗较常人为多。夜梦纷纭,独坐时脑海联想起伏,事多遗忘。口干,不甚渴饮,食欲尚可而不香。大便每日一次而偏溏。

【病史】 患者长期以来感到阵阵心慌和头昏,稍累或略有紧张则心慌明显,头昏亦阵作而短暂。无其他特殊病史。

【检查】 苔薄带黄,脉来细弱。

【西医诊断】 神经症。

【中医诊断】 郁病。

【辨证】 心脾两虚。

【治则】 益气补血,健脾养心。

【方药】 归脾汤加减。

炒潞党参 15 g	焦白术 15 g	炙黄芪 15 g	炙甘草 3 g
茯苓神^各10 g	炙远志 6 g	炒酸枣仁 15 g	广木香 10 g
炒白芍 12 g	炒栀子 5 g	煅牡蛎 15 g	五味子 6 g
制何首乌 12 g			

6 剂,水煎服,日 2 次。

二诊(1983 年 8 月 6 日):原方有效,药后睡眠好转,梦纭减少,恶梦未见,心慌已定,自汗亦少,精神见振,不自主的多思浮想有所减轻。苔尚薄黄,脉细弱中有弦意。药效不更方,书原方 6 剂继续巩固。

【按】 心藏神,心虚则神不宁,累则心悸怔忡,静则思维不能自控,夜则恶梦纷扰。其外因则因思虑过度,尤以教师职业,攻书学习太过,不免神劳。内因则因脾气不健,中虚食少,生化气血之源不充,无以濡心养神,心经气血衰弱。心气不充则心慌、自汗、乏力、无神、脉弱,心血不充则多梦、头昏、脉细,故诊为心脾两虚。实为气血不足,心神衰弱。然用归脾汤加减何也,归脾是以补养心脾气血为中心,配合宁心安神,以达心脾两补之效。因归脾汤主治证,苔见薄白,脉无弦意,无口干等证。今苔薄黄,脉兼弦象,有口干,似有轻微虚火内动之象,故加栀子、白芍泻肝柔肝,佐以清虚火之浮动。加牡蛎、五味子的重镇潜阳与收敛安神,目的主要在于安定心悸、失眠和自汗多汗。方中不用当归补血,而用制何首乌代之,因本证有脾虚便溏,当归含油润滑通便,何首乌补血且有安神之兼效,却无滑便之弊,归脾汤中原有龙眼,养血安神对本证是极相符合的,没有使用之因是药房目前暂缺的原故。

神经衰弱失眠症

张某,男,40 岁。1983 年 7 月 30 日初诊。

【主症】 患者失眠约两月余,程度至彻夜失眠,难于合眼,心烦口干,白天疲乏无神,感觉胸闷不舒,咽喉有少量痰。

【病史】 患者平素睡眠即不佳,睡不深熟,易于醒觉,体质偏瘦,性格偏动。于两月前遇事刺激,因导致整夜不能入睡,烦躁每每夜半出户散步,怕归卧室。

【检查】 舌苔黄燥中裂,舌质红,脉虚细而数。

【西医诊断】 神经衰弱。

【中医诊断】 不寐。

【辨证】 阴亏血少,心火不降,虚火、痰热扰心。

【治则】 滋阴养血,清热安神。

【方药】 拟方天王补心丹加减。

北条参 12 g	玄参 10 g	紫丹参 15 g	天冬 10 g
麦冬 10 g	京菖蒲 6 g	炙远志 6 g	酸枣仁 15 g
全当归 10 g	五味子 6 g	生熟地各 10 g	炒白芍 10 g
煅龙牡各 20 g	天竺黄 5 g	焦栀子 9 g	

6 剂,水煎服,日 2 次。

二诊(1983 年 8 月 6 日):服药 1 周以来,有 5 日能达到正常入眠,大约每日可睡熟 5 h 左右,当首剂药服后即能合眼思睡。仅昨夜周五因事烦虑,未能入眠,并呈心烦现象,其他症状已相应而有缓解。原方仅焦栀子加量至 12 g,其余俱不动,继服 6 剂。

【按】 患者脉、舌、证反应均似阴虚火旺,符合天王补心丹所主治的病因病机,故用滋阴养血,清热安神,效应较著。其中,该患者未服过中药,对中药比较敏感亦为主因之一,临床不少失眠患者,均诉述服西药后一般能较快入眠,但醒后常苦于头脑昏沉不清,精神不振,久服则效减,必须加量。而中药似无此缺陷,一般入睡后翌晨感觉精神清爽适舒,因失眠而引起的一系列自觉症状,均可得到不同程度的减轻,且远期疗效颇为理想,这是中药的优越之处。但中药对轻度失眠有效,对严重或顽固性长期失眠则疗效较差,常见临床医师用药多至两位数以上,剂量每每 30～60 g,而药效阙然不著。笔者勤求古籍经验记载,受到痰蒙心神、痰热扰心的启发,采用清豁心经痰热的治法与清心安神,或重镇,或养阴,或养血,或益气等各种安神治法相结合,取得令人满意的医疗效果,对一些长期失眠患者往往在较短时间获得入眠疗效。本案首用药物天竺黄,甘寒入心肝,有清心豁痰、凉心定惊的功效,借以祛心经痰热。即系一例。其他如胆南星、枳实、竹茹、石菖蒲、远志等,根据寒热虚实不同症状,酌情选药,临床取效例数不少,由于任务多,精力不及,惜未及时收集资料。自愧之余,书之以饷后者。

精神分裂症

毛某,女,22 岁。1983 年 12 月 30 日初诊。

【主症】 患者眼神呆滞,哭笑无常,语言多无伦次。自觉胸闷,坐卧躁动不宁,夜无镇静剂难以入睡。

【病史】 患者于两年前高中读书时,爱慕一男同学。高中毕业后待业在家,而同学高考入选,因失恋刺激而起病。曾住当地精神病院治疗好转。出院后去上海探亲又发病,门诊治疗无效。返外祖母家住治,按时赴当地精神病院治疗。自1983年9月到11月底,叠经西药奋乃静、盐酸苯海索、氯氮䓬等药,并结合电击疗法,针刺与中药综合施治,均罔效。12月返回老家继续治疗1个月。乃于1983年12月30日经友人介绍前来笔者门诊就医。就医时仍每日服奋乃静16片,盐酸苯海索6片,氯氮䓬8片。

【检查】 舌苔白,口流涎,脉细弦滑。

【西医诊断】 精神分裂症。

【中医诊断】 癫狂症。

【辨证】 心阴不足为本,标乃痰火为患。

【治则】 拟方宁神化痰,养血泄火以治。

【方药】

黄郁金 10 g	明矾 1 g	化橘红 10 g	京菖蒲 10 g
炙远志 6 g	朱茯神 15 g	紫丹参 15 g	煅龙牡^各 30 g
全当归 10 g	川芎 6 g	肥百合 15 g	炒枳实 5 g
焦栀子 10 g			

6剂,水煎服,日2次。

二诊(1984年1月6日):服药后,神志较正常。从1984年1月1日起停减西药奋乃静及盐酸苯海索各1粒,至1月3日因全部停服西药,当晚睡不着,突然出现较长时间狂笑不止,又给药奋乃静4片,盐酸苯海索2片,后入睡。舌脉同前。上方去枳实、川芎、当归,加炒酸枣仁15 g、胆南星6 g、川贝母10 g。10剂,水煎服,日2次。

三诊(1984年1月19日):患者睡眠见好,西药已递减至一半以上,自觉胸闷好转,痰易略出,仍然心烦,食入有欲呕感,夜笑难自控,受惊则易哭。

朱茯神 15 g	九节菖蒲 10 g	炙远志 6 g	炒竹茹 12 g
台乌药 10 g	化橘红 10 g	黄郁金 10 g	明矾 1 g
杭白芍 15 g	煅龙牡^各 30 g	肥百合 15 g	莲子心 10 g
焦栀子 10 g	牡丹皮 10 g		

7剂,水煎服,日2次。

【按】 遇事则笑,兴奋不能自控,《黄帝内经》云:"神有余则笑不休",乃神志心经有火之象。易惊易哭,此又"神不足则悲"之虚象。有火为标,心阴不足为本,此虚实已明。而火乃痰火为患,故胸闷多痰。虚则易惊,惊则神浮,浮则不潜而失睡。本此处方:① 清火豁痰:栀子、牡丹皮去火也,白金丸、橘红、竹茹去痰也;② 镇惊宁神:朱茯神、龙骨、牡蛎重镇以宁神,石菖蒲、远志交通心肾以宁神;③ 其他配合药:① 敛阴益气以养心,白芍、百合、莲心之属。② 理气降逆有助于降火降痰,乌药、竹茹之属。该方百合润补养心、安神定躁,是治虚烦神躁之良药,可从《金匮要略》中领会其作用。乌药不但止呕、樟科植物,对神志之调节,作用良多,惜世人多不识也。

四诊(1984 年 2 月 28 日):患者服上方后,自我感觉良好,即自己重复取药多次,连服 40 剂,始来再诊。已逐渐停服西药 3 周,睡眠良好,入睡较晚约 11 点后,翌晨至 9～10 点起床,已不恶心,口不苦,食欲较佳,神志清晰,语言有层次,哭笑现象约 10 日未作。苔薄白,脉象细弦滑。自述无明显痛苦不适,尚不时易陷入沉思,要求续服丸药巩固。

归脾丸 1 瓶,每次 10 g,每日 3 次。

当归丸 2 瓶,每次 10 g,每日 3 次。

【按】 久病为癫,暴病为狂,两者有病程久暂之分。《素问玄机原病式》曰"多喜则癫,多怒则狂",指出两者症状的特点。癫因谋望失志,抑郁无聊而成;狂因阳气遏抑,不能疏越而得,此二证成因之别。《类证治裁》曰:恍惚癫狂,实大为顺,沉细为逆。说明脉象与予后判断有关。治癫先去痰涎,次进安神之剂;治狂先夺其食,次下其痰,泻其火,此治之大要。余治癫狂证,多年来收效不少,治愈亦多,失败失效病例亦屡屡有之。其中经验有:补而安神,去痰安神,泻火安神,解郁安神等药物选择与治法区分。总之既要掌握其纲要,又要细辨其条目才能紧扣病情,提高药效。

癔症

▶ **病案一**

邵某,男,43 岁。1982 年 9 月 30 日初诊。

【主症】 患者曾经突遭警犬袭击,于袭击前又叠经丧事(家中两人去世)处理,本已忧虑伤心过度,又加惊悸狂奔,疲累,而出现心慌、惊恐、不寐,甚至狂叫不识人。经治疗后好转。但仍感觉惊悸怔忡,心中惕怵感,彻夜不眠,夜间惊恐甚为突出。

【病史】 患者于 1982 年 4 月凌晨入公园早锻炼,在动物园前突遭两条警犬追袭,遇吓狂奔,跳入水中方逃脱。自此即心慌、惊恐、不寐,甚至狂叫不识人。经当地精神病医院治疗,诊断为癔症。病情短期缓解,继而反复发作,尤以彻夜不眠,夜间惊恐为突出。以往在 1973 年曾查出有胃窦炎。1982 年 2 月曾以心动过缓、胸痛为主症在某医院住院治疗,出院时诊为自主神经功能紊乱。

【检查】 心率 58 次/min,律齐,心肺(一),血脂、超声波、心电图等检查均无异常发现。舌苔黄腻,脉虚弦而关动。

【西医诊断】 癔症。

【中医诊断】 惊悸。

【辨证】《医学入门》曰："惊悸因思虑过度及大惊恐而作,甚则心跳欲厥。"故患者初得之有不知人之症,又曰:"惊悸当补血安神,宜静神丹,宁志丸……"神浮不潜则失眠不寐,怔忡惕怵。素有胃病,乃中气已虚。

【治则】 师李梴法,拟予以重镇安神,滋养和胃可矣!

【方药】

全当归 10 g	朱茯神 15 g	煅龙齿 20 g	煅牡蛎 30 g
煅磁石 30 g	炒建曲 12 g	杭白芍 12 g	丹参 15 g
柏枣仁^各 15 g	橘红 10 g	枸杞子 12 g	黄连须 3 g
琥珀末^{吞送} 5 g			

柏枣仁^各15 g

橘红 10 g

枸杞子 12 g

黄连须 3 g

琥珀末^{吞送}5 g

7 剂,水煎服,日 2 次。

二诊(1982 年 10 月 14 日):自述药效,诸症减轻,夜来恐惧感基本消失,睡眠稍好转。原方去琥珀末,加太子参 12 g。7 剂,水煎服,日 2 次。

三诊(1982 年 10 月 21 日):睡眠已明显好转,微觉怔忡、头昏。原方加五味子 10 g、北条参 12 g、京菖蒲 10 g,去橘红、黄连、白芍、当归。7 剂,水煎服,日 2 次。

以后持续复诊 5 次,都以上方为基础加减随证用药,曾用百合、大枣、甘草之类,及因烦心又复加入黄连并适当增量,一度用过少量桂枝、黄芪、熟地等,不久因烦躁而去桂枝,病情稳定。

【按】 朱丹溪认为:"惊悸者有时而作,大概属血虚与痰,瘦人多是血虚,肥人多是痰饮。"患者原有胃病,生化不足,体质偏虚,当属血虚之类。又惊多属心与肝、胃病也(沈金鳌《杂病源流犀烛》语)。惊气通于肝,胃多气多血,血气壅则易热,多与阳明关切,然惊之为病总不离乎心,以心藏神,惊则神浮气乱。这些都是中医病理述叙,为临床用方选药之依据。用药按重可镇怯的治疗原则,用龙齿、牡蛎、朱砂、磁石、琥珀等,均是重以宁神、重以潜阳、重以镇惊之用。然神须血养,心主血,补血则心神得养而自安,方中当归、柏子仁、酸枣仁、丹参、白芍、枸杞子等均属养心血药物。其中黄连一味清泄心火,火静则神安,须俟烦躁程度来商榷用量,神曲、橘红则健脾、助胃、兼以解郁祛痰。凡用重坠之药,苦寒之药,阴腻之药,皆当予护胃气,况患者原有胃病史,故本方一举而效显,继服而疗效巩固。

▶ **病案二**

周某,女,23 岁。1993 年 7 月 17 日就诊。

【主症】 形瘦,愁容,年轻。稚年有抽搐史,今事不遂愿,常发四肢痉挛强直,发前无异常。发时自觉遍体经脉在收缩,四肢痉挛强直,初时觉有知感,渐至人事不省,每次均在半小时以上,停止后感觉全身筋脉疼痛,平时有胸闷、头昏、头痛、睡眠不好。

【病史】 患者曾于童年期有过抽搐史,原因不详。近年因高考落第,转为工厂学员工,心情不遂,常常抑郁。今年农历三月间,自述受气郁闷,突然发生四肢痉挛强直,约一刻钟恢复,后两三日即发作一次,时间延长至半小时以上,就诊西医。经脑电图、心电图各项检查无异常发现,拟诊为癔症。日服西药,不效。渐至每日一发,昼夜均发,日至二三次,就地请中医治疗不效。经某医院神经科检查,无明确诊断。因西药已服用无效,故经人介绍前来求治。

【检查】 诊舌苔薄白,脉象虚弦,左脉弦细较甚。

【西医诊断】 癔症。

【中医诊断】 痉病。

【辨证】 形瘦,年轻,多郁,乃血虚易郁之质;稚年即有抽搐史,风阳已内动;今事不遂愿,抑抑于怀,肝失曲直之性,郁而化风,血不养筋,肝阴亏匮,则筋脉拘挛,伸缩不能自如,为水不涵木所致。脉弦为肝,细为血少。而苔白脉虚,肝郁克脾,中亦虚而不运。

【治则】 予养血滋阴,潜阳熄风,佐以舒郁和络。

【方药】 拟以大定风珠加减。

阿胶^{另炖}15 g	生白芍 12 g	焦栀子 6 g	茯神 15 g
生牡蛎^{先煎}30 g	生龙齿^{先煎}30 g	龟甲^{先煎}15 g	白蒺藜 10 g
黄郁金 10 g	生薏苡仁 30 g	炒建曲 12 g	石菖蒲 10 g

3 剂,水煎服,日 2 次。

二诊(1993 年 8 月 16 日):患者先后共服 9 剂。一月来没有复发,自觉心烦易郁现象大有减轻。目前只觉全身乏力,口不干渴。食欲不好,较前稍差,但已无嘈杂感,头昏头痛消失,唯觉头重。苔尚薄白,脉仍虚弦。上方去龟甲,加百合 12 g、大枣 5 枚。10 剂,水煎服,日 2 次。

【按】 大定风珠是吴鞠通治温热病,邪恋久稽,下焦肝肾真阴受灼而致时时欲脱之症,其脉舌要领是舌绛苔少,脉气虚弱。为温病后期危象,现今常用于流行性乙型脑炎后遗症患者,较多报道。今移治于肝阴不足,虚风内动之痉症,两者病机相同,但同中有别,一是邪热灼伤真阴;一为阴精衰耗,水不涵木,木少滋荣。又温热伤阴,舌必红绛,脉亦虚数,今郁抑肝气不达,横逆内生,内风而起,故舌不绛而苔薄白,脉细虚弦。故治法宗叶氏"滋阴熄风,濡养营络,补阴潜阳"。然两者用药又应微有区别,故方作加减。

此例患者肝郁则气不畅,血少阴虚则肝阴亏而失柔,故而内风旋动,以至手足痉挛,选用阿胶、白芍养血柔肝熄风,龙齿、牡蛎潜镇,龟甲滋阴风,育阴潜阳,共助内风熄止。原方有干地黄、麦冬、鳖甲、麻仁、鸡子黄、五味子等均未录用,是恐腻润太过,有伤脾胃。因郁滞脾弱,食少苔白,在滋阴中只重养血熄风,避其呆滞碍中。配越鞠丸中栀子,建曲以清肝疏脾而解郁;郁金、白蒺藜增强疏肝解郁之力,石菖蒲、茯神开窍宁心;薏苡仁缓解筋急。选药皆有解郁之品,黄郁金宽胸中之郁,建曲疏脾气之郁,栀子清肝火之郁,薏苡仁舒经气之郁,以病起于郁也。而白蒺藜一药,内外之风皆可用,又属舒肝解郁之药。鸡子黄则因患者煎服药无指导不方便而未用。本方龙骨、龟甲、石菖蒲如再加远志即为孔圣枕中丹,加减去龟甲去其腻滞,加百合、大枣有益气健脾,缓肝宁神之效,充入益气药成分,一加一减,都为病情具体变化不同而为相应调整。患者体虚是本,肝强是标。滋阴潜阳为内风不可少的补虚疗法,清肝解郁为条达肝能制其过亢。全方以制肝为主,又从心和肾两方面协调之,故病愈较速。

▶ **病案三**

张某,男,50 岁。1995 年 10 月 27 日初诊。

【**主症**】 患者两下肢痿软,酸楚乏力,起病计时已两年以上。今春来增加失眠,头昏,觉头目不清醒,大便干燥,欠神,行动费力,须依人扶杖而行。

【**病史**】 未详细记录。

【**检查**】 苔黄腻,脉细弦数。

【**西医诊断**】 癔症。

【**中医诊断**】 脚痿病。

【**辨证**】 下焦属肝肾之分野,骨与筋乃肝肾所属,其为肝肾阴虚之证乎? 下焦虚火所为。

【**治则**】 补精血益肝肾。

【**方药**】 虎潜丸加减。

熟地黄 10 g	炒黄柏 6 g	炒川牛膝 15 g	锁阳 6 g
杭白芍 12 g	制何首乌 12 g	明天麻 10 g	炒酸枣仁 12 g
茯神 12 g	狗脊 12 g	炒川断 12 g	宣木瓜 12 g
白蒺藜 12 g			

7 剂,水煎服,日 2 次。

二诊(1995 年 11 月 6 日):患者自己扶杖而至,自述症状有明显好转。曾于药后出现左下足跗面一圆形肿块,高突浮面,四周一片红肿,一日后肿消,复日如常。脉舌如前。大便曾稀泄 2～3 次,3 剂后恢复常便,头昏无,足痿效著。原方去锁阳,加枸杞子 15 g,鹿含草 12 g。

【**按**】 沈氏认为"骨痿之病,由于骨热,非但寻常疲弱之谓也"。"因骨热至四肢,缓弱不举,骎骎成成骨痿之证矣"。《素问·痿论》云"肾气热则腰脊不举,骨枯而髓减,发为骨痿",又云"热舍于肾,肾者水脏也,今水不胜火,则骨枯而髓虚,故足不任身,发为骨痿也"。陈无择认为,人身有皮毛、血脉、筋膜、肌肉、骨髓,以成其形,内则有肝、心、脾、肺、肾以主之,若随情妄用,喜怒劳佚,以致内脏精血虚耗,使血脉、筋骨、肌肉痿弱无力以运动,故致痿躄。状与柔风脚气相类,柔风脚气,皆外因风寒,正气与邪气相搏,故作肿苦痛,为邪实,痿由内脏不足之所致,但不任用,亦无痛楚,此气血之虚也。张景岳认为"东垣取黄柏为君"治痿,故虎潜丸用黄柏配龟甲、熟地黄实为重要,滋阴清火、以解决虚与热问题。锁阳《本草图解》"补阴益精,润燥养筋,腰膝软弱,珍为要药"。故亦为主治中的重要药物。致于其余滋肾填阴之品,强筋健骨之药,为人所熟知之常规用药,勿足突出记录了。

痿病与痹病当鉴别,主要点在痛与不痛,痿病中又有湿热与阴虚之区别,重点在肿与不肿。其余脉证虽有区别,但知此则大致可以无误了。

高热神昏后遗症

刘某,男,36岁。1996年1月16日初诊。

【主症】 患者行走不停,不能静处,二便常失禁,不能自控,一夜小尿十次以上,口角时时抽动,啮牙咬齿,食不知饱,欲嚼物不停,夜寐不酣,穿衣进食问对,尚能自理和清醒。患者自述时感觉胸闷有痰。

【病史】 患者外差出车自肥至宁(南京),夜病高热,第一日带病开车回合肥,回单位后即因高热,陷入昏迷,送医院急诊,随即进入深度昏迷,抽搐高烧。在医院进行救治,曾切开气管吸氧,鼻饲,输液用药,历时50余日好转出院,出院至今一年半以上。遗留上述后遗症状。遂来就诊。

【检查】 诊舌胖润滑,脉虚。

【西医诊断】 高热神昏后遗症。

【中医诊断】 癫狂症。

【辨证】 邪热内陷心包,肝热动风,病救治后,正伤邪热未净,心气已亏,虚风痰热遗留,脑失清灵,神不安位,肾阴虚亏,肝失柔养而致。

【治则】 拟祛风豁痰,宁神定志,兼以固肾。

【方药】

明天麻 10 g	胆南星 6 g	九节菖蒲 12 g	炙远志 10 g
朱茯神 20 g	黄郁金 15 g	夜交藤 15 g	煅龙骨 40 g
杭白芍 20 g	炙甘草 4 g	炒乌梅 12 g	煅牡蛎 40 g

3剂,水煎服,日2次。

二诊(1996年1月19日):服药3剂,病无变化。上方加黄芪20 g。7剂,水煎服,日2次。

三诊(1996年1月26日):药后睡眠有好转,大便隔日一次,知觉而来不及。其他如前。转方生黄芪加量为30 g,加西洋参6 g、熟地黄12 g、五味子12 g、菟丝子15 g、潼白蒺藜各12 g,去乌梅、白芍、炙甘草、夜交藤。7剂,水煎服,日2次。

四诊(1996年2月9日):症情大致如上,痰已减少。上方去胆南星,加肥百合20 g、青龙齿^{先煎}20 g。7剂,水煎服,日2次。

四诊(1996年2月9日):症情大致如上,痰已减少。上方去胆南星,加肥百合20 g、青龙齿^先煎 20 g。7剂,水煎服,日2次。

五诊(1996年2月16日):药病相适,坐立不宁,燥动情形好转,啮牙见轻,夜尿已少,便解能自控,夜能酣睡。用1月26日方加减。

熟地黄 15 g	沙苑子 15 g	柏枣仁^各20 g	京菖蒲 12 g
炙远志 10 g	茯苓神^各15 g	生黄芪 30 g	青龙齿 20 g
肥百合 25 g	煅龙牡^各30 g	明天麻 10 g	淮山药 20 g
西洋参 6 g			

7 剂,水煎服,日 2 次。

六诊(1996 年 3 月 8 日):加天麦冬^各15 g,去黄芪、沙苑子。7 剂,水煎服,日 2 次。

七诊(1996 年 3 月 15 日):嚼牙嘴抽,多食欲食已大减,小便正常,睡眠稍差,唯不宁静仍然,须人守护。转方:

肥百合 20 g	熟地黄 15 g	茯苓神^各12 g	炙远志 10 g
炙黄芪 20 g	琥珀末 4 g	败龟甲 10 g	知母 10 g
麦冬 10 g	化橘红 12 g	炒白芍 15 g	京菖蒲 10 g

7 剂,水煎服,日 2 次。

八诊(1996 年 3 月 22 日):仍加龙牡^各30 g、龙齿 20 g。7 剂。

3 月 29 日、4 月 5 日、4 月 12 日、4 月 19 日,来诊均稍调继服原方。

1996 年 8 月 16 日来诊:患者饮食睡眠如常,大便偏干,独处时自有紧张感,有人陪同则安静不燥,如同常人。

全当归 10 g	炒白芍 20 g	生熟地^各12 g	琥珀末 4 g
生龙齿 20 g	京菖蒲 10 g	炒栀子 10 g	炙远志 10 g
柏枣仁^各20 g	败龟甲 10 g	朱茯神 20 g	炙甘草 4 g
知母 15 g	火麻仁 10 g		

【按】 患者诸症皆神志之失调,究因属于神昏时久、脑失清灵,不能自控。其中有虚有实,而以虚为主,二便不禁乃神之不控,气之不固,用通心神、益心气而渐愈。多食啮牙,甚则颊频抽动,不知饱,乃胃脾气虚,中虚引食自充,加以肝邪风动,克胃令中焦疏通下泄有加。用甘寒药而补之,配以风药而缓解。行走不宁,动而不静,胸闷有痰,此邪热扰心,病愈后而残存之邪热与痰壅,用化痰清热药配合,后症减而删除。认为证以虚为主,是舌偏淡脉虚及病史等为依据。方中后用龟甲、龙骨、牡蛎、龙齿,乃介类重镇潜阳之药具镇静之功。治疗围绕精(肾阴)、气、神调治。

小儿多动症

张某,男,7 岁。1996 年 7 月 27 日初诊。

【主症】 患儿形瘦面黄。动扰不宁,时作时止,动多静少,眼眉口角面颊可见阵性微微抽动,按手臂亦可触见不自主抽动,口干。时值炎夏,饮食少进而口干,大便干结。

【病史】 患儿全身多动,头、面、眼、嘴、肢体、腹部等处均呈不自主活动、跳动、抽搐,有时尿失禁,病史两年多。叠经西医西药以镇静药为主,中医中药以泻火安神为主。不见效果,前来就诊。

【检查】 脑CT未见明显异常,脑电图可见少量短阵高一特高安位。舌红,苔薄白,脉细数。

【西医诊断】 小儿多动症。

【中医诊断】 多动症。

【辨证】 此肝旺克脾。

【治则】 当以肝脾论治、柔肝以缓急、和脾安神以旺生化,进饮食为适时之急务。

【方药】

肥百合20 g	化橘红12 g	炒白芍15 g	炙甘草3 g
生谷芽12 g	川贝母8 g	茯神15 g	青龙齿20 g
肥知母10 g	生麦芽12 g		

7剂,水煎服,日2次。

二诊(1996年8月3日):病无进退,似稍食旺。以甘缓重镇治标,充补脾肾培本续治。前方加熟地黄10 g、山药15 g、煅牡蛎25 g、琥珀5 g。7剂,水煎服,日2次。

三诊(1996年8月10日):重镇潜阳以制肝之妄动,益阴益气以培实本源。加减之。

熟地黄12 g	败龟甲10 g	生龙牡^各30 g	炒白芍15 g
淮山药20 g	柏枣仁^各15 g	肥百合20 g	白干参6 g
茯神15 g	炒白术12 g	化橘红12 g	制半夏10 g
大贝母12 g	麦芽15 g		

7剂,水煎服,日2次。

四诊(1996年8月17日):病药相符,食欲好转。上方去半夏、麦芽,加山茱萸12 g、京菖蒲6 g。7剂,水煎服,日2次。

五诊(1996年8月24日):病有缓解,躁动见轻减。原方7剂。

六诊(1996年8月31日):病情相似,有缓慢性好的进步。上方加琥珀末^{分冲}2 g、朱砂0.1 g,拌茯神苓各15 g,阿胶^{化烊}10 g。7剂,水煎服,日2次。

七诊(1996年9月7日):病情有明显好转,药后日见动少。继服原方7剂。

十诊(1996年10月13日):上药有效未作更动。上方加天麻6 g。

十一诊(1996年11月9日):患者续服自购上方情况良好。上方加胎盘粉^{冲服}10 g。

患者经治疗至12月下旬,历时半年左右,目前已基本痊愈,偶尔在人多嘈杂场合尚有短时轻度发病现象,患儿学习成绩良好,在学校一切如常康儿。

【按】 小儿脏腑娇嫩,形气未充,为"稚阴稚阳"之体。多表现有"脾常不足""肝常有余"。小儿之体处于快速的生长发育阶段,脾为后天之本,气血生化之源,需为小儿迅速长养提供物质基础。"肝常有余",这是指儿科临床上易见肝风的病证。故首诊当以肝脾论治,和脾安神以旺生化,进饮食为适时之急务。肥百合、化橘红、生二芽、川贝母和胃养脾肺助消化,以护后天之本。炒白芍、炙甘草柔肝缓急,茯神、青龙齿安神平肝。肥知母养阴清热。

肾藏精,主骨,为先天之本。小儿多"气血未充,肾气未固"。肾的这种功能对身形尚未长大、多种生理功能未成熟的小儿更为重要,它直接关系到小儿骨、脑、发、耳、齿的功能及形态。肾精不足、肝失濡柔,脾被抑而生化不充,亦增其阳动而不宁,终日动无止时,此神病,病位在脑而源出于肾精之欠。待脾胃渐充后,加熟地黄、山药补肾,煅牡蛎、琥珀潜阳安神。

《内经》云:阳气者,精则养神,柔则养筋。多动一症为神燥筋动,治以补肾阴精为主,兼以益气安神开窍重镇等。故三诊以熟地黄、淮山药、炒白芍、败龟甲补肾填精,白干参、炒白术益气补脾,生龙牡、茯神、柏枣仁安神,化橘红、制半夏、大贝母化痰开窍,肥百合、麦芽和胃助消化。治疗过程中紧紧抓住重镇潜阳以制肝之妄动,益阴益气以培实本源这一思想。

结缔组织疾病

风湿性关节炎

▶ **病案一**

余某,女,53岁。1971年7月16日初诊。

【主症】 患者双肩及前臂冷痛,动作无力,病程拖延数年,发剧数月。

【病史】 未详细记录。

【检查】 舌淡苔白薄,六脉虚而无力。

【西医诊断】 风湿性关节炎。

【中医诊断】 痹病。

【辨证】 病属冷痹,寒邪闭络而然。

【治则】 拟予养血散寒,祛风除湿。

【方药】 拟用金匮乌头汤加减。

^{蜜炙}川草乌^各1g	炙黄芪12g	杭白芍12g	炙甘草4.5g
嫩桂枝4.5g	片姜黄6g	炒桑枝15g	天仙藤12g
豨莶草12g	秦艽10g	全当归12g	炒白术6g

5剂,水煎服,日2次。

于1983年10月8日再次来诊。

【主症】 原患有多年冷痹,曾经治愈,今年复发,至今数月。右肩关节连同上臂酸痛,痛于夜分明显加重,患部畏冷,伴见腰酸痛,小便频数,口干。

【病史】 自述原患手臂疼痛,经1971年夏就治一次,服药2剂后见效,5剂后病即痊愈。13年来一直未曾复发,患者对原方亟为重视,病历妥为保存。曾于1975年患热淋(肾盂肾炎)就当地西医治疗,述及病史,出示病历,为其治疗之西医当即将本案抄录于笔记本中。今年夏末,痹病复发,自又购前方药服,觉口干心跳,不见效果,就他医服中药不效,乃专程前来寻找原医治疗。

【检查】 舌质偏红,脉沉细弦。

【西医诊断】 风湿性关节炎。

【中医诊断】 痹病。

【辨证】 风湿痹阻,又增下焦蕴热,病情复杂。

【治则】 拟祛风湿,和营卫,兼予养阴清热。

【方药】

炒桑枝 15 g	片姜黄 10 g	天仙藤 12 g	左秦艽 10 g
威灵仙 6 g	鹿含草 10 g	生黄芪 15 g	全当归 10 g
干地黄 10 g	车前子 12 g	北条参 12 g	

3 剂,水煎服,日 2 次。

二诊(1983 年 10 月 11 日):肩臂酸痛抽掣,下肢膝关节腰俞酸痛,口干。舌脉如前,原方加减。上方去黄芪、鹿含草、片姜黄、车前子,加生薏苡仁 15 g、豨莶草 15 g、干地龙 5 g、炒川牛膝 12 g、炒川断 12 g。6 剂,水煎服,日 2 次。

三诊(1983 年 10 月 19 日):肩臂抽掣见好,左侧腰酸牵连及大腿酸楚不可耐受,口干。舌苔中心黄燥,脉沉细。上方去赤芍、地龙、干地黄、川牛膝,加红花 6 g、炒黄连 6 g、晚蚕沙 10 g、炒桑寄生 12 g、白术 12 g。3 剂,水煎服,日 2 次。

【按】 冷痹又称痛痹,其特点为疼痛较剧,痛有定处不移,遇寒痛剧,喜就温暖,呈拘急感,局部皮色不红、不热,因寒邪凝滞,善于阻闭,导致气血运行不畅,络阻而痛,且痛作收引状。本案用《金匮要略》乌头汤,减去麻黄因病程较长,体质偏虚,虑其过散,换用桂枝取《金匮》乌头桂枝汤义,其他药物皆祛风除湿药,因痛以肩肘为主,故用片姜黄、桑枝。全方药味较燥,佐当归、秦艽,和血通络,祛风湿止痛而又润以缓燥。药证相符,故效应如桴鼓。

然而 13 年后,旧病再度复发,再服旧药而不效。是因药没变而病已变也。13 年后,年岁渐高,气血不足,复加湿热之邪。故仿黄芪桂枝五物汤之法。生黄芪、全当归补益气血,干地黄、北条参养阴,车前子清热利湿。其余便是祛风湿,通经络之品。或配三妙之属,或活血等,皆是药随机变,不可固守也。

► 病案二

王某,男,14 岁。1980 年 3 月 1 日初诊。

【主症】 患者面虚浮如满月,足软弱无力行走。膝关节红肿热痛,背部脊椎痛,心慌心悸。

【病史】 患儿于 1980 年 1 月初起病,初呈游走性关节红肿热痛,尤显见于膝关节。2 周后发热入院,红细胞沉降率 97 mm/h,心电图检查为窦性心动过速,ASO 为 1:1 250 滴度。诊断为风湿热,风湿性关节炎。曾予青霉素肌内注射,醋酸泼尼松 45 mg,每日 1 次肌内注射,症状减轻,半月后出院。继续服药观察,一个多月来,复查红细胞沉降率 27 mm/h,面浮心慌,关节红肿热痛等症又增剧。乃转向中医门诊治疗。

【检查】 舌苔未记录,脉细数无力。

【西医诊断】 风湿热,风湿性关节炎。

【中医诊断】 痹病。

【辨证】 风湿热郁于骨空谿谷之处,经脉郁闭,邪虽少然仍未尽,正气亦累虚疲,有入经损脏之势。

【治则】 拟方祛风湿,扶气血,通络清热以调治。

【方药】

鹿衔草 10 g	豨莶草 10 g	海枫藤 10 g	络石藤 10 g
海桐皮 10 g	威灵仙 8 g	潞党参 12 g	西当归 10 g
京赤芍 10 g	银花藤 14 g	干地黄 10 g	炙甘草 3 g
云茯苓 10 g			

5 剂,水煎服,日 2 次。

二诊(1980 年 3 月 8 日):药后平善,觉有好转,按药效不更方,再原方续进 5 剂。

三诊(1980 年 3 月 15 日):心慌见好,关节痛已轻减。舌脉同前。原方去鹿衔草、炙甘草,加秦艽 10 g、炒川牛膝 10 g。仍服 5 剂。

四诊(1980 年 3 月 22 日):关节痛消失,局部症状已平缓,心不再慌。原方继服 5 剂。

五诊(1980 年 3 月 28 日):背部,颈部觉痛不适,其他无感觉。原方加羌活 3 g、防风 6 g、粉葛根 6 g、炙甘草 3 g,去潞党参、海桐皮、络石藤、云茯苓、干地黄。5 剂,水煎服,日 2 次。

从 4 月份起,仍每周来诊复查一次,均维持 3 月 28 日方,先后门诊 5 次。5 月 3 日复查红细胞沉降率 2 mm/h,ASO 为 1:500 滴度以下,心率已由原 125 次/min,恢复至 84 次/min。

【按】 急性风湿热有不规则发热,脉率增快,多汗,呈游走性的多发性关节炎,局部红、肿、痛、热,中医属热痹病,痹为闭阻不通之意,《金匮翼》说:"脏腑经络先有蓄热,而复遇风寒湿气客之,热为寒郁,气不得通,久之寒亦化热,则痹然而闷也。"其治则当以祛风湿,清热通络为主。

热痹多为阳盛之体,内有蕴热,故多病于青少年。本案祛风湿药均选用偏寒性类。如银花藤、络石藤、豨莶草、海桐皮等。因邪已移注入脏,心受邪扰,补心者,调其气血,故益气药配有党参、甘草,和血药佐用地黄、当归,并有茯苓宁心悸,赤芍合干地黄、银花藤兼凉营透热,威灵仙能主顽痹,鹿衔草行中有补。迨三月底来复诊,患者关节痛已由膝转移颈背,故改用羌活、防风、葛根、甘草。体力至此已渐复,两益气血药亦随之减少,不用党参,生地了。

▶ **病案三**

刘某,男,42 岁。1995 年 7 月 27 日初诊。

【主症】 患者体丰实。下肢两膝关节及两踝关节红、肿、热、痛,不能着地,痛难耐受。口干苦。

【病史】 患者病史两年有余,每年均有发作。曾服西药布洛芬而缓解,今夏复发再服上药,反复不愈。化验显示抗"O"、红细胞沉降率、血常规检查等均呈病理性增高。服布洛芬则稍轻,一停药即增剧。

【检查】 苔白,脉滑。

【西医诊断】 风湿性关节炎。

【中医诊断】 风湿热痹。

【辨证】 风湿热郁于下焦经络,关节气血运行受阻,故关节交替红肿疼痛游走,不能屈伸。

【治则】 清热通络,祛风胜湿。

【方药】 三妙散加味。

制苍术 10 g	生薏苡仁 20 g	淮牛膝 12 g	宣木瓜 15 g
汉防己 10 g	潞党参 20 g	炙甘草 3 g	银花藤 20 g
络石藤 15 g	威灵仙 15 g	路路通 15 g	全当归 10 g
赤白芍^各 10 g			

赤白芍^各10 g

5 剂,水煎服,日 2 次。

复诊(1995 年 7 月 31 日):药病相适,症状在减轻好转。膝踝关节红、痛减轻,踝部尚有微肿,落地仍痛,并伴见腰酸。舌脉相似,前方加炒杜仲 15 g,去威灵仙。5 剂,水煎服,日 2 次。

三诊(1995 年 8 月 14 日):患者仍有膝踝关节痛,行动不便。加制乳香 4 g,去苍术。7 剂。

四诊(1995 年 8 月 14 日):脉显弱。守 7 月 27 日原方。

五诊(1995 年 8 月 19 日):又现发热 38℃,口干多汗、局部又显肿痛。加连翘 15 g,生地黄 10 g。

此后逐渐进入稳定期,唯行走稍多则仍感疼痛。后曾加用西洋参、黄芪等。至 12 月初,方始行动如康健人。

【按】 此为中医热痹,乃热郁下焦经络关节,曾用三妙散、防己汤,加金银花藤、络石藤、赤芍、路路通等加强清热通络之力,当归、党参、杜仲等益气血健肾为扶正之品。治痹诸药,防己、银花藤、络石藤、豨莶草等退局部红肿有良效,苍术、薏苡仁、防己等消肿有良效,乳香、没药、威灵仙、细辛等止痛之效佳。上半身病甚引用桂枝、川芎、姜黄等,下半身病甚引用牛膝、川断、桑寄生等。上半身多气血营卫虚弱佐用人参、黄芪、白术、甘草、当归、白芍之类,下半身多肝肾阴阳亏损常佐生熟地、山药、山茱萸或狗脊、巴戟天、菟丝子为扶正祛病之用。附子、川草乌祛寒镇痛之力强,当归、红花、鸡血藤活血和络亦为治痹之主要环节之一。医者明乎此,则治痹之常法已掌握梗概了。

类风湿关节炎

沈某,女,43 岁。1980 年 4 月 12 日初诊。

【主症】 全身不适，关节呈游走性疼痛，其中以两肩关节痛微肿较为固定，病已多年举发连续。常伴见头昏，心慌浮肿，气短易汗，并有烦热现象。

【病史】 患者追溯关节痛史已 8 年余，后因加重就医，被诊断为类风湿关节炎，至今已整 4 年。于 1976 年 4 月 20 日检查红细胞沉降率 50 mm/h，抗"O"试验 1：500 滴度，胶乳试验（＋）。心电图尚属正常范围。

【检查】 舌苔黄，脉弦劲。

【西医诊断】 类风湿关节炎。

【中医诊断】 痹病。

【辨证】 风、寒、湿三气杂至，合而为痹，痹于关节经络，气血壅而不通，不通则痛。病因以风湿为重，内因正气亏虚。

【治则】 拟和气血，祛风湿，兼清郁热。

【方剂】

左秦艽 10 g	豨莶草 12 g	海枫藤 10 g	天仙藤 10 g
银花藤 15 g	生薏苡仁 15 g	茯神 10 g	炒白术 12 g
全当归 12 g	炒黄芩 6 g	炒桑枝 15 g	炙甘草 5 g

7 剂，水煎服，日 2 次。

二诊（1980 年 4 月 19 日）：药后面部及全身虚浮消退，头晕恶心想吐好转，自觉一身肌肉松轻，但心慌易汗仍在，关节仍痛，久病正气亏虚。上方加减。

上方增太子参 12 g、黄芪 12 g、鸡血藤 10 g、威灵仙 6 g，去生薏苡仁、茯神。7 剂，水煎服，日 2 次。

三诊（1980 年 5 月 3 日）：病情在进一步好转中，原方加防风 5 g。7 剂，水煎服，日 2 次。

四诊（1980 年 5 月 10 日）：月经来潮，量多色暗有块，下腹胀痛，一周始净，已往如是，此次略有好转，刻经事已近尾声，心慌出汗本已大大轻减，今又出现。舌苔薄黄，脉沉细弦滑。关节痛，全身不适，头昏，乏力等症均觉好转。补益气血，和血通络，以祛风湿原则不变。

银花藤 15 g	生黄芪 12 g	全当归 12 g	炒杜仲 10 g
炒白术 12 g	鸡血藤 10 g	威灵仙 6 g	豨莶草 12 g
海枫藤 12 g	左秦艽 10 g	炙甘草 5 g	红花 6 g

7 剂，水煎服，日 2 次。

【按】 痹病发病之病因病机一为风、寒、湿外邪侵袭；一为经络气血受邪损而致虚弱不足。本例患者特点如下：① 上半身为主，两肩手臂关节为重点，因而心肺受病为重，肺气心营，故气血不足，而至心悸易汗。② 患者在外因中风湿兼有郁热，以痛属游走不定，肩关节微肿，全身虚浮，又苔黄脉带弦滑之象，凡此等皆是佐证。③ 经期每见增重，经量经色与经时均见失常，乃血气壅塞不畅，通络和营是去其实，补益气血是益其虚。方中补虚而行滞,使补而不滞,此久病痹症较为常用之法。

肋软骨炎,骨质增生

汪某,女,38 岁。1983 年 4 月 26 日初诊。

【主症】 胸前骨肿坚大,如盘如杯。胸闷不适,口干,腰部尾闾酸痛,两腿时时作麻,腰足痛难于久立,足踝肿痛,行动无碍,但不能久行。

【病史】 患者原有风湿病史多年,胸骨体、剑突,及与胸骨体衔接的第七、八、九肋骨处,增生肿大约 10 cm×6 cm 大小隆起,坚硬,触无感应。患者仰卧不适,胸部压迫感增剧,平时隐隐有痛觉,一直感到胸闷,另腰部盆腔髋骨后上脊位置疼痛,酸楚,不耐久立,两大腿经常发麻,右足踝关节肿胀,疼痛。已不记其起病时日,从偶然发现起已有 3 年以上,经西医院检查诊为肋软骨炎,骨质增生。红细胞沉降率增快,曾经西药及电疗多次无效。现症以腰痛、踝痛来求治,中药亦曾经历多医,上述三处不适无明显效果。

【检查】 舌净少苔,脉沉弱无力而细。

【西医诊断】 肋骨炎,骨质增生。

【中医诊断】 痹病。

【辨证】 病位属于肝肾,脉细属于血少,弱而无力,气亦亏欠,久病气滞血瘀。

【治则】 拟用养阴养血,益气和络,活血行瘀。

【方药】

熟地黄 6 g	全当归 12 g	鸡血藤 12 g	红花 6 g
五加皮 10 g	宣木瓜 10 g	生薏苡仁 20 g	汉防己 9 g
炒杜仲 12 g	炒桑寄生 12 g	炒白术 12 g	生黄芪 15 g

7 剂,水煎服,日 2 次。

二诊(1983 年 5 月 3 日):药后足踝关节肿胀见消,疼痛消失。腿麻依然,腰痛未效。舌净,脉虚。守前方,增活瘀消肿。

上方去宣木瓜、生薏苡仁、汉防己、杜仲、桑寄生、白术。

加骨碎补 10 g、鹿衔草 12 g、生鹿角 6 g、威灵仙 10 g、蜣螂 5 g。加量熟地黄用 10 g、全当归用 15 g、红花用 9 g。

原药原量五加皮 10 g,炙黄芪 15 g,炒杜仲 12 g,鸡血藤 12 g。

7 剂,水煎服,日 2 次。

三诊(1983 年 5 月 10 日):患者胸骨肿硬之块见消三分之二,但腰痛为重,腿麻。转方上方去蜣螂(缺药),加蕲蛇肉 5 g。7 剂,水煎服,日 2 次。

四诊(1983 年 5 月 17 日):患者胸骨肿块已消除十分之八,腰痛仍然。脉沉弱无力。

拟转用温补肝肾,活瘀健腰,再行试探,以测后效。

生鹿角 12 g	上肉桂 5 g	菟丝子 12 g	熟地黄 9 g
炒杜仲 12 g	狗脊 12 g	全当归 12 g	骨碎补 10 g
红花 9 g	威灵仙 10 g	鸡血藤 12 g	炒白芍 12 g
制香附 12 g			

6 剂,水煎服,日 2 次。

【按】 骨质增生肿胀,按中医理论,当为血瘀,肾主骨,留邪之处必正虚之所,故益肾活瘀为主体。骨碎补苦温补肾,活血疗伤,治疗骨病可为首选药物。生鹿角亦为补肾健骨、活血消肿之良药。鹿衔草养肝补肾强筋壮骨,用于肾虚骨弱所导致的骨质增生症。它与熟地黄、骨碎补等为骨质增生汤的主药。故该症之疗效系以上三药与熟地黄、当归、鸡血藤、红花等之功。

足踝肿痛其效方为生薏苡仁、宣木瓜、防己、牛膝、当归、红花等,临床屡验屡效。此从《医学正传》中学习之心得也。

本症腰痛疗效不佳,尚未解决。

风湿性脊椎炎

广某,女,32 岁。1980 年 10 月 23 日初诊。

【主症】 患者体肥,足跗微肿。腰腿疼痛,自觉腿臀后廉,酸楚胀痛不可耐受,尤以夜间为甚。口干,尿黄,便溏。

【病史】 患者自述起已 7 年,正值产后,初起腰痛,服药后缓解,但以后常发,近一年半以来,病情增进,自觉右半边身疼痛,尤其右下腹经常腿纂筋,臀部至大腿后缘一段身躯胀痛无法耐受,曾经住当地医院治疗检查,曾做腰椎、髋骨盆腔 X 线片检查,显示椎体骨质疏松,诊为风湿性脊椎炎,服西药,打针无效,来合肥就医。

【检查】 舌苔黄厚微腻,舌质偏胖,脉象濡数。

【西医诊断】 风湿性脊椎炎。

【中医诊断】 痹病。

【辨证】 此湿热下注,痹着于下,气虚于中,血行经脉不畅。

【治则】 清湿热,健中气,祛风湿,行血和络。

【方药】 三妙散加味。

生薏苡仁 20 g	炒川牛膝 12 g	炒黄柏 6 g	独活 6 g
银花藤 12 g	汉防己 6 g	炒白术 12 g	宣木瓜 10 g
全当归 12 g	鸡血藤 12 g	骨碎补 6 g	生黄芪 10 g

7 剂,水煎服,日 2 次。

二诊(1980 年 11 月 1 日):药后下肢浮肿消退,酸痛减轻,臀部环跳穴处觉凉,但下肢大腿内仍有灼热感,口干口苦已消失。舌苔滑而转退。腰痛缓除,酸胀未已。饮食见增,小便量多。嘱原方继服 7 剂。

三诊(1980 年 11 月 8 日):患者月经来潮,量多,色较以前见红,血块较少,腰酸,臀腿有冷感,热辣感已消失,浮肿不著。上方去川牛膝、黄柏,加桑寄生 12 g、川断 12 g、菟丝子 10 g、五加皮 10 g。7 剂,水煎服,日 2 次。

四诊(1980 年 12 月 5 日):患者上药继服 20 剂,诸症均好转,要求转方较长服用,以资巩固。处方:

生薏苡仁 20 g	桑寄生 12 g	川牛膝 12 g	独活 6 g
熟地黄 10 g	汉防己 6 g	炒白术 12 g	宣木瓜 10 g
全当归 12 g	鸡血藤 12 g	骨碎补 6 g	生黄芪 10 g
菟丝子 10 g	威灵仙 8 g		

嘱服 2 个月,隔日 1 剂,水煎服,日 2 次。

【按】 风湿性脊椎炎,是一种病因尚未肯定,具有关节炎变的慢性全身性疾病。一般认为与病灶感染、变态反应和自体免疫有关,并以内分泌、遗传、寒冷、潮湿、疲劳、营养不良、外伤、精神创伤等为诱发因素。患者女多于男,又可侵犯整个脊椎,使变为强硬或畸形。中医认为凡引起肢体、关节等处疼痛、病变、重着、麻木等一类疾患,均称为痹病,痹即闭阻不通之义,皆邪袭而致机体肌肉经络气血不畅所致。风寒湿三气合而为痹,下半身为肝肾所主,病型多以虚寒为主。本案因湿热下注,呈为郁热络闭之象,而中焦却以邪恋久药而失调,中气本为虚,标邪却为实。故以三妙散加味,以祛下焦湿热为主,加味有三义:① 加防己、银花藤,生薏苡仁以增强祛下焦湿热之力;② 加黄芪助白术以健中;③ 加当归、鸡血藤、骨碎补等治风先治血,且增加祛邪通络之力。药效后,转方益以补肝肾,强筋骨,治法仍归属常规治法了。

风湿性腰肌劳损

吴某,女,44 岁。1980 年 4 月 20 日初诊。

【主症】 面色萎黄,精神差。全身乏力,腰膝酸软作痛,不能久坐、久卧。

【病史】 患者腰痛起自 1971 年,去年起痛势增剧,经医院诊为腰肌劳损,今年 1 月份检查抗"O"1:833 滴度,红细胞沉降率 28 mm/h。

【检查】 舌质胖,苔薄而干,脉右濡左弦。

【西医诊断】 风湿性腰肌劳损。

【中医诊断】 痹病。

【辨证】 腰为肾腑,脾肾两失其健,正虚之处即为留邪之所。

【治则】 病程8～9年,非补肝肾,健脾气不足以健复。然祛风湿,通经络,经络邪去痛自止息。

【方药】 《千金方》独活寄生汤合豨桐丸加减。

炒桑寄生 12 g	独活 6 g	炒当归 12 g	红花 6 g
炒白术 12 g	潞党参 12 g	五加皮 10 g	豨莶草 12 g
川牛膝 12 g	炒杜仲 12 g	狗脊 12 g	海桐皮 10 g
银花藤 12 g			

5剂,水煎服,日2次。

二诊(1980年4月26日):病情相似,精神食欲见强,舌胖脉濡。上方加黄芪12 g、威灵仙10 g,去茯苓。5剂,水煎服,日2次。

三诊(1980年5月3日):药后渐渐觉到腰痛缓解,头昏消失,食欲转增,但有时脘中觉灼热不适。处方:

炒川牛膝 12 g	炒桑寄生 12 g	独活 6 g	狗脊 12 g
五加皮 12 g	全当归 12 g	生黄芪 12 g	炒白术 12 g
云茯苓 12 g	银花藤 12 g	威灵仙 10 g	青木香 10 g

7剂,水煎服,日2次。

四诊(1980年5月10日):腰痛大愈,但胃脘觉有气滞。脉濡见强。原方加陈皮6 g。继服10剂。

【按】 《医学心悟》:"腰痛有风,有寒,有湿,有热,有瘀血,有气滞,有痰饮,皆标也,肾虚其本也,分标本而治。"腰为肾腑,久病多虚,然腰肌劳损,病变与肌肉有关,脾主肌肉,故益肝肾、强筋骨同时,配以健脾益气,使气血通畅,经络不滞,痛即自止。桑寄生、独活两药一扶正一祛邪,邪正兼顾,其他诸药皆围绕此主药配伍。《千金方》独活寄生汤以寒湿为重,故配桂心、细辛之类,此案风湿有郁热之象,改用豨桐丸、银花藤之类。

腰椎骨质增生,骶肌劳损

王某,女,49岁。1983年5月19日初诊。

【主症】 自述腰痛已多年,臂背痛近半年。右肩髃穴循上臂外帘玉肘关节,上循肩胛内侧循足太阳经随脊下至腰骶,均有酸楚样痛,并有凉感。口干。

【病史】 患者腰痛已多年,自述由于产后得病,现最小孩子年已18岁。初不觉重,发时服西药或理疗,针刺有效,但轻痛不适多年存在。近年来,复发增频,痛势增重,胸腰段脊椎略呈鱼背样后突,腰椎两侧骶髂压痛,尤以骶髂韧带部位为明显。查 1981 年病历记录,曾诊为腰椎骨质增生,骶肌劳损。曾服吡罗昔康、吲哚美辛、醋酸泼尼松、筋骨止痛丸、维生素 B_1 等药物,断断续续,交替先后治疗。于 1982 年底增加右上臂酸痛,不能上举,肩关节痛,又经局部封闭治疗。1983 年 4 月中旬,曾短暂出现尿频,尿热痛,经十余日西药治疗控制。5 月开始转由中医中药治疗,疗效亦不著。

【检查】 舌苔后半黄燥,脉沉细虚滑。

【西医诊断】 腰椎骨质增生,骶肌劳损。

【中医诊断】 痹病。

【辨证】 肾阳不足,下焦寒湿。

【治则】 拟温阳活血,祛寒湿和络。

【方药】

片姜黄 10 g	海枫藤 15 g	炒桑枝 15 g	宣木瓜 10 g
威灵仙 9 g	红花 6 g	全当归 12 g	京赤芍 10 g
嫩桂枝 5 g	生鹿角 6 g	鹿衔草 12 g	

7 剂,水煎服,日 2 次。

二诊(1983 年 6 月 2 日):药后上下窜痛现象停止,小便有不适,尿热感等轻度刺激等征,大便难解。原方加炒黄柏 10 g,先煎鹿角片加至 9 g。7 剂,水煎服,日 2 次。

【按】 患者体瘦,肢凉,脉弱,窜痛,久病虚寒明显,然患者又曾有尿路感染病史,瘦人不但阳虚寒湿,亦且阴虚下焦蕴热。前方温阳散寒和络,虽初获效,然下焦蓄热又起,此当时未考虑兼顾,热药难免有激发之故,故二诊加黄柏以泻肾热。

三诊(1983 年 6 月 9 日):上肢酸楚不禁,觉有筋强急不舒,腰痛主要在尾闾部位,怕冷,乏力,大便一向干燥,干结难解。原方加减。

鹿角片 10 g	炙黄芪 15 g	嫩桂枝 6 g	鹿含草 12 g
狗脊 12 g	炒桑寄生 12 g	全当归 12 g	赤芍 12 g
肉苁蓉 12 g	威灵仙 9 g	红花 6 g	骨碎补 10 g
炒黄柏 5 g			

7 剂,水煎服,日 2 次。

四诊(1983 年 6 月 16 日):药后腰骶尾尻酸痛减轻一半,手臂麻痛减轻大半,大便易解,精力有加。仍觉畏冷,肢凉,脉细,小便有频急不爽感。原方加制附片 6 g、熟地黄 10 g、炒川牛膝 12 g、菟丝子 12 g、炒白芍 12 g,去桑寄生、骨碎补、狗脊、赤芍。6 剂,水煎服,日 2 次。

【按】 患者大便解时无力挣不下,结合上肢酸麻,似阳虚中兼见气虚,故便无力排解,腹肌失其收缩紧张之力,故用温润之肉苁蓉,助阳润通,取其助阳不燥,滋阴不腻之特点,加上黄芪、桂枝、白芍壮营卫,狗脊、桑寄生、骨碎补益肾强腰协鹿角以温肾通督脉,祛寒凝,故复诊效显。又黄柏苦寒,而小便频急,不单泻火,法换温肾中加补肾,以精、气、阳三者，相互生化依存，故再加熟地黄、菟丝子、白芍等，去黄柏、赤芍等寒凉，经此一番调整，变杂而纯。

五诊（1983 年 6 月 23 日）：病情更有明显好转，上臂肘、肩、背部、腰俞、尾间、诸处酸痛皆一一缓解，原大便 1 周 1 次，近来已转为每日 1 次而畅，眠食良好，除头巅尚有欠适外，余不明显。再方温阳益肾，逐寒治痹。

熟附片先煎9 g	鹿角片 10 g	炙黄芪 15 g	熟地黄 10 g
嫩桂枝 6 g	炒白芍 10 g	红花 6 g	全当归 12 g
肉苁蓉 12 g	炒川牛膝 15 g	菟丝子 12 g	胡芦巴 6 g
威灵仙 9 g			

6 剂，水煎服，日 2 次。

患者至此，病已衰去十分之八九。近期疗效颇佳，长远疗效如何？尚有待观察，建议多服上药，以希巩固之可能增加。

白塞综合征

谈某，男，42 岁。1982 年 3 月 22 日初诊。

【主症】 病起两年多，去年春、冬季各发病一次。发甚见口腔溃烂，两目红赤，阴茎破溃，经较长期间治疗，方始逐次减轻，但总觉残根不尽。去年在治疗后，延至今春末，尚有口疮两处未敛，右眼微红，视力较差，阴茎溃烂已臻收口，症状已觉缓解控制。但全身酸楚困顿如束缚状，头目昏痛，时时心慌。

【病史】 患者起病于 1980 年春季，两眼发胀干燥，右眼结膜充血，视力锐减，头晕痛，口腔两颊内侧及上腭发现溃疡，生殖器呈溃疡与瘢痕群，经常同时出现，多次反复发作，三者缓解有先有后，几乎持续不断。曾经多次西药治疗，反复发止交替，效果不显，转来中医门诊。

【检查】 检查肝脾未触及，心肺（一），血常规正常，白细胞 6.4×10^9/L，中性粒细胞 65%，淋巴细胞 33%，嗜酸性粒细胞 2%。粘蛋白：26 mg/L。诊舌质偏红，苔少，脉象虚数。

【西医诊断】 白塞综合征。

【中医诊断】 狐惑病。

【辨证】 肾经阴血亏虚，内有蕴热，春来风热外加。

【治则】 拟凉营解毒，兼以和络祛风。

【方药】

小生地 10 g	炒黄柏 6 g	赤芍 10 g	全当归 10 g

| 生甘草 5 g | 金银花 15 g | 关防风 6 g | 太子参 12 g |
| 豨莶草 12 g | 生薏苡仁 15 g | 车前子 10 g | 广陈皮 10 g |

6 剂,水煎服,日 2 次。

二诊(1982 年 4 月 5 日):服药后,头昏头痛及口疮均已消失好转,食欲见增,口干见好,但全身乏力,遍体肢节,骨骼,肌肤有流走性异样感,类似风飕飕样不适,终日困怠欲睡。舌红苔白,脉虚数。拟上方加木瓜 10 g、秦艽 10 g、黄芪 12 g,去黄柏、小生地、陈皮。10 剂,水煎服,日 2 次。

三诊(1982 年 4 月 19 日):半月来,口疮、目赤诸症已平复,阴茎未再出现溃疡,服药后经络不适症状稍轻,但仍感觉上肢从肩至指端有风刺状,似麻如酸,亟感不适。脉虚数无力,舌红见轻,上披白苔。自述以往有胃部分切除手术史。气血营卫之源欠充。转予益气血,调营卫,和络以祛风胜湿。处方:

生黄芪 15 g	关防风 10 g	赤芍 12 g	嫩桂枝 3 g
制何首乌 10 g	左秦艽 10 g	片姜黄 10 g	金银花 12 g
海枫藤 14 g	威灵仙 6 g	炒荆芥 6 g	炙甘草 6 g
豨莶草 10 g			

10 剂,水煎服,日 2 次。

四诊(1982 年 5 月 3 日):患者来述三诊药效特好,四肢症状减轻至 90%,尚觉微微冷飕感,已不明显,其余正常,要求原方巩固。上方桂枝加量至 6 g、炒桑枝 12 g。10 剂,水煎服,日 2 次。

【按】 本症属结缔组织疾病,因此呈风湿样四肢肌肉关节等处不适,中医认为气血敷布灌注不足,营卫经络失其濡养,故后用黄芪桂枝汤以壮卫营气血,防风、秦艽、何首乌为佐,于和络中具养血之义,其他皆通络祛风祛湿之品,故自觉症状爽然如失。口眼阴器溃疡,显系肾肝虚火上炎,火自阴分而来,根在下焦,故首用生地黄、黄柏、车前子、赤芍、当归之类,生甘草、金银花、豨莶草均具解毒之品,溃疡一久,营分有毒,其他祛风湿和络是照顾兼症全身不适,陈皮和胃制其凉,太子参益津气以扶正,当溃疡消失之后,全身酸痛一症由次症升为主症,乃撤去凉阴之剂,转为益气血营卫。本例虚实互见,以虚为主。虚数一脉,阴虚火旺可以见之,气血俱虚亦可见之。本病处理以补、清、通三法,先以滋阴凉营补而清,佐以和络,后转以益气血和经络,补而通,佐以微温,方仍偏于微清。

新陈代谢与内分泌系统疾病

糖尿病

▶ *病案一*

唐某,女,34 岁。1983 年 3 月 24 日初诊。

【主症】 患者体胖面红。患有糖尿病,病程 3 年,时伴见口干口苦,耳鸣乏力,头昏目花,腰俞酸楚,两脚汗出。

【病史】 患者于 1981 年 10 月间,单位职工健康体检中查出糖尿病。日常出现烦躁、口渴、多尿,食纳一般,每日少于 500 g。血糖 14 mmol/L,尿糖(++++),曾长期服格列本脲 2.5～5 mg,每晨 1 次,血脂平 2 片,维生素 C、维生素 B_1 0.1～20 mg,每日 3 次,潘生汀 25 mg,每日 3 次,尿糖时高时低(+～++++),症状有口干口苦,耳鸣头昏;腰痛乏力,就诊前:空腹尿糖(++～+++),饭后(++++),症状有耳鸣头昏,腰酸乏力,两脚出汗。有糖尿病家族史,患者外祖母、母亲、姐姐均患糖尿病,姐姐于 1982 年年底因糖尿病病故。

【检查】 体检检查结果:患者体格较肥胖,甲状腺不大,心肺正常,腹软多脂,心率 98 次/min,律齐,杂音(±),血压 140/80 mmHg,眼底:视神经乳头境界清晰正常,血管无变化,网膜上有散在性圆小点状出血灶,及点状黄白色液性渗出。苔薄白,诊脉沉细而小。

【西医诊断】 糖尿病。

【中医诊断】 消渴证。

【辨证】 痰火中郁,肝肾下虚。

【治则】 清降中焦痰火,健益下焦肝肾。

【方药】

天花粉 12 g	干葛根 10 g	鲜荸荠 6 枚	炒杜仲 12 g
生薏苡仁 15 g	北条参 12 g	生粉草 5 g	煅磁石 15 g
黑大豆 12 g	滑石^{包煎} 15 g	宣木瓜 10 g	

6 剂,水煎服,日 2 次。

二诊(1983 年 3 月 30 日):口干口苦见好。其他诸症如前。上方加大贝母 10 g、荠苨 10 g,去北条参、生薏苡仁。6 剂,水煎服,日 2 次。

三诊(1983 年 4 月 5 日):糖尿病上方结合格列苯脲治疗后,尿糖开始阴转,按原方继服,7 剂。

四诊(1983 年 4 月 12 日):尿糖逐日检查,维持在(＋、－)之间,尿黄、自汗、腰酸,轻度浮肿,脉虚细无力,苔薄。宜稍佐益气布津之药。

天花粉 12 g	干葛根 12 g	太子参 15 g	生黄芪 12 g
连皮苓 15 g	生甘草 3 g	天麦冬 各 10 g	煅磁石 30 g
荠苨 10 g	滑石 包煎 15 g	黑大豆 15 g	生石膏 10 g
杭白芍 10 g			

5 剂,水煎服,日 2 次。

五诊(1983 年 4 月 19 日):病情稳定,原方加减。去白芍,加熟地黄 12 g。10 剂,水煎服,日 2 次。

六诊(1983 年 5 月 3 日):感冒 2 日,咳嗽,痰不易咯出,发热,有汗。脉虚浮带数。予滋阴解表。

肥玉竹 12 g	白薇 10 g	淡豆豉 10 g	苦桔梗 9 g
苦杏仁 10 g	金银花 15 g	前胡 10 g	化橘红 10 g
云茯苓 12 g	黄郁金 10 g	大青叶 5 g	天花粉 15 g

5 剂,水煎服,日 2 次。

七诊(1983 年 5 月 10 日):感冒咳嗽发热,经服药后,已渐次消失,自觉症状,口干口渴,心烦等证已不明显,尿糖仍(阴性),血糖尚偏高。转方仍遵消渴证论治,用滋阴益气,清热生津续进。

天花粉 12 g	怀山药 12 g	山茱萸 10 g	生熟地 各 9 g
生石膏 12 g	太子参 12 g	生黄芪 12 g	生甘草 3 g
飞滑石 包 15 g	连皮苓 15 g	黑大豆 15 g	肥知母 6 g

5 剂,水煎服,日 2 次。

患者经中药治疗之后,每日检查尿糖,由治疗前空腹(＋＋～＋＋＋),饭后(＋＋＋＋),转为空腹(－),饭后(＋),偶尔(＋＋)。

【按】 患者多饮多尿,伴见腰痛,目花,耳鸣,脉沉弱无力,病史一年半以上,病程已由中消渐次进展及于下消,有胃热津涸之证,又见肾阴亏虚之象。但尚稽留于早、中期,病机以气阴两虚与内热为主,尤未见肾气或肾阳虚衰见证,故治以中为主,予以滋阴益肾,中下结合施治。

糖尿病一病按消渴论治,治中消多以人参白虎汤为主方,治下消多以《太平圣惠方》白茯苓丸(茯苓、黄连、天花粉、草薢、熟地黄、覆盆子、人参、玄参、石斛、蛇床子、鸡胵)为主方。孙思邈猪肾荠苨汤(荠苨、石膏、人参、茯神、磁石、知母、葛根、黄芩、瓜蒌根、甘草等),治热毒积肾,消灼肾阴,有清热生津、益肾解毒之效。本证治疗系遵上方处理。

患者于六诊时新患感冒,转用滋阴解毒法,仿加减葳蕤汤,能较快控制感冒。

天花粉甘寒生津泻火,为中消主药,山茱萸酸温敛阴益肝肾,为下消主药。配人参白虎清胃热以生津益气,配二地、二冬滋阴生津以清肾热养肾阴,是消渴证两大治法。

▶ **病案二**

向某,男,56岁。1983年5月21日初诊。

【**主症**】 自觉头昏乏力,神困严重,口渴,尿黄,腰痛大腿外侧面麻木,视物模糊。近因感冒风寒,渐臻愈复,微咳残存。

【**病史**】 患者于半月前因淋雨受凉感冒咳嗽,洒寒发热。治疗后感冒寒热渐愈,咳嗽不止,晨起有轻度胸闷气急感,伴有心悸。经某医院检查,肺呼吸音减低,心音低,血压164/100 mmHg,胸透示:肺气管纹理深增,心电图正常,尿糖(＋＋＋＋),胆固醇8 mmol/L。拟诊为:支气管炎,糖尿病,高血压。从五月六号起,服西药复方降压片1片,每日3次,丹参片2片,每日3次,优降糖片2.5 mg,每日3次,及维生素B$_6$和维生素C各2片,每日3次,每日查尿糖均(＋＋＋＋),血糖20.5 mmol/L,血压降至接近正常128/90 mmHg。乃于治疗后,5月21日转来就中医门诊治疗。

【**检查**】 诊舌质红而偏嫩,苔白少津,脉滑转指,重按欠力。

【**西医诊断**】 糖尿病,高血压,支气管炎。

【**中医诊断**】 消渴。

【**辨证**】 气津欠亏,余湿着于脉络。

【**治则**】 宜予甘寒以生津,淡渗和营以疏络。

【**方药**】 人参白虎汤加减。

天花粉12 g	生石膏15 g	炙甘草6 g	白茯苓12 g
飞滑石[包]15 g	潞党参12 g	生薏苡仁30 g	宣木瓜12 g
炒川牛膝12 g	当归12 g	红花6 g	山茱萸12 g

7剂,水煎服,日2次。

二诊(1983年5月28日):药后,自觉症状好转,口干见好,视物昏花见轻[1周来检查记录:尿糖自(＋＋＋＋)逐渐降至(＋),5月28日首次出现(－),血糖降至10.3 mmol/L、6.9 mmol/L,接近正常值。胆固醇降至6 mmol/L、5.6 mmol//L,接近正常,血压维持在140～128/90～80 mmHg,心率84次/min]。舌嫩苔燥,脉滑。原方加银花藤15 g,去宣木瓜、生薏苡仁。7剂,水煎服,日2次。

三诊(1983年6月5日):患者尿糖检查记录:尿糖自5月25日以后转为(＋),5月28日以后出现:早上3次(±),中午1次(±),晚上1次(±),余均阴性。现自诉双目胀痛,腰酸痛,两腿作胀,口干不欲饮,小便一般。仍舌嫩质红,脉滑。拟方益肾清中。处方:

白茯苓15 g	生熟地[各]10 g	山茱萸12 g	炒川牛膝15 g
天花粉15 g	生石膏20 g	肥知母9 g	炙甘草3 g
杭菊花12 g	夏枯草10 g	莶苊10 g	宣木瓜10 g

7剂,水煎服,日2次。

四诊(1983年6月25日)：6月份患者尿糖，一直趋于稳定，检查除偶尔次数疑似外皆为阴性。血糖降为6 mmol/L，胆固醇4.65 mmol/L，血压110/80 mmHg，心率76次/min，均在正常值范围。拟原方加太子参15 g，7剂。

患者自5月14日就诊以来，至10月15日先后5个月，复诊15次，其中因水灾淫雨，交通不便及本人出差不在班等因素外，一般1周就诊1次，服药约百剂，尿糖巩固阴性已达4个月。患者初期血压偏高，于二诊后即降至正常，原无高血压病史，可能随病情好转，心理紧张状态解除原因。初期因感冒支气管轻度炎症，已较快消失。患者症状如口干、目昏、目胀等亦渐次消失。患者腰痛，腿麻等症以往有类似病史，持续转久，于第10次复诊中增用杜仲15 g，及牛膝、熟地黄等，腰腿痛消失。治疗中曾介绍患者服老南瓜补充代食，饮甜叶菊茶代饮料。反应良好。

【按】 本案始终采用清中益下治法，清中用人参白虎汤去粳米，甘寒益气生津清胃。益下用减味六味地黄丸去凉血利水药，仅用生熟地、山茱萸、茯苓等，以上述治法与选药为核心。结合临床因证加味，这是适用于急性或亚急性糖尿病的疗法，即以中消为主，或下焦阴分素虚体质，或延久有伤及肾之证，均较合拍。

内分泌失调浮肿

邹某，女，52岁。1983年8月9日初诊。

【主症】 全身浮肿，按之凹陷，尿少而黄，伴有头昏脑鸣。

【病史】 患者起病于1966年，初起浮肿，时消时甚，尤以经行前增甚，经后稍消，尿少腰酸头昏。曾多次经西医诊治，心电图、血常规、尿常规都无异常发现，诊为内分泌失调，遍服中西药利水，18年来毫无疗效。前来就治。

【检查】 诊舌质红，净无苔，脉关弦余部均虚。

【西医诊断】 内分泌失调。

【中医诊断】 水肿。

【辨证】 阴虚而邪水聚。

【治则】 拟用养阴利水，然健脾忌滞，利水忌燥。

【方药】 猪苓汤加味。

飞滑石^包15 g	泽泻12 g	云茯苓12 g	阿胶^{另炖}10 g
全当归10 g	车前子15 g	猪苓12 g	生牡蛎15 g
海藻12 g	生白术10 g	香橼皮12 g	生黄芪10 g

6剂，水煎服，日2次。

二诊(1983年8月16日)：药后水利肿消，口渴饮水后即尿，汗多，原有阵阵烘热，日夜分次。脉舌如前。上方去海藻，加煅龙骨 30 g、加量牡蛎 30 g、黄芪 15 g。6 剂，水煎服，日 2 次。

三诊(1983 年 8 月 23 日)：药后烘热现象消失，头昏脑鸣减轻，口渴好转，浮肿未复，尿量正常偏多。原方继服 7 剂以期巩固。

【按】 患者已往服西药氢氯噻嗪等利尿，即出现小腿抽搐，耳鸣心嘈，西医学认为此为失钾。似属过利伤阴，本体阴虚，阴阳失调，虚阳不潜。阿胶以养阴，猪苓汤非专为利水之剂，本方加龙骨、牡蛎以潜镇虚阳，黄芪益卫止汗，使阳固于外，阴摄于下。由于益阴潜阳，收敛固涩故热冲平，自汗止，耳鸣头昏得治，此收泄合用之妙。

更年期综合征

吴某，女，46 岁。1983 年 10 月 25 日初诊。

【主症】 阵阵烘热，上冲头面，即面红多汗，头昏恶热，去衣乃快，头顶麻木而痛，口欲流涎，大便稀溏，腰酸。

【病史】 患者诉述于 1979 年开始得病，主症是阵发性燥热，颜面潮红，头晕，头皮发麻，血压升高，此时因热不可耐，即欲脱衣就凉，无论冬夏，外界气温寒热如何。发作一次约数分钟，休止期一切正常，并伴见心悸、出汗。患者曾经中西医多方求治，毫无效果。于 1982 年 11 月住进某医院内科，经 20 余日的治疗观察，曾进行血常规、尿常规、血糖测定、血钙检查、心电图、超声波、肝功能、胸椎正侧位片、T_4、T_3 测定，均未见异常。体检亦未见异常发现，唯尿胆原稍高，尿糖呈弱阳性，心肝正常，肝脾未触。以诊断不明出院，怀疑更年期综合征，但患者月经正常，又怀疑类癌综合征，嘱休息转中医治疗。以后发作渐次频繁，长期服用中药，时轻时重，故来就诊。

【检查】 舌胖边滑，脉细。

【西医诊断】 更年期综合征。

【中医诊断】 绝经前后诸症。

【辨证】 此痰火虚阳上泛。

【治则】 予以上清痰火，下镇虚阳。

【方药】

明天麻 10 g	白蒺藜 12 g	天竺黄 6 g	川贝母 10 g
焦栀子 9 g	茯苓神^各12 g	煨广木香 10 g	焦白术 12 g
熟地黄 12 g	炒白芍 15 g	沉香 6 g	煅龙牡^各30 g
怀牛膝 10 g			

7 剂，水煎服，日 2 次。

二诊(1983年11月2日)：病情如前，未有进退，面热乃阳明经脉之所。改用清泻阳明、填镇少阴之法。

生石膏 15 g	肥知母 10 g	炙甘草 5 g	焦栀子 10 g
肥百合 15 g	炒白芍 15 g	生熟地各 10 g	煅龙齿 30 g
煅牡蛎 30 g	云茯苓 15 g	龟甲 15 g	

6剂，水煎服，日2次。

三诊(1983年11月9日)：服药后有所好转，原方稍事加减继进。

上方加大枣7枚，7剂。

【按】 首诊给予上清痰火，下镇虚阳，未取得效果。转方予以清泻阳明、填镇少阴之法而取效。白虎汤的运用一般需以"阳明内热"为依据，其指针是壮热、汗出、恶热、脉洪大。然本例患者皆无，却选用白虎汤，理由有三：一是取白虎汤清热之用；二是石膏的剂量较轻；三是将白虎汤纳入大量的滋阴潜阳药之中。常规的更年期综合征的治疗多为滋阴清虚热，而这又不失为常法中的变法。

血液系统疾病

脾功能亢进症

孙某,男,42岁。1980年6月22日初诊。

【现症】 头晕、足软、无力,为时已一年余。病起于寒热往来之后,鼻齿经常少量出血。食欲欠振,体重下降,睡眠多梦,活动后有心慌感,左腹部有痞块。

【病史】 患者一年以前曾患疟疾,治疗后,即感疲劳乏力,揎鼻时偶见少量血液。经检查发现脾肿大肋下3cm,血小板58×10^9/L,白细胞2.4×10^9/L。经住部队医院治疗,保守治疗不满意,医院建议手术脾脏切除。患者有顾虑,转请中医会诊。

【检查】 诊脉虚中见弦,舌质偏淡。

【西医诊断】 脾功能亢进症。

【中医诊断】 虚劳。

【辨证】 气虚不能生血,血郁脉络不畅。

【治则】 益气补土,以资气血生化,活瘀和营有助血行,气旺血行,症可缓解。

【方药】

炙黄芪15 g	潞党参15 g	炒白术14 g	大枣7枚
全当归10 g	炒白芍10 g	仙鹤草12 g	白茅根15 g
生牡蛎30 g	炒枳实5 g	炒谷芽14 g	炒麦芽14 g

7剂,水煎服,日2次。

【按】 脾功能亢进症的临床上表现为一种或多种血细胞显著减少,骨髓增生和脾脏肿大。有继发和原发,继发多见于肝硬化,以及慢性感染等。中医药学没有这种病名记载,多以症状命名,如头昏、阴斑等症中包括本病内容。

患者服上方共计20剂,在服药期间,每用血检一次,血小板依次为81×10^9/L、98×10^9/L、85×10^9/L。白细胞依次为3×10^9/L,3.6×10^9/L,3.8×10^9/L。头晕消失,乏力好转,食欲增进。后连续三次找笔者复诊,适笔者外出,不遇而停药。血常规检查,血小板为68×10^9/L、62×10^9/L、68×10^9/L。白细胞波动于2.4×10^9/L~3.05×10^9/L。脾脏超声波检查,结果肋下1 cm。后又再服原方,然疗效不再明显。因求医未获,乃不得已,听从西医劝告,同意手术切脾。

慢性血小板减少症

朱某,女,42岁。1980年10月23日初诊。

【主症】 面容黄虚浮,胫腿外侧右肢有青紫斑一块。头晕无力,腰酸身困,夜寐多梦。

【病史】 患者原有血小板减少症病史,曾经服中西药物已基本治愈。数年来症情一直稳定,照常工作。近于月初感染感冒,1周后感到头晕目眩,乏力,小腿外侧发现紫癜一块。医院门诊血常规检查:血小板 53×10^9/L,白细胞:3.7×10^9/L。因来中医就诊。

【检查】 血压低 100/50 mmHg。舌质偏淡,脉象濡缓。

【西医诊断】 慢性血小板减少症。

【中医诊断】 虚劳。

【辨证】 素体气血不足,病后耗损亦增其亏虚。

【治则】 治宜益气补血,使血归经,紫癜即可不致续发。

【方药】

炙黄芪 15 g	炒潞党参 12 g	炒白术 12 g	白茯苓 12 g
全当归 10 g	炒白芍 10 g	鸡血藤 10 g	仙鹤草 10 g
墨旱莲 10 g	炙甘草 5 g	炒阿胶 10 g	广陈皮 6 g

5剂,水煎服,日2次。

二诊(1980年10月29日):自觉药后,精神振作,食欲好转,头晕眼花现象减轻。要求原方继服。原方5剂。

三诊(1980年11月4日):患者复查血检结果:血小板 115×10^9/L,白细胞 5.3×10^9/L。要求服成药巩固疗效:

归脾丸,3瓶,每次10 g,每日3次。

二至丸,3瓶,每次10 g,每日3次。

【按】 慢性血小板减少以成人为多,以反复发作性的紫癜和其他出血倾向为临床特点,多因脏腑气血亏虚而发生,其中以脾肾两脏最常见。

本病中年以上妇女为多,且属气血不足,治疗多用气血双补加配活瘀止血药,中医理论称之为补气摄血,以气为血帅,气旺必摄血,气虚血必走,而中气又以脾为之乡,健脾即是补气,健旺脾气则脾加强统血功能,自无失血之患。方中炙黄芪、炒潞党参、炒白术、白茯苓、全当归、炙甘草、炒白芍等乃常规补气补血之药,取当归补血汤和四君四物之意。另用鸡血藤补血而行血,仙鹤草益气而能行能止,墨旱莲滋阴而止血。三药共治出血,有提高血小板的功效。临床曾治验多例。

皮肤科疾病

播散性神经性皮炎

陈某,女,76岁。1980年3月28日初诊。

【主症】 患者体形瘦削,面容黄悴,四肢、躯干皮肤布满搔痕,肤色呈褐暗,粗糙,如苔藓样变化,搔之滋血,伴有少量黄色体液渗出。全身皮肤瘙痒,长期不愈,痒甚于夜晚睡后被热之时,甚至影响彻夜难眠,痒时皮肤出现无数细小糠屑状颗粒,患处有灼热感。伴有口干,食纳减少,大便干结。

【病史】 患者自述于1979年初夏,曾来就诊,经服中药15剂即痊愈,直至今年春节后才开始复发,原病历因丢失,故再次来诊。

【检查】 舌质淡红,苔薄少津,诊脉来细弦。

【西医诊断】 播散性神经性皮炎。

【中医诊断】 瘙痒。

【辨证】 高年血虚风燥,邪稽营分,郁热风毒蕴藉肌肤腠理。

【治则】 养血凉营,祛风化毒。

【方药】

全当归10 g	杭白芍10 g	槐花米10 g	徐长卿10 g
苦参3 g	白鲜皮6 g	地肤子10 g	刺蒺藜10 g
白僵蚕3 g	蛇蜕2 g	广陈皮6 g	苍术皮6 g

5剂,水煎服,日2次。

二诊(1980年4月10日):服药10剂,瘙痒已好2/3,不再出现颗粒,仍有灼热感,睡眠尚差。脉细弦,舌面较干。转方去苍术皮、陈皮、地肤子、刺蒺藜,加生地黄10 g、小胡麻10 g、茯神12 g、金银花15 g、生甘草3 g。

【按】 患者高年阴血已枯,风蕴营分郁于腠理,故以当归、白芍等养血,复诊方加生地、胡麻以润血枯,槐花、徐长卿、苦参等凉血清热解毒,更用金银花增其清解,以解风毒之盛。其中刺蒺藜、僵蚕、蛇蜕等皆祛风止痒之用。复诊时去苍术、陈皮、地肤子等药,是因证中湿邪不重,药性偏燥之故。该方于服药1周后,症状明显好转,已接近瘙痒消失,患者仍自购5剂继服,认为多服以达巩固不复发的目的。瘙痒一证,不外风、热、湿、毒,与内因内燥、血热等病因。本证年高体弱,苔不黄,脉不数,热象不甚,其口干、少津、便燥是营阴血少之故,又血少无寒热等表证,病非初起,宣透辛散之品未加考虑,方以养血润燥为主,祛风为辅,对化湿解毒药仅作佐使而已。

过敏性皮炎

胡某,男,51 岁。1982 年 4 月 20 日初诊。

【主症】 全身面部、四肢奇痒不禁,莫可名状,病起于春季,接触秽物。病程三载,多医不效,殊为顽固。

【病史】 患者体质偏胖,有高血压病史,血压 170/100 mmHg,经常少量服西药降压药,平日能调节至接近正常幅度,自觉症状不明显。患者叙述:于 1979 年春季扫墓,见墓地堆叠垃圾废物,当时无工具,便用双手扒除,时正值雨后方晴,潮湿秽气入中肌肤,当晚开始双手发痒,后持续不愈,延展于全身。屡经中西医诊治,西医诊为过敏性皮炎,中医诊为风湿,始终不见疗效,前来就诊。

【检查】 舌苔黄滑,舌质偏红,诊六脉弦劲。

【西医诊断】 过敏性皮炎。

【中医诊断】 瘙痒。

【辨证】 风邪疫毒之气由肌肤入侵营卫。

【治则】 拟祛风清热,解毒和营。

【方药】 用消风散方加减。

荆芥穗 10 g	青防风 6 g	干地黄 10 g	苦参 5 g
净蝉蜕 5 g	大胡麻 10 g	肥知母 6 g	白僵蚕 10 g
赤白芍^各 10 g	地肤子 10 g	白鲜皮 10 g	制何首乌 12 g
徐长卿 15 g			

7 剂,水煎服,日 2 次。

二诊(1982 年 4 月 26 日):原方出入:加肥百合 12 g,7 剂。

三诊(1982 年 5 月 12 日):服药期间,瘙痒基本处于好转状态,约轻减 70%。停药 2 周后,症状又发如前。口臭重,口干口苦,大便时干,痒感自觉皮表尚轻,皮里肌肉为重,搔抓不着,上彻头顶,下迄足心。诊脉弦滑有力。思肌肤乃阳明,太阴之所司。拟予清解足之阳明,宣发手之太阴。肺胃清宣,郁风蕴毒或可驱除。

生石膏 10 g	肥知母 6 g	生甘草 5 g	青防风 6 g
制苍术 6 g	大胡麻 10 g	净蝉蜕 5 g	干地黄 10 g
白鲜皮 12 g	赤白芍^各 10 g	白蒺藜 12 g	制何首乌 15 g
徐长卿 15 g			

7 剂,水煎服,日 2 次。

四诊(1982年5月20日):药后,瘙痒于1～2h,肌内浮现于皮肤,随即又潜入内痒,口干,尿黄如前。原方去何首乌,加苦参5g、生石膏加量至30g。7剂,水煎服,日2次。

五诊(1982年6月3日):药后病情轻减,停药1周后又出现心烦,奇痒。思《素问·至真要大论》云:诸痛痒疮皆属于心。患者睡眠不好,出现神躁。转方加黄连6g、酸枣仁12g、炙麻黄2g,去石膏、知母。7剂,水煎服,日2次。

六诊(1982年6月24日):自觉走路行动后,颊车部位酸楚,左胸前一大片麻木。足掌奇痒等证已消失。但仍全身有如蚁行感,痒窜不息,口干觉轻。苔黄滑,脉仍滑大。拟用祛风药。处方:

蕲蛇6g	制苍术6g	炒黄连6g	炒酸枣仁15g
苦参10g	地肤子12g	徐长卿15g	白鲜皮12g
生甘草6g	大胡麻12g	肥百合15g	云茯苓12g
炙麻黄2g			

7剂,水煎服,日2次。

【按】 患者经一段时间施治后,瘙痒已十去其九,胃热亦平。所用疗法,先用消风散,后重点配合白虎汤,继之转用清心泻火安神剂,药转黄连、酸枣仁之属以苦燥内泄取代辛寒透毒,最后采用蕲蛇等虫蛇类祛风解毒药。疗法先后四变,多年风毒内扰之症,基本好转,瘙痒一症肺胃为主,透解为先,又兼顾凉营祛风化湿,为基本治则,然久痒归心,风内应于肝。清营清心泻毒宁神,以及蕲蛇、僵蚕之类,入肝祛风通络,蕲蛇能内走脏腑,处达皮肤,故凡人体内外风毒壅于血分之症,非此不能除。顽固之症,往往一法用后,症情虽轻减,但继用则徘徊无效,又需根据病的因机,随之应变,改换他法,方可继续取效,以竟全功。

皮肤顽固性痒疹

王某,女,59岁。1995年2月3日初诊。

【主症】 全身散在性呈粟粒状大小颗粒痒疹,皮肤干燥,起粒作痒,口干便燥,抓破流血,起病近载,胃纳不旺。

【病史】 患者于1993年4月起病,初于背部后蔓延全身,至今10个月左右,全身散在性呈粟粒状大小颗粒痒疹,色红易突出皮肤,瘙痒夜甚,抓破后少量出血,内衣染有小点状血痂。曾服马来酸氯苯那敏片、苯海拉明、氯氮䓬等抗过敏镇静剂,初服有止痒之效,继服剂量渐增,药后如初。严重影响睡眠与工作。被诊为顽固性痒疹。

【检查】 舌净少苔,脉弦细。

【西医诊断】 顽固性痒疹。

【中医诊断】 瘙痒。

【辨证】 风邪深袭营分,营血耗枯。

【治则】 单祛邪则辛燥有碍于营血,独滋腻则邪稽不去。故治宜滋阴养血,祛风止痒。

【方药】

肥玉竹 12 g	全当归 12 g	京赤芍 10 g	牡丹皮 6 g
大胡麻 12 g	茯神 15 g	净蝉蜕 5 g	炒荆芥 10 g
生何首乌 12 g	白鲜皮 10 g	蛇蜕 3 g	乌梢蛇 6 g

6 剂,水煎服,日 2 次。

二诊(1984 年 2 月 26 日):药后瘙痒明显减轻,前方缺蛇蜕未配,口干便燥见轻。脉仍弦,舌净少苔。上方去白鲜皮、蛇蜕、乌梢蛇,加苦参 5 g、肥知母 10 g。6 剂,水煎服,日 2 次。

三诊(1984 年 3 月 4 日):舌脉如前,痒轻未全止。上方加肥知母 10 g、乌梢蛇 10 g。6 剂,水煎服,日 2 次。

四诊(1984 年 3 月 11 日):病情进一步减轻,再方如下。

肥玉竹 15 g	京赤芍 10 g	炒牡丹皮 12 g	生甘草 5 g
茯神 15 g	炒白术 15 g	炒荆芥 10 g	蝉蜕 6 g
白鲜皮 10 g	地肤子 10 g	苦参 5 g	乌梢蛇 6 g
徐长卿 15 g			

6 剂,水煎服,日 2 次。

【按】 巴氏认为瘙痒一证不外风、热、湿、毒及内因血虚、血热等。瘙痒初期,邪在肌肤,为肺胃所主,治以透解为主,需兼顾凉营祛风、除湿解毒。若久痒归心,内风应于肝,治以养血宁心,佐以蕲蛇、僵蚕、蛇蜕之类入肝搜风通络而止痒。滋血为营分郁热不泄,肤干便干口干,皆营血不滋养所致,这与湿疹滋水病机大不一样,治法有一润一燥之殊,又痒疹发自肌肉,热甚气热,有用石膏、知母等白虎汤法。另有痒出于心,有用养血宁心之法,可酸枣仁汤法。

本例邪已深入血络,营血亏耗,生风化燥,以致肤痒且干。故以玉竹、知母、何首乌、胡麻、当归、茯神滋阴养血宁心。赤芍、牡丹皮清热凉血为辅。蝉蜕、荆芥解表祛风以透邪外出,蛇蜕、乌梢蛇搜风止痒,苦参、白鲜皮清热祛湿止痒。共为滋阴养血,祛风止痒而收功。

此案滋阴而润但不腻滞,祛外风而避过于温燥,亦备一治法。乌梢蛇、蛇蜕一类祛风药,止痒作用甚著,但宜控制剂量,多用久用易损肝脏,不可不知。

妇科疾病

子宫功能性出血

李某,女,37岁。1980年4月12日初诊。

【主症】 月经1周始净,血量殊多,血色鲜红,周期提前,病程数月。经后则胃部难受,胁痛,嗳气。乳房有肿块作痛。

【病史】 患者于1978年8月间患先兆性流产,经住医院先予保胎治疗失败,予刮宫手术后出院,出院后又持续阴道出血,淋漓不尽,半月余方止。此后月经即转不调,量多有块,经前乳胀,腹痛,经后浮肿,虚热,便溏,唇烂,乳房肿块作痛,两乳各有2～3块肿块,左乳尤甚,左上方有块大约5 cm×4 cm,中下方块大约3 cm×3 cm,触痛。西医曾诊为乳房小叶增生。自述经前肿块物肿痛尤甚。至今将近2年,屡经中药、西药治疗,均觉疗效不显。乃于1980年4月中旬前来就治。

【检查】 舌质胖而苔黄而底白色,诊脉弦。

【西医诊断】 子宫功能性出血。

【中医诊断】 崩漏。

【辨证】 此肝郁气滞,且有化热之征。

【治则】 疏肝理气,解郁和营。

【方药】

春柴胡6 g	青皮6 g	橘核14 g	制香附12 g
黄郁金10 g	佛手片10 g	白茯苓12 g	延胡索12 g
全当归12 g	炒白芍12 g	丝瓜络10 g	炒牡丹皮6 g

6剂,水煎服,日2次。

二诊(1980年4月19日):症状增见口腔溃烂,鼻腔干燥,下肢浮肿,大便稀薄,小便黄。脉细弦而无力。此肝经气郁化火,脾土亏虚,气虚不化水,而虚火上浮。拟方清泄肝火,补益脾虚。原方加石斛12 g、甘菊花10 g、冬瓜皮15 g、太子参12 g、焦栀子6 g,去丝瓜络、橘核、延胡索、当归。6剂,水煎服,日2次。

三诊(1980年5月3日):此次月经来潮,血量仍多,周期仍提前,但经行前后,乳房胀痛已大大减轻,约好80%,乳房包块已缩小软化,约略尚可触及。现月经已干净,殊觉乏力,虚浮,白带多,少腹日来逐渐隐痛。舌淡胖,苔黄,脉濡细。肝郁气滞病机已转为脾虚血少,仍有虚热之象。转方益气养血,健脾凉营。

炙黄芪 12 g	怀山药 12 g	炒党参 12 g	连皮苓 12 g
车前子 10 g	全当归 12 g	炒白芍 12 g	益母草 10 g
炒牡丹皮 10 g	台乌药 10 g	五加皮 6 g	

6 剂,水煎服,日 2 次。

四诊(1980 年 5 月 10 日)和五诊(1980 年 5 月 17 日),与三诊略同,原方继服以巩固。

六诊(1980 年 5 月 24 日):月经预期将到,日来胃脘部有不适感,想吐。余无异样,因已经每月均多,想提前先服药控制。投理气和胃,活瘀止血。

制半夏 10 g	广陈皮 6 g	制香附 12 g	全当归 12 g
红花 6 g	延胡索 12 g	白术炭 10 g	炒白芍 10 g
炒山楂 12 g	参三七粉 2 g	蒲黄炒阿胶 10 g	

6 剂,水煎服,日 2 次。

七诊(1980 年 6 月 14 日):月经天数比以前早一日干净,初起量仍多,但反应较轻,无腹痛乳胀等症状。胃脘嘈杂仍有,已不想吐,经后头晕无力如前,浮肿似不明显。舌质偏红,脉虚濡无力。再予补益气血以扶正,待经期将临再拟换他法。

潞党参 14 g	炒白术 10 g	全当归 12 g	杭白芍 12 g
枸杞子 12 g	炒阿胶 10 g	青皮 6 g	春柴胡 6 g
云茯苓 12 g	制香附 12 g	女贞子 10 g	炒栀子 6 g
炒牡丹皮 6 g			

6 剂,水煎服,日 2 次。

【按】 肝主疏泄而藏血,经行乳胀,乳癖,皆肝郁指征,养血疏肝为治疗大法,临床证之有验。肝久病必涉及脾,血病及气,气虚气滞,故经后虚浮、乏力、便溏、脘胀、脉濡,此时补气以生血,补气以助气化,健脾以助气血之生化,为下月调经,充实气血之基础,故八珍汤可用,然熟地黄一药对舌胖便溏者不宜,此经后之治法。经行血量多,多则必有成块,故血虚、血热、血瘀均每每互致,或活瘀,或凉营,或止血,用之当,临床有效。

月经延期

王某,女,42 岁。1983 年 4 月 28 日初诊。

【现症】 月经闭经 4 月余,心烦寐差,手足心热,乳房作胀不适。

【病史】 患者于 1982 年 12 月起,月经闭止不行,迄今 4 个月,素有胃窦炎病史多年。

【检查】 舌瘦,苔薄,脉虚中见弦。

【西医诊断】 月经延期。

【中医诊断】 月经延期。

【辨证】 血虚郁热。

【治则】 治以养阴养血以滋其化源，清肝活瘀以开其流塞。

【方药】 四物汤加味。

全当归 12 g	赤白芍^各10 g	川芎 6 g	大熟地 10 g
炒牡丹皮 10 g	紫丹参 12 g	泽兰叶 12 g	益母草 12 g
柏子仁 10 g	春柴胡 6 g	炒川牛膝 15 g	炒川断 12 g
卷柏 3 g			

7剂，水煎服，日2次。

二诊(1983年5月24日)：自述上药服2剂后，于第4日5月1日经行，患者于第3日因事延误服药，月经行经期继续服完前方。经色黑而质稠，量尚可，3日净止，无其他不适。今预期月事将届，复诊希求巩固，当再投以前方，然患者素有胃窦炎病史，服前药时，食欲欠佳，睡眠尚差，兹稍予以调整。上方加砂仁^{后下}6 g、夜交藤 12 g，去牡丹皮。嘱咐服6剂。

【按】 经者常也，月事以时下，此经常也，故经贵乎如期，不调则瘀血不去，新血误行。或溃而入骨，或变而成肿，当以活血行气药通之，此血闭也；或伤风寒、冷物以致气滞血凝而闭，宜以通气活血药导之，此气滞也；或先天不足，病后、产后，或阴虚火旺，肝不生血，或潮热、盗汗耗血，将成痨瘵之虞，宜以滋阴养血清火药治之，此血枯也。三项病因，未可概视，若专用攻伐，恐经不通而血反涸也。此是前人简括精要之经验总结。当本之为准则，则治经闭可以左右逢源，得心应手矣。李杲曰："或因劳心，心火上行，月事不来，胞脉闭也……宜安心补血泻火，则经自行矣。"李梴则谓："总而言之，经水不通，不出虚、热、痰、气四证。"此就临床多见而言。致于病因，多涉繁复，如李时珍有言"经闭有有余，不足二证，有余者血滞，不足者肝伤"。明乎此，则思过半矣。所治验之案，似属李梴之虚与热证，属李时珍之血滞，肝伤有余、不足两兼之疾，治疗遵李杲安心和血泻火之法，于血瘀、气滞、血枯三者，又近似于后者。故书四物加泽兰，借朱震亨之具体方剂也。取牡丹皮、丹参之凉血，清肝活瘀而不破；卷柏肝经血药，生凉熟温，辛能散结，甘能缓益，能止能行，生则行血通经以治经闭；柏子仁主心血不足而润燥益脾，安心而化生血之源，以心脉系于胞中也；牛膝、川断，既益肝肾又活瘀下引，为佐药可，为使药亦可，柴胡疏肝气，肝主调血，经不调则肝用之失职，故虽气药却大有助于行经。此非纵观全方何以知此，非浅学自诩者所深知也。又今之女性，工作操心之事不亚于男人，心操则神劳，神劳则心血欠，遇事不惬意则郁，郁则肝气不达，肝血暗蚀矣，此血虚阴虚之由也。郁则热生，热则血燥，燥而不润，经其行乎？血虚、热郁、神燥、血少而瘀，经闭由生。以是病机，投是药物，宜其有桴鼓之应，诊余走笔，不自知其浅陋，自享而已。此记。

诊断不明疾病及其他

面热鼻衄

张某,女,40 岁。1979 年 10 月 6 日初诊。

【主症】 内热心烦,面热如醉,鼻腔衄血,阵阵发生。病来时自觉热气从下上升,冲逆不已,休止时如常人,作止无常规。然多见于午后,时间长短不一,短则数分钟,长可达半日,待鼻血后诸症即减,然亦有无鼻血而自行休止,病程 3 年,药饵未辍。大便先干后溏,食欲未减,口苦口臭。

【病史】 患者自 1976 年起病,呈不定时阵发性面部烘热,脸颊绯红,随即发生鼻衄。曾经西医检查,血压正常 125/82 mmHg,甲状腺吸碘[131]功能试验稍高于正常范围,20/35.8%,60/52.17%,240/54.2%。肝脾(一),心率正常 76 次/min,心脏Ⅱ度收缩期杂音。患者无低热、心慌、眼突、手颤表现,鼻部绯红,心烦易怒。临床印象:① 酒糟鼻;② 鼻出血;③ 甲亢待排。曾经中医治疗 3 年,服中药不少于 200 余剂,服药期间症情可缓解,在停药 3 日后,症状复全部出现,因来就诊。

【检查】 舌质红,舌体偏胖,少苔,六脉沉细,左部细中见弦。

【西医诊断】 ① 鼻出血待查;② 甲亢待排。

【中医诊断】 鼻衄。

【辨证】 阴虚火旺,肝阳上亢。

【治则】 养阴凉血,平肝降火。

【方药】

生熟地各6 g	杭白芍 10 g	女贞子 12 g	炒牡丹皮 10 g
炒栀子 5 g	川牛膝 15 g	代赭石 15 g	石斛 10 g
云茯苓 12 g	生甘草 5 g	黑玄参 6 g	

7 剂,水煎服,日 3 次。

二诊(1979 年 10 月 13 日):病情有好转,阵阵烘热仍作,但自觉症状轻,时间短,饮食如前,大便先干后溏。舌脉如前。遵原方加栀子 10 g。继服 5 剂,水煎服,日 3 次。

三诊(1979 年 10 月 20 日):症状明显好转,接近消失,患者要求再书原方巩固。

四诊(1980 年 4 月 12 日):患者诉述,去年服上方 15 剂后,症状消失,即有意停服中药,观看效果,病情稳定,一直良好,迨至春节期间因劳累,复加肉食腥荤太过,开始病情复发,症状一如前状。诊脉舌如前。仍书原方,加知母 6 g。5 剂,水煎服,日 3 次。

五诊(1980 年 4 月 19 日)：服药后症状已明显消失，要求多开数方回去服用，乃书 5 剂院内取药。另外开方 10 剂患者到外地自购。

【按】 本症病机辩证为阴虚火旺，肝阳上亢。血逆随阳上奔，故颧颊烘热如醉，鼻衄多则如泉，少则点滴见混涕之中。虽然患者血压不高，仍应予清肝降火治疗，本症可见肝阳上亢与西医高血压证两者有同有异，并非同一概念。

患者就诊前曾服中药多至百余剂，前医所投均为龙胆泻肝汤类，一投有效，但一停又发，致使病不离药，远期效果不好，病无愈期。所幸患者胃气尚旺，苦寒久投，食欲未减，但已微见征倪，脉转沉细，便见后溏，不可再投之。

肝以体阴而用阳，阳亢久不愈，寒之不寒是无水也。实火可泄而虚火还需滋阴以制，故方以地黄、玄参等壮水之主以制阳光，以牛膝、代赭石镇引虚阳下行，牡丹皮、栀子平肝泻火。处方重在滋阴降逆，有意避用苦寒阴燥之药，是吸取前医之教训也。

低热待查

朱某，女，53 岁。1984 年 3 月 13 日初诊。

【主症】 五心烦热，夜热早凉，热退有汗。头目昏胀，口干不欲多饮，晨起泛呕恶心，夜晚睡眠不宁。脘腹微胀，全身微浮，血压偏高。

【病史】 患者有高血压病史 12 年。长期不时出现低热，持续 10 年以上，时轻时重，体温多在 37.1～37.8℃之间，多于午后开始，夜晚明显，黎明有汗热退。近两三年来出现四肢浮肿，睡眠不好，经常头昏头痛，腹胀乏力，曾经历中西多医不效，现仍长期口服降压药罗布麻片。血压控制在 150～160/90～98 mmHg，因屡查不清低热原因，对治疗失去信心。近由其子陪送前来就治。

【检查】 诊舌质尖边红赤，苔薄，六脉濡弱，重按有力。

【西医诊断】 诊断不明。低热待查，高血压。

【中医诊断】 发热。

【辨证】 肝阳久亢，阴虚久热，中焦脾气，外卫之阳，均因久病累虚，致肝脾失调，气血乖违，阴阳不和。

【治则】 拟予平肝降逆，益气退热，和脾宁心。

【方药】

滁菊花 12 g	炒白芍 12 g	代赭石 15 g	炒怀牛膝 15 g
生黄芪 12 g	白薇 12 g	青蒿 10 g	云茯苓 15 g
炒酸枣仁 15 g	生山楂 15 g	车前子 12 g	

7 剂，水煎服，日 2 次。

二诊(1984 年 3 月 22 日)：药后,头昏脑涨,夜间失眠均觉见好,浮肿见消,晨起恶心消失,低热开始不明显已 2 日。脉舌如前。患者自觉症状减轻,再遵原方原法,稍加药物,力求巩固。原方加：炒牡丹皮 9 g、生牡蛎 20 g。7 剂,水煎服,日 2 次。

【按】 患者高血压已 12 年,初期阴虚阳亢病机已随病程历久而渐起变化,此时,病情已有部分转化为气虚中虚之象,其中,长期低热,继发食少汗出,及叠服解热剂为致虚转化条件。中气虚矣！浮肿,腹胀继之而生,脉亦显弱,神亦见疲。唯头昏脑涨、失眠、口干、晨呕、舌质红等仍见阳亢之象。而低热既为阴虚,又为气弱,阴阳营卫失调之象,故只取黄芪、白薇、牡丹皮、青蒿之类。降阳以代赭石、牛膝之类。柔肝以菊花、白芍之类。茯苓、酸枣仁以宁神。茯苓、车前子佐黄芪以退肿,山楂活瘀消胀,牡蛎重镇潜阳,方药配伍紧扣病机。故诸症见减,多年虚热见退,良有以也。

寒湿痹病

芦某,女,43 岁。1984 年 2 月 19 日初诊。

【主症】 患者右臀下延及大腿,足胫到达足面小次趾,呈线条状放射性痛。入夜疼痛加重,影响睡眠,疼呈酸胀痛。病程已延三个半月以上。

【病史】 患者感到左臀及腿胫不适,病起于 10 个多月之前。初不在意,入冬后,即 1983 年 11 月开始加剧,服药无效。于 1984 年 1 月 14 日去神经科检查,据记录,左臀中压痛,下肢外侧肢皮肤感觉正常,直腿抬高试验(一),坐骨神经加强试验(一),膝反射、跟腱反射均存在,足趾可背伸,心电图和血沉,抗"O"等均无异常发现,胶乳试验及粘蛋白测定等均在正常指数范围。骶髂关节 X 线摄影微密。曾予复方保泰松 1 片,每日 3 次,抗风湿灵 0.2 g,每日 3 次等药治疗。至 2 月中旬因治疗无效,改服中药治疗。予加味苍柏散加减,亦无感应。乃于 2 月 19 日来诊。

【检查】 舌苔白滑,脉象沉弱。

【西医诊断】 诊断不明确。风湿? 腰椎间盘突出?

【中医诊断】 寒湿痹病。

【辨证】 此寒湿下中筋脉,有续发郁热之征。

【治则】 治以温寒燥湿,以作求本之治。

【方药】 用三妙散去黄柏之苦寒,当归四逆去细辛、木通之通散,佐以活瘀之剂。

炒川牛膝 15 g	制苍术 6 g	生薏苡仁 20 g	全当归 12 g
肉桂 5 g	京赤芍 12 g	炙甘草 3 g	威灵仙 9 g
海桐皮 10 g	红花 6 g	制乳香 5 g	炒川断 15 g
茯神 15 g			

6剂,水煎服,日2次。

【按】 脉沉弱、苔白滑,是虚寒之见症。故当归、肉桂、赤芍、甘草温经祛寒、养血补虚。夜属阴分,血瘀郁热则痛在夜间。故活瘀止痛,祛风湿以宁神。

二诊(1984年2月26日):药后臀部及腿疼痛减轻,觉小便量少,色黄而热,口干不欲饮。脉转沉细数。郁热之象较著,原方加减。上方去肉桂、苍术、炙甘草,加宣木瓜12g、银花藤15g、(豨莶草12g缺药)、海枫藤12g、制没药5g。6剂,水煎服,日2次。

【按】 去肉桂之温、苍术之燥、甘草之壅。用银花藤、海枫藤之清凉和络、没药止痛。

三诊(1984年3月4日):病情同前,诸症好转。原方不变,继服7剂。

四诊(1984年3月11日):经用温经祛寒湿以止痹痛,痛势有所轻减,仍守方守法用药。

炒川牛膝15g	宣木瓜12g	生薏苡仁30g	肉桂5g
威灵仙10g	京赤芍12g	全当归12g	红花6g
狗脊15g	制乳香5g	鸡血藤12g	炙甘草5g

6剂,水煎服,日2次。

【按】 复诊后口干,尿黄已得控制,腿痛不见,症状继续好转。盖温则行,故燥药可去,温药不可去,换用肉桂、鸡血藤等痛势方呈进一步减轻。

五诊(1984年3月18日):腿痛进一步减轻,各方面都渐转正常,日来感到身面有轻度浮肿、心慌。原方增加补气剂。加潞党参15g、茯苓皮15g,去肉桂、乳香。6剂,水煎服,日2次。

六诊(1984年3月25日):患者症状已基本消除,现仅足踝外侧残存微痛并已不明显,眠食如常,肿消心慌不见,足略有微冷感,肩背部微酸微胀。苔仍薄白,脉沉虚细微弦。要求续药以期全功。

炒川牛膝15g	狗脊12g	炒杜仲10g	炒补骨脂10g
全当归10g	红花9g	肉桂5g	鸡血藤15g
生薏苡仁20g	威灵仙10g	茯苓皮15g	炙黄芪15g
左秦艽10g			

6剂,水煎服,日2次。

【按】 背微恶寒,足微恶冷,此阳微不足。黄芪壮胸卫之阳,补骨脂、狗脊、杜仲等壮肝肾之阳,温阳取意温通。本证始终以祛下焦寒湿为主流,曾配合清络郁热、益气等治法,养血活瘀法亦贯穿于全治程。

寒痹

病案一

韩某,男,44岁。1984年11月27日初诊。

【现症】 左下肢自臀下延及足踝关节,循外侧面酸痛,夜间尤为显著,难以入睡。

【病史】 患者病程 8 个多月,曾经针灸理疗,效不明显,中药也曾就治 2 次,终无效果。

【检查】 舌苔白,脉沉细。

【西医诊断】 诊断不明。

【中医诊断】 寒痹。

【辨证】 肝肾亏虚,寒湿痹阻。

【治则】 补肝肾,强筋骨,祛寒湿,通经络为治。

【方药】 独活寄生汤加减。

炒杜仲 15 g	炒川牛膝 15 g	独活 9 g	炒桑寄生 12 g
当归 10 g	熟地黄 10 g	狗脊 12 g	海桐皮 10 g
威灵仙 10 g	鹿含草 12 g	熟附片 6 g	制没药 4 g
制乳香 4 g			

6 剂,水煎服,日 2 次。

复诊(1984 年 12 月 11 日):患者自述服药 2 剂后,即疼痛若释。尚留下 3 剂未服。共服 3 剂,数月之痛苦顿行消失。因原有头晕面麻之症,曾经西医检查,被告知有脑供血不足征,担心此病增剧,来求治头面之疾。乃转换养血祛风之剂。

制何首乌 12 g	熟地黄 10 g	当归 10 g	炒白芍 12 g
明天麻 10 g	白蒺藜 10 g	秦艽 10 g	炒荆芥 5 g
白僵蚕 5 g	白菊花 10 g	白术 12 g	白茯苓 12 g

嘱服 7 剂,高兴而去。

【按】 思下肢为肝肾所属,外侧面为足少阳胆循行之路,自环跳、风市、膝阳关、阳陵泉、光明、阳辅、悬钟、丘墟一线皆大腿小腿至外踝,都居外侧,故应壮肝肾,强筋骨,祛寒湿,通经络之品,以胆寄于肝,治肝即治胆,寒湿阴邪易下沉而犯下。独活寄生汤(独活、桑寄生、杜仲、牛膝、细辛、秦艽、茯苓、肉桂心、防风、川芎、人参、甘草、当归、芍药、干地黄)。常用于下肢的风湿痹病。故选独活、桑寄生、杜仲、牛膝、当归、熟地黄、狗脊补益肝肾,祛风胜湿。海桐皮、威灵仙、鹿含草重在祛风湿,通经络。此痹病偏于寒,故加熟附片。制没药、制乳香有化瘀止痛之用。紧扣因机,精准选方,适当加减。

▶ **病案二**

夏某,男,25 岁。1988 年 4 月 24 日初诊。

【主症】 患者数年来时感觉下肢发凉。近一周来出现腰酸,腰及膝关节有冷感,肩凉,口苦,眼红,自汗。

【病史】 未详细记录。

【检查】 舌胖苔白,脉细。

【西医诊断】 诊断不明。

【中医诊断】 寒痹。

【辨证】 此本寒标热,当重治本。

【治则】 用温养肝肾法。

【方药】

嫩桂枝 6 g	炒白芍 15 g	生熟地^各9 g	熟附片 5 g
巴戟天 10 g	怀牛膝 15 g	桑寄生 18 g	西当归 10 g
炙黄芪 20 g	炙甘草 5 g	大枣 7 个	炒牡丹皮 9 g

5 剂,水煎服,日 2 次。

二诊(1988 年 4 月 28 日):药后目赤消退,两肩痛基本消失,唯腰及膝关节仍有冷感。舌胖苔白,脉细。拟方续温养肝肾。

川牛膝 15 g	桑寄生 20 g	炒补骨脂 10 g	巴戟天 10 g
熟附片 5 g	菟丝子 12 g	熟地黄 10 g	西当归 10 g
生薏苡仁 20 g	宣木瓜 12 g	砂仁 6 g	炒谷芽 12 g

10 剂,水煎服,日 2 次。

三诊(1988 年 5 月 12 日):近日觉胃脘梗塞,隐痛便溏。原先下肢冷感有好转,只觉局限于两膝关节冷,并偶有短时痛感。脉弦。拟转方用和胃化湿,活血温阳。上方去生薏苡仁、熟地黄、菟丝子、炒二芽,加红花 9 g、煨木香 10 g、炒白芍 12 g、炒白术 15 g。7 剂,水煎服,日 2 次。

【按】 本例始终治法为温养肝肾,祛下焦寒凝,主法不变。只在首诊时出现继而标热,故少佐牡丹皮、生地黄。二诊时为突出温养肝肾,因去温养中阳益气之品,仅用辛香消导为佐(砂仁、谷芽)。三诊出现便溏脘堵,中阳之运有滞,故改用木香、白术、白芍以佐中运,而去熟地、薏苡仁、菟丝子、炒二芽偏腻滞和偏消导之品。佐药虽居次位,然因兼症与续发之微妙不同而加减,所谓丝丝入扣者指此。

▶ 病案三

李某,女,38 岁。1992 年 8 月 6 日初诊。

【主症】 患者两下肢踝关节酸楚隐痛,怕凉,局部见少量散在红粒状斑点,按压之微痛,伴有胸闷。

【病史】 未详细记录。

【检查】 舌苔薄白,脉沉细。

【西医诊断】 不明确。

【中医诊断】 寒痹。

【辨证】 风寒湿痹阻经络。

【治则】 拟方荣气血,益肝肾,祛风湿。

【方药】

炙黄芪 30 g	全当归 10 g	嫩桂枝 8 g	川芎 8 g
红花 10 g	怀牛膝 15 g	络石藤 15 g	狗脊 15 g
桑寄生 20 g	菟丝子 15 g	鸡血藤 20 g	制苍术 8 g
五加皮 10 g	宣木瓜 15 g		

5 剂,水煎服,日 2 次。

二诊(1992 年 8 月 12 日):脉虚弱无力,下肢酸凉乏力且痛。重点温阳益肾,通络活血。处方:

怀牛膝 15 g	巴戟天 10 g	桑寄生 20 g	嫩桂枝 8 g
京赤芍 10 g	威灵仙 10 g	鸡血藤 20 g	五加皮 10 g
制乳没^各3 g	熟地黄 10 g	炙黄芪 30 g	全当归 10 g

7 剂,水煎服,日 2 次。

三诊(1992 年 8 月 25 日):诸症好转。原方加炙甘草 3 g、淮木通 5 g、白术 12 g、茯苓 15 g、秦艽 10 g、红花 10 g,去巴戟天、桑寄生、制乳没、鸡血藤、熟地黄。7 剂,水煎服,日 2 次。

【按】 痹在下治以肝肾,因寒当以温阳祛寒,脉细弱而胸闷。温养气血,通阳和络,此为基本治疗思路。此案特点在温肾祛寒同时又兼顾养气血,通脉络。复诊时以此为原则波动于上下内外调节,心(上焦)肾(下焦),益虚温阳(从内)通阳和络祛寒湿(从外)变动。

健身强体

高龄耄耋老人,常由阴阳气血衰微,生命活力有所减弱,小病常不断,神衰冷怕,冬令安全每每是一难关。笔者临床研治一例,疗效亟为理想,兹笔录其实。

玛某,男,80 岁。患者形瘦,怕冷,流涕,口干,大便秘,饮食不多,昏沉嗜睡,行动扶杖而蹒跚。诊脉细微无力。辨证为气血阴阳虚衰之候。拟方温阳益气,补肾强筋。

鹿茸片 3 g	小红参 6 g	炙黄芪 20 g	炒白术 15 g
云茯苓 15 g	全当归 12 g	甘枸杞 15 g	炒白芍 15 g
嫩桂枝 6 g	熟地黄 12 g	山茱萸 15 g	淮山药 15 g
炒杜仲 15 g	肉苁蓉 15 g	淫羊藿 15 g	桑寄生 20 g
化橘红 12 g	紫丹参 15 g		

制服法:上药共 7 剂,共加工为细末,过筛,装入胶囊每日 3 次,每次 6 粒,淡盐汤下。

【按】 本方集补气补血,滋阴助阳为一体,据阴生于阳之规律,方中药物偏重以温阳益气为主，使气能生血，阴生于阳，而增进生理功能活力，方中用橘红、丹参有深意存焉！使益气而不滞，补血而能活行。患者服用该方一冬之后，体质明显增强，上述诸症均缓解，一冬无感冒，很平安。嗣后，每年深秋以后即登门求方，至今四个春秋已过，体质增健，精神充沛，不招外感，健步弃杖，自觉较前年轻轻快。特记。